für die **Kitteltasche**

W0033279

Arzneimittel-
profile

Wirkstoffbezogene Beratungsempfehlungen
für die Pharmazeutische Betreuung

Joachim Framm
Martin Anschütz
Almut Framm
Erika Heydel
Anke Mehrwald
Grit Schomaker
Dörte Stranz

4., völlig neu bearbeitete
und erweiterte Auflage

Deutscher Apotheker Verlag

Anschriften der Verfasser:

Dr. Joachim Framm
Hirsch-Apotheke
Am Markt 29
23966 Wismar

Dr. med. Martin Anschütz
Burg-Apotheke
Rathausplatz 20
37120 Bovenden

Apothekerin Almut Framm
Neu Saunstorf 2
23996 Bobitz

PhR Dr. Erika Heydel
Fahrenholzer Weg 33
18198 Stäbelow

Dipl. Pharm. Anke Mehrwald
An de Wieden 4
18107 Elmenhorst/Lichtenhagen

Apothekerin Grit Schomacker
Nixenring 2b
23968 Wismar

Dipl. Pharm. Dörte Stranz
Fallreep 6
23970 Wismar

Die in diesem Buch aufgeführten Angaben zur Medikation wurden sorgfältig geprüft. Dennoch können Autoren und Verlag keine Gewähr für die Richtigkeit der Angaben übernehmen.

Ein Markenzeichen kann warenzeichenrechtlich geschützt sein, auch wenn ein Hinweis auf etwa bestehende Schutzrechte fehlt.

Bibliografische Information der Deutschen Nationalbibliothek
Die Deutsche Nationalbibliothek verzeichnet diese Publikation in der Deutschen Nationalbibliografie; detaillierte bibliografische Daten sind im Internet unter http://dnb.d-nb.de abrufbar.

ISBN 978-3-7692-4869-2

© 2009 Deutscher Apotheker Verlag, Birkenwaldstraße 44, 70191 Stuttgart
Printed in Germany
Satz: Dörr + Schiller GmbH, Stuttgart
Druck und Bindung; Kösel, Krugzell
Umschlaggestaltung: Atelier Schäfer, Esslingen

Inhalt

1 Vorbemerkungen VII

2 Erläuterungen und Hinweise IX

– Aufbau der Arzneimittelprofile IX

– Piktogramme XI

– Zeichenerklärung Wechselwirkungen XIII

– Wichtiger Hinweis XIV

3 Abkürzungen XV

4 Arzneimittelprofile 1

5 Literatur 309

6 Autoren 310

Danksagung

Wir danken Herrn Prof. Dr. H. Derendorf, Gainesville/Florida, für seine Mitwirkung bei der 1. Auflage.

Wir danken den Apothekerinnen und Apothekern

Herrn Prof. Dr. M. Schulz und Frau Dr. Ch. Eickhoff, Geschäftsbereich Arzneimittel der ABDA, Berlin,

Herrn Dr. K. Diers, Apothekerkammer Baden-Württemberg, Stuttgart,

Herrn G. Carstens, Frau S. Baltrusch, Frau Th. Mehrtens, Frau S. Rau und Frau A. Ruwe-Wilken, Hannover,

für ihre fördernde Kritik bei der Erarbeitung der Texte zur 1. und 2. Auflage.

Wir danken den Apothekern und Ärzten der medizinisch-wissenschaftlichen Abteilungen vieler Herstellerfirmen, die uns freundlicherweise beraten und unterstützt haben.

Wir danken Frau Anja Baetke, Frau Maria Bauer und Frau Stefanie Nowacka für ihre Hilfe bei der Druckvorbereitung.

Wir danken dem Deutschen Apotheker Verlag in Stuttgart für die Unterstützung und die engagierte und konstruktive Zusammenarbeit.

Die Autoren

1 Vorbemerkungen zur 4. Auflage

Mit den vorliegenden „Arzneimittelprofilen" sollen der Apothekerin/dem Apotheker wirkstoffbezogene Empfehlungen für die Patientenberatung zur Verfügung gestellt werden.

Die Anregungen dafür gehen auf den tschechischen Autor V. Smečka zurück, der auch gemeinsam mit O. Neuwirth die verwendeten Arzneimittel-Piktogramme vorgeschlagen hat.

Die Rostocker Piktogrammkarten (H. Feldmeier et al. 1979) und das „Taschenbuch Arzneimittelsicherheit" (E. Heydel et al. 1986) sind zwei weitere Quellen, denen sich die Autoren besonders verpflichtet fühlen. Die Details zu den einzelnen Wirkstoffen wurden vornehmlich den Firmenmitteilungen, der „Roten Liste" sowie den zur Verfügung stehenden Fachbüchern und Datensammlungen (s. Literaturverzeichnis) entnommen.

Die Autoren haben sich bei der Auswahl der Informationen von ihrer Erfahrung leiten lassen und in dem Wunsch, ein jederzeit handliches Material zu schaffen, diejenigen Inhalte verwendet, die für die unmittelbare pharmazeutische Beratung des Patienten von Bedeutung erscheinen.

Die patientengerechte Interpretation solcher Informationen – vor allem zu den Nebenwirkungen – kann schwierig sein.

Auf jeden Fall gehören die „Arzneimittelprofile" in die Hand des Apothekers, der es versteht, die ausgewählten Inhalte in geeigneter Weise zu nutzen und dabei die Vielfalt der Situationen berücksichtigt. Es muss ferner betont werden, dass die „Arzneimittelprofile" für die **Patienteninformation** bestimmt sind. Für die Information gegenüber dem Arzt bzw. für die Erstellung eines therapeutischen Planes durch Arzt oder Apotheker ist das vorliegende Taschenbuch wegen der Abstraktion bei den Dosierungen, Kontraindikationen, Nebenwirkungen und Wechselwirkungen nur bedingt geeignet.

Die Autoren waren überrascht zu sehen, welche umfassenden Änderungen in den letzten drei Jahren von den Arzneimittelherstellern bei den Fachinformationen vorgenommen wurden und nahmen viele Informationen zusätzlich auf. Die Angaben bei den Wechselwirkungen und Kontraindikationen wurden erweitert.

In die 4. Auflage wurden darüber hinaus 29 neue Wirkstoffe aufgenommen.

Unter www.Hirsch-Apotheke-Wismar.de/Profile werden – wie schon bisher – Informationen zu neuen Wirkstoffen, neuere Erkenntnisse sowie notwendige Korrekturen bereitgestellt.

Die vom Deutschen Apotheker Verlag publizierte Online-Version der „Arzneimittelprofile" soll künftig fortlaufend aktualisiert werden und dazu beitragen, mit der stetig fortschreitenden Entwicklung der Arzneimittelinformation Schritt zu halten.

Abschließend wird noch einmal darauf hingewiesen, dass die Beratungsprofile eine Auswahl der Arzneistoffinformationen darstellen und sie somit unvollständig sind. Vollständige Angaben zu den jeweiligen Präparaten sind den Gebrauchsinformationen für Fachkreise zu entnehmen.

Wismar im Frühjahr 2009 J. Framm

2 Erläuterungen und Hinweise

Aufbau der Arzneimittelprofile

A. Anwendung.

D. Dosierung. Die Mengenangaben beziehen sich auf erwachsene, normalgewichtige Personen und – falls nicht anders erwähnt – auf die orale Anwendung. Wenn es für den jeweiligen Wirkstoff keine eindeutigen, allgemeinen Dosierungsangaben gibt, sondern anstelle derartiger Angaben eine Vielzahl von Empfehlungen für unterschiedliche Beschwerdebilder, werden diese wegen der angestrebten Übersichtlichkeit des Materials nicht aufgenommen.

Bei der Prüfung der Dosierung ist darauf zu achten, dass die Arzneimittelhersteller z.T. (unterschiedliche) Salze der Wirkstoffe einsetzen. Um Fehlinterpretationen zu begegnen, ist bei einer Vielzahl von Arzneimittelprofilen die Dosierung mit der Angabe des Salzbildners angegeben.

H. Hinweise zum Umgang mit dem Arzneimittel.

KI. Kontraindikationen. Bei verschreibungspflichtigen Arzneimitteln werden – da der Arzt die Risiken bereits einmal überdacht hat – nur absolute und solche Kontraindikationen erwähnt, die aus der Sicht der Autoren für die Patientenberatung des Apothekers von Bedeutung sein können. Wenn absolute Kontradindikationen nicht erfasst wurden, wird darauf durch den Hinweis „s. Fachinfo" gesondert hingewiesen.

Bei apothekenpflichtigen Arzneimitteln waren die Autoren bestrebt, alle Kontraindikationen aufzunehmen. Überempfindlichkeiten gegenüber den hier dargestellten Wirkstoffen werden bei den Kontraindikationen nicht erwähnt. Vollständige Informationen finden sich in den Gebrauchsinformationen für Fachkreise.

NW. Nebenwirkungen. Es werden solche Nebenwirkungen aufgeführt, die der Selbstbeobachtung zugänglich sind und zugleich sehr häufig (10 % und mehr) oder häufig (1 % bis < 10 %) vorkommen bzw. gelegentlich (0,1 % bis < 1 %) oder selten (0,01 % bis < 0,1 %) auftretende Nebenwirkungen, die der Selbstbeobachtung zugänglich sind und zugleich besondere Bedeutung haben (z. B. zu Therapieabbruch führen müssen). Vollständige Angaben zu den Nebenwirkungen finden sich in den Gebrauchsinformationen für Fachkreise.

WW. Wechselwirkungen. Vollständige Angaben zu den Wechselwirkungen finden sich in den Gebrauchsinformationen für Fachkreise.
Es werden – ggf. auch bei den Kontraindikationen – die in Deutschland im Verkehr befindlichen Arzneimittel berücksichtigt.

Das Arzneimittel ist mit reichlich Flüssigkeit (einem Glas Wasser) einzunehmen.

 Das Arzneimittel ist 0,5 – 1 h vor oder zwischen den Hauptmahlzeiten einzunehmen. Diese Angaben gelten nicht absolut. Bei bestimmten galenischen Zubereitungen kann sich der Food Effect anders darstellen.

 Das Arzneimittel ist zu oder unmittelbar nach einer Hauptmahlzeit einzunehmen. Diese Angaben gelten nicht absolut. Bei bestimmten galenischen Zubereitungen kann sich der food effect anders darstellen.

 Das verordnete Dosierungsintervall ist einzuhalten.

 Nicht anwenden in Schwangerschaft und Stillzeit.

 Nicht anwenden im 1. Drittel der Schwangerschaft und in der Stillzeit.

 Nicht anwenden im 3. Drittel der Schwangerschaft und in der Stillzeit.

 Nicht anwenden im 1. und 3. Drittel der Schwangerschaft und in der Stillzeit.

Nicht anwenden im 2. und 3. Drittel der Schwangerschaft und in der Stillzeit.

 Alkoholhaltige Getränke können die Wirksamkeit des Arzneimittels beeinträchtigen oder zu Unverträglichkeiten führen.

 Sonnenlicht bzw. UV-Strahlung sind zu meiden.

 Das Reaktionsvermögen kann so weit verändert sein, dass die Fähigkeit zur aktiven Teilnahme am Straßenverkehr, zum Bedienen von Maschinen oder zum Arbeiten ohne sicheren Halt beeinträchtigt wird.

↑ bedeutet eine Wirkungsverstärkung bzw. eine Erhöhung bestimmter Parameter (z.B. Resorption, Ausscheidung, Toxizität)

↓ bedeutet eine Wirkungsverminderung bzw. eine Verringerung bestimmter Parameter (z.B. Resorption, Ausscheidung, Toxizität)

Kommt es zu einer Wechselwirkung zwischen dem Arzneistoff X, für den das Beratungsprofil erstellt wird (z.B. Nifedipin), und einem zweiten Wirkstoff (Stoff Y), so wird eine Wirkungsverstärkung bzw. -verminderung von Y wie folgt gekennzeichnet:

z.B. **Beratungsprofil für Nifedipin**

WW. Y.↑ bzw. Y.↓

Kommt es zu einer Wechselwirkung zwischen dem Arzneistoff X, für den das Beratungsprofil erstellt wird (z.B. Nifedipin), und einem zweiten Wirkstoff (Stoff Y), so wird eine Wirkungsverstärkung bzw. -verminderung von X (im Beispiel Nifedipin) wie folgt gekennzeichnet:

z.B. **Beratungsprofil für Nifedipin**

WW. Y. (N.↑ bzw. N.↓)

CYP-3A4-Inhib. (wichtige Inhibitoren)

Azolantimykotika (Clotrimazol, Ketoconazol, Itraconazol, Fluconazol)

Proteaseinhibitoren (Ritonavir, Indinavir, Saquinavir)

Makrolid-Antibiotika (Erythromycin, Roxithromycin, Clarithromycin)

Serotonin-Wiederaufnahmehemmer (Sertralin, Fluoxetin)

Andere (Calcium-Kanalblocker, Ciclosporin, Amiodaron, Metronidazol)

CYP-3A4-Induk. (wichtige Induktoren)

Phenytoin, Phenobarbital, Primidon, Carbamazepin, Rifampicin, Hyperforin (in Johanniskraut), Rifabutin, Dexamethason

Wichtiger Hinweis für die Differenzierung der Informationen

Die blau gedruckten Informationen sollten der Patientin/dem Patienten insbesondere bei Erstanwendung des Arzneimittels vermittelt werden bzw. Bestandteil der Beratung sein.

Die schwarz gedruckten Informationen sollen dem Apotheker im Sinne einer besonderen Aufmerksamkeit oder Kontrolle bei seinen Patienten-gesprächen von Nutzen sein.

3 Abkürzungen

A

A.	Anwendung
ACE	Angiotensin-Konvertierungs-Enzym
ACTH	Adrenocorticotropes Hormon
ADHS	Aufmerksamkeits-Defizit-Hyperaktivitäts-Syndrom
Aer.	Aerosole
allerg.	allergisch
allgem.	allgemein
AF	Arzneiform
AM	Arzneimittel
Ant.	Antagonist
ärztl.	ärztlich
AS	Augensalbe
ASS	Acetylsalicylsäure
AT	Augentropfen

B

bes.	besonders
Beschw.	Beschwerden
BPH	benigne Prostatahyperplasie
BTA	Brausetabletten
Btl.	Beutel

C

Cr.	Creme
chron.	chronisch
COMT	Catechol-O-methyltransferase
CYP-3A4	Cytochrom P_{450}-Isoenzym

D

d	Tag
d.	der/die/das
D.	Dosierung
DA	Dosieraerosol
Dos.	Dosis
Drg.	Dragees

E

ED	Einzeldosis
EDO	Ein-Dosis-Ophthiole
Erfahr.	Erfahrungen
Erkr.	Erkrankungen
Erw.	Erwachsene

F

Fachinfo	Fachinformation
Flk.	Flüssigkeit
FTA	Filmtabletten
Funkt.	Funktion

G

(g)	gelegentlich (0,1 % bis < 1 %)
ggf.	gegebenenfalls

H

(h)	häufig (1 % bis < 10 %)
h	Stunde
H.	Hinweise
HCT	Hydrochlorothiazid
H/K-Erkr.	Herz-/Kreislauferkrankungen
HWZ	Halbwertszeit

I

Inh.	Inhalate
INR	International Normalized Ratio
i. v.	intravenös

J

J.	Jahr/Jahre
Jgl.	Jugendliche (14–18 Jahre)

K

Kdr.	Kinder
kg	Kilogramm
KG	Körpergewicht
KH	Kohlenhydrate
KHK	Koronare Herzkrankheit
KI.	Kontraindikationen
Kkdr.	Kleinkinder

Komb.	Kombination
Konz.	Konzentration
Kps.	Kapsel
KTA	Kautabletten

L

L/N-	Leber-/Nieren-
Lot.	Lotio
Lsg.	Lösung

M

M.	Morbus
MAO	Monoaminooxidase
max.	maximal
M/D-	Magen-/Darm-
mech.	mechanisch
mg	Milligramm
mgl.	möglich
min	Minute
mind.	mindestens
Mon.	Monate

N

NMDA	N-Methyl-D-aspartat
NS	Nasenspray
NSAR	Nichtsteroidale Antirheumatika
NT	Nasentropfen
NW.	Nebenwirkungen

O

o.	oder

P

Pat.	Patient
PDE	Phosphodiesterasehemmer
Präp.	Präparate
PSA	Prostata-spezifisches Antigen

R

Reakt.	Reaktionen
REK	Retardkapsel
rel.	relativ

Resorpt.	Resorption
respirator.	respiratorisch
RTA	Retardtablette

S

s.	siehe
(s)	selten (0,01 % bis < 0,1 %)
s.c.	subcutan
Sgl.	Säuglinge (bis 12 Monate)
(sh)	sehr häufig (10 % und mehr)
(ss)	sehr selten (< 0,01 %)
SNRI	engl. Abkürzung für Serotonin-Noradrenalin-Wiederaufnahmehemmer
SSRI	engl. Abkürzung für selektive Serotonin-Wiederaufnahmehemmer
Stör.	Störung
Supp.	Zäpfchen
Susp.	Suspension
syst.	systemisch
systol.	systolisch

T

TAH	Thrombozyten-Aggregationshemmer
Tbl.	Tabletten
TD	Tagesdosis
tgl.	täglich
Th.	Therapie
TMD	Tagesmaximaldosis
Tox./tox.	Toxizität/toxisch
Tr.	Tropfen
tricycl.	tricyclische
TTS	Transdermales Therapeutisches System

U

u.	und
u.w.	und weitere

V

Vag.-	Vaginal-
vgl.	vergleiche

W

W.	Wirkung
Wdh.	Wiederholung
wg.	wegen
Wo.	Woche
WW.	Wechselwirkungen

Z

ZNS	Zentralnervensystem

4 Arzneimittelprofile

Acamprosat

Alkoholentwöhnungsmittel

A. Unmittelbar nach der Entgiftung
Regelmäßige Einnahme, auch im Falle eines Rezidivs; nicht im Liegen einnehmen

D. **Pat. < 60 kg KG:** 1332 mg/d (morgens 666 mg, mittags 333 mg u. abends 333 mg)
Pat. > 60 kg KG: 1998 mg/d, verteilt auf 3 ED;
Berechnet als Acamprosat-Calcium
Empfohlene Behandlungsdauer 1 Jahr

H. **Alkohol** in jeglicher Form meiden! Verkürzung der Behandlungsdauer u./o. Verminderung der TD nur nach Rücksprache mit dem Arzt
Acamprosat ist nicht zur Behandlung von Symptomen des Alkoholentzugs geeignet.
Sorgfältige Überwachung bei Nierensteinanamnese

KI. Schwere Leberfunktionsstör., Nierenfunktionsstör.; Stillzeit, strenge Indikationsstellung in d. Schwangerschaft; keine Erfahr. bei Kdr. u. Pat. > 65 J.

NW. M/D-Beschw. (h), Juckreiz (h), Stör. der sexuellen Erregbarkeit (h)

Acarbose

Orales Antidiabetikum, Glukosidasehemmer

A. Regelmäßige Einnahme, unzerkaut mit dem ersten Bissen der Mahlzeit

D. Einschleichend, z. B. 1–2 × tgl. 50 mg, dann Dosis erhöhen auf allgem. 3 × tgl. 100 mg, max. 3 × tgl. 200 mg

H. Vorgeschriebene Diät einhalten; blähende Speisen meiden (NW.↑); bei Unterzuckerung unbedingt Traubenzucker – nicht Haushaltszucker (Saccharose) – zu sich nehmen

KI. Kdr. u. Jgl.; schwere Nierenfunktionsstör., chron. Darmerkr. mit deutlichen Verdauungs- u. Resorpt.-Stör.; Zustände, die sich durch vermehrte Gasbildung im Darm verschlechtern (z. B. größere Hernien o. Verengungen des Darms)

NW. Blähungen (sh), Durchfall u. Bauchschmerzen (h)

WW. Haushaltszucker (Saccharose) steigert Darmbeschw. (Durchfall); Verdauungsenzyme (Ac.↓); Digoxin; Insulin u. Metformin u. Sulfonylharnstoffe (Hypoglykämien mgl.); Komb. mit Orlistat nicht empfohlen, da Mangel an Daten

Acemetacin

D. 30–180 mg/d verteilt auf 1–3 ED, bei akutem Gichtanfall bis 300 mg in 24 h (2 Tage)

H. Niedrigste D. über kürzestmöglichen Zeitraum einnehmen. Bei starken Schmerzen bes. im Oberbauch und/oder Schwarzfärbung des Stuhls sofort Arzt aufsuchen. Erhöhung des Herz- u. Hirninfarktrisikos mgl. u. Auslösung von Kopfschmerzen bei längerer A.

KI. Kdr. u. Jgl.; M/D-Ulcera, ungeklärte Blutbildungsstör., aktive Blutungen, schwere Herzinsuffizienz; Komb. mit NSAR einschließlich selektiver COX-2-Hemmer; Vorsicht vor Operationen u. bei Asthma, Heuschnupfen, anderen allerg. Reakt.; strenge Indikationsstellung. im 1. u. 2. Trimenon d. Schwangerschaft u. in d. Stillzeit

NW. M/D-Beschw. bes. bei älteren Pat. (sh), zentralnervöse Stör. (h), allerg. Reakt. (h)

WW. Alkohol, weitere NSAR u. Glucocorticoide u. TAH (wie ASS) u. SSRI (Risiko M/D-Blutungen↑), Methotrexat (Tox.↑), Ciclosporin (Nephrotox.↑), Lithium↑, Digoxin↑, Phenytoin↑, Diuretika u. Antihypertonika (Blutdruck↑), kaliumsparende Diuretika (Hyperkaliämie), Triamteren (Nierenversagen mgl.), ACE-Hemmer↓ (Risiko Nierenfunktionsstör.↑), Antikoagulanzien↑, Sulfonylharnstoff-Antidiabetika (Blutzuckerkontrolle), Penicillin (Ausscheidung verzögert), Diflunisal (Ac.-NW.↑)

Acetylcystein

Mukolytikum

D. 2–3 × tgl. 200 mg oder 1 × tgl. 600 mg (tagsüber) in der Selbst-medikation

H. Reichliche Flüssigkeitszufuhr unterstützt die expektorierende Wir-kung (ca. 2 l/d); ohne ärztlichen Rat nicht länger als 4–5 d anwen-den. A. bei Kdr. < 2 J. nur unter ärztlicher Kontrolle.

KI. Im ambulanten Bereich Sgl. u. Kdr. < 1 J.; Vorsicht bei Asthma u. Ulcusanamnese; keine ausreichenden Erfahr. in Schwangerschaft/ Stillzeit

WW. Antitussiva (Sekretstau); orale Antibiotika: Inaktivierung mgl. – zur Sicherheit mindestens 2 h Abstand halten (außer Loracarbef); Glyceroltrinitrat↑

Diese Angaben sind nicht vollständig – beachten Sie bitte die Erläuterungen und Hinweise in Kapitel 2

β-Acetyldigoxin

Herzglykosid

A. Tbl. unzerkaut einnehmen, in der Erhaltungsth. regelmäßig und zu den gleichen Tageszeiten

D. **Schnelle Aufsättigung:** 2 Tage 0,6 mg/d in 3 ED
Erhaltungsdosis: 0,2–0,3 mg/d; 0,1 mg/d bei Pat. > 80 J.; sorgfältige Dosisüberwachung in d. Schwangerschaft

H. Ärztliche Dosierung einhalten, geringe therapeutische Breite; bei gleichzeitiger Anwendung von Antacida ist β-A. 2 h vorher einzunehmen

KI. I. v.-Gabe von Calciumpräp.; Kammertachykardie, Hypokali- o. magnesiämie, Hypercalciämie; Vorsicht bei Nierenfunktionsstör. u. Schilddrüsenerkr., weitere Kl. s. Fachinfo

NW. Brechreiz (sh), Kopfschmerzen (h) u. Stör. d. Farbsehens (ss – Gelb-Grün-Bereich) sind Zeichen einer Überdosierung (beobachtet bes. bei Pat. > 70 J., obgleich die Wirkstoffkonz.im Serum im therapeutischen Bereich liegt)

WW. Laxanzien (Anthranoide, Bisacodyl, Natriumpicosulfat) u. kaliumausscheidende Diuretika u. Glucocorticoide u. Salicylate u. Lithium u. Benzylpenicillin u. Amphotericin B u. Carbenoxolon u. ACTH (β-Ac.↑); Calciumkanalblocker vom Nifedipin- u. Verapamiltyp u. Captopril u. Antiarrhythmika u. Itraconazol (β-Ac.↑); β-Blocker (Bradykardie↑), tricycl. Antidepressiva, Sympathomimetika (Herzrhythmusstör.↑);
kaliumspiegelerhöhende AM – z. B. Triamteren u. Kaliumsalze – (β-Ac.↓); Phenytoin (β-Ac.↓); keine i. v.-Gabe von Calciumpräp.

Acetylsalicylsäure

Analgetikum, Antipyretikum, Thrombozytenaggregationshemmer

A. Nicht auf nüchternen Magen einnehmen (Ausnahme: magensaft-resistente Tabl.)

D. **Als Analgetikum/Antipyretikum:** ED: 500–1000 mg, TD: falls erforderlich bis 3000 mg
Zur Thrombozytenaggregationshemmung: 30–300 mg/d

H. Bei starken Schmerzen bes. im Oberbauch u./o. Schwarzfärbung des Stuhls sofort den Arzt aufsuchen; ASS in niedriger Dosierung zur Herzinfarktprophylaxe: bei Schmerztherapie mit NSAR diese nur 1 × tgl. und 2 h nach ASS einnehmen (Ausnahme Diclofenac) u. Ibuprofen meiden

KI. M/D-Ulcera; allerg. Reakt. (z.B. Asthma o. Hautreaktion) auf NSAR; hämorrhagische Diathese, schwere Herzinsuffizienz; Komb. mit Methotrexat. Vorsicht u. ärztlicher Rat erforderlich bei Asthma u. Heuschnupfen u. anderen allerg. Reakt. u. Nasenpolypen sowie bei L/N-Funktionsstör. u. vor Operationen (auch Zahnextraktionen) u. bei Kdr. u. Jgl. mit fieberhaften Erkr.; strenge Indikationsstellung im I. u. II. Trimenon d. Schwangerschaft

NW. M/D-Beschw. (h), M/D-Blutungen u. -Ulcera (g); Gefahr einer Nephropathie bei gewohnheitsmäßiger Anwendung (Tbl. zu 500 mg); ASS kann in niedriger Dos. die Harnsäureausscheidung vermindern – Gichtanfall mgl.

WW. Alkohol u. NSAR u. Glucocorticoide (Risiko M/D-Blutungen↑); Methotrexat (Tox.↑), Digoxin↑, Barbiturate↑, Lithium↑, Antikoagulanzien↑ u. TAH↑, Antidiabetika↑, Sulfonamide (einschl. Cotrimoxazol)↑, Trijodthyronin↑, Valproinsäure↑; Spironolacton↓, Canrenoat↓, Schleifendiuretika (z.B. Furosemid)↓, Urikosurika (z.B. Benzbromaron)↓, Antihypertonika↓

Diese Angaben sind nicht vollständig – beachten Sie bitte die Erläuterungen und Hinweise in Kapitel 2

Aciclovir

Virustatikum (syst. Therapie)

A. Regelmäßig einnehmen

D. **Herpes-simplex-Infektionen d. Haut/Schleimhaut (z. B. Herpes genitalis):** 5 × tagsüber 200 mg im Abstand von 4 h (5 d o. länger)
Herpes-simplex-Prophylaxe: 4 × tgl. 200 mg (alle 6 h) o. 2 × tgl. 400 mg (alle 12 h)
Herpes zoster: 5 × tgl. tagsüber 800 mg im Abstand von 4 h (5–7 d)
Möglichst unmittelbar nach dem Auftreten der ersten Symptome anwenden

KI. Stillzeit; strenge Indikationsstellung in d. Schwangerschaft

NW. Schwindel (h), Verwirrtheitszustände (h), Schläfrigkeit (h), M/D-Beschw. (h), Haarausfall (h)

WW. Cimetidin u. Probenecid u. Mycophenolatmofetil (Ac.-Plasmaspiegel↑), Zidovudin (Neuropathie, Krämpfe)

Aescin

In Rosskastaniensamen-Extrakt / Antiphlogistikum, Venenmittel

D. **Oral:** 60–150 mg/d, verteilt auf 2–3 ED

H. Bei neu o. plötzlich verstärkt auftretenden Schmerzen, schnell zunehmender Schwellung o. bläulicher Verfärbung d. Beine – Arzt aufsuchen (mgl. Beinvenenthrombose)

KI. Keine ausreichenden Erfahr. in der Schwangerschaft, bes. im I. Trimenon, u. in d. Stillzeit

NW. M/D-Beschw. (g)

WW. orale Antikoagulanzien↑

Diese Angaben sind nicht vollständig – beachten Sie bitte die Erläuterungen und Hinweise in Kapitel 2

Alendronsäure

Osteoporosemittel, Osteolyse-Hemmstoff, Bisphosphonat

A. Morgens 30 min vor der erstmaligen Aufnahme von Nahrung u. Getränken einnehmen; Tbl. nicht kauen o. lutschen, in aufrechter Körperhaltung mit einem Glas Leitungswasser einnehmen; Langzeittherapie

D. 1 × tgl. 10 mg o. 1 × wöchentlich 70 mg

H. Nicht innerhalb von 30 min nach Einnahme u. nicht ohne Nahrungsaufnahme wieder hinlegen (Vermeidung möglicher Reizungen der Speiseröhre); Ergänzende Gabe von Calcium u. Vitamin D bei unzureichender Versorgung durch die Nahrung notwendig

KI. Hypocalcämie; Erkr. d. Ösophagus; Unvermögen, für mindestens 30 min aufrecht zu stehen o. zu sitzen; Vorsicht bei schweren M/D-Erkr. u. schweren Nierenfunktionsstör. u. Osteonekrose d. Kiefers (Risikogruppen s. Fachinfo); keine Erfahr. bei Kdr.

NW. (h): Ösophagitis, Ösophaguserosionen u. -ulcera (ggf. mit Brustschmerzen, Sodbrennen, Dysphagie), oropharyngeale Ulcerationen, Kopfschmerzen, Knochen- Muskel- u. Gelenkschmerzen, M/D-Beschw.; bei Schluckbeschw., neu auftretendem Sodbrennen o. Schmerzen hinter d. Brustbein Arzt aufsuchen

WW. Antacida u. Calcium, auch Milch- u. Milchprodukte (Resorpt. v. Ale.↓) – 2 h Abstand halten

Alfuzosin

Prostatatherapeutikum, α₁-Rezeptorenblocker

A. Bei Neueinstellung/Dosissteigerung o. nach Therapieunterbrechung erste Dosis vor dem Schlafengehen o. nach Einnahme hinlegen; regelmäßige Einnahme

D. 3 × tgl. 2,5 mg o. 2 × tgl. 5 mg (Retard) o. 1 × tgl. 10 mg (Retard)
Männer > 65 J. o. antihypertensiv behandelte Männer: initial 2 × tgl. (morgens u. abends) 2,5 mg, Steigerung auf max. 4 × tgl. 2,5 mg o. initial 5 mg (Retard) abends, Steigerung auf 2 × tgl. 5 mg (Retard) mgl.
Berechnet als Alfuzosin-HCl

H. Nicht ohne ärztlichen Rat absetzen

KI. Bekannte orthostatische Hypotonie, Leberfunktionsstör., Komb. mit anderen α₁-Rezeptorenblockern o. Dopamin-Rezeptor-Agonisten

NW. (h): Schwindel, Kopfschmerzen, Mundtrockenheit, M/D-Beschw., Asthenie; bei ausgeprägten orthostatischen Beschw. o. Verschlimmerung einer Angina pectoris sofort Arzt informieren

WW. Andere α₁-Blocker u. weitere blutdrucksenkende AM u. Nitrate u. Dopamin-Agonisten (verstärkter Blutdruckabfall mgl.)

Diese Angaben sind nicht vollständig – beachten Sie bitte die Erläuterungen und Hinweise in Kapitel 2

Aliskiren

Antihypertonikum, Renin-Inhibitor

D. 1 × tgl. 150 (bis max. 300) mg, vorzugsweise zur gleichen Tageszeit

H. Wirkungseintritt innerhalb von 2 Wo., sehr fettreiche Nahrung vermindert d. Aufnahme von Aliskiren. Bei Eintritt einer Schwangerschaft ist Aliskiren abzusetzen. Bei schwerer, anhaltender Diarrhoe ist die Th. zu unterbrechen und der Arzt aufzusuchen.

KI. Keine Erfahr. bei Kdr. u. Jgl. < 18 J.; Vorsicht bei schweren Nierenfunktionsstör. u./o. Diabetes bzw. Herzinsuffizienz

NW. Diarrhoe (h), Angioödem im Gesicht (ss) – AM sofort absetzen u. Arzt aufsuchen

WW. Kaliumpräp. u. kaliumsparende Diuretika u. Heparin (Hyperkaliämie), Furosemid↓, Ketoconazol (Al.↑), Digoxin↓, Irbesartan (Al.↓), Johanniskraut u. Rifampicin (Al.↓)

Allopurinol

Gichtmittel, Urikostatikum

A. Regelmäßige Einnahme

D. 100–300 mg/d; max. 800 mg/d

H. Meiden von Innereien, Hülsenfrüchten, geräuchertem Fisch o. gebratenem Fleisch (max. 150 g gekochtes Fleisch/d) u. Alkohol; Gewicht normalisieren, auf ausreichende körperliche Bewegung achten, viel trinken (bei Harnsäuresteinen: Ausscheidung von mind. 2 l Urin/d)

KI. Kdr.; schwere Nierenfunktionsstör.; Stillzeit, strenge Indikationsstellung in d. Schwangerschaft

NW. In der Einstellungsphase: Gichtanfälle mgl. (da Auflösung v. Harnsäureablagerungen); bei Hautreakt. mit Hautjucken (h) AM absetzen und Arzt aufsuchen

WW. ASS in hohen Dos. (Al.↓), Azathioprin↑, Mercaptopurin↑, orale Antikoagulanzien↑, Theophyllin↑, ACE-Hemmer (Leukopenierisiko↑), Zytostatika (Blutbildveränderungen), Amoxicillin u. Ampicillin (allerg. Reakt.↑), Probenecid↑ (Al.↓), Sulfinpyrazon (Al.↓), Benzbromaron (Al.↓)

Diese Angaben sind nicht vollständig – beachten Sie bitte die Erläuterungen und Hinweise in Kapitel 2

Almasilat

A. 1–2 h nach den Mahlzeiten u. vor dem Schlafengehen; Tbl. fein zerkauen, Susp. unverdünnt anwenden u. vor Gebrauch schütteln

D. **KTA:** bei Bedarf mehrmals tgl. 1–2 KTA (max. 6 g/d)
Susp.: 4 × tgl. 1 g

H. Nicht mit säurehaltigen Getränken, z. B. Obstsäften o. Wein o. zitronensäurehaltigen BT, einnehmen (Aluminium-Aufnahme aus d. Darm↑); Meiden von reizenden, blähenden o. die Obstipation fördernden Speisen, Kaffee, Nicotin u. Stress; bleiben die Beschw. unter der Th. länger als 2 Wo. o. treten häufiger auf – Abklärung durch den Arzt notwendig; in d. Schwangerschaft nur kurzfristig u. in möglichst geringer Dos. anwenden

KI. Hypophosphatämie; Vorsicht bei Nierenfunktionsstör.; keine Erfahr. bei Kdr. < 12 J.

NW. M/D-Beschw. u. Obstipation (bei hoher Dos.)

WW. Eisenpräp.↓, Gyrasehemmer↓ (z. B. Ofloxacin u. Ciprofloxacin), Herzglykoside↓, Tetracycline↓, Levodopa↑; grundsätzlich bei d. Einnahme von weiteren AM 2 h Abstand halten

Amantadinsulfat

Parkinsonmittel, Virustatikum

A. Bei Einnahme nach 16 Uhr Einschlafstör. mgl.

D. **Als Parkinsonmittel:** initial 100 mg/d, Steigerung bis max. 600 mg/d
Als Virustatikum gegen Influenza-A-Virus: 2 × tgl. 100 mg, möglichst vor oder sofort nach Exposition, spätestens 48 h nach Ausbruch d. Erkr.
Berechnet als Amantadinhemisulfat

H. Als Parkinsonmittel nicht ohne ärztl. Rat absetzen

KI. Schwere Herzerkr., Bradykardie, Hypokali- o. Hypomagnesiämie; Komb. mit AM, die das QT-Intervall verlängern (s. Fachinfo); Vorsicht bei Nierenfunktionsstör., Erregungs- u. Verwirrtheitszuständen, deliranten Syndromen, Psychosen, Engwinkelglaukom, Prostatahypertrophie, Komb. mit Memantin; keine Erfahr. bei Kdr., Anwendung als Virustatikum bei Kdr. > 5 J. mgl.

NW. Zentralnervöse Übererregbarkeit, z.B. Unruhe, Schlafstör., (h), Harnretention bei Prostatahypertrophie (h), marmorierte Haut (h), Übelkeit u. Mundtrockenheit u. Schwindel u. orthostatische Dysregulation (h); bei Palpitationen, Schwindel o. Synkopen – AM absetzen u. Arzt aufsuchen

WW. Alkohol (Alkoholtoleranz↓), Sympathomimetika (zentrale W.↑), Anticholinergika (anticholinerge NW.↑), Memantin (Amantadin-W. u. -NW.↑), Triamteren/HCT (Amantadin-Plasmaspiegel↑); AM, die das QT-Intervall verlängern – z.B. Amiodaron, Sotalol, Haloperidol, Amitriptylin, Terfenadin, Erythromycin, Azol-Antimykotika

Diese Angaben sind nicht vollständig – beachten Sie bitte die Erläuterungen und Hinweise in Kapitel 2

Ambroxol

Mukolytikum, Halsschmerzmittel

D. **Oral:** 3 × tgl. 30 mg (bis 2 × tgl. 60 mg) oder 1 × tgl. 75 mg (Retard)
Inh.: Erw. u. Kdr. > 6 J. 1–2 × tgl. 2–3 ml Inhalations-Lsg. (entsprechend 1–2 × tgl. 15–22,5 mg)
Halsschmerzmittel: Erw. u. Jgl. > 12 J.: 6 × tgl. 1 Lutschtablette zu 20 mg
Berechnet als Ambroxol-HCl

H. Reichliche Flüssigkeitszufuhr unterstützt die expektorierende Wirkung (ca. 2 l/Tag); ohne ärztlichen Rat nicht länger als 4–5 d anwenden

KI. Vorsicht bei L/N-Funktionsstör., gestörter Bronchomotorik u. größeren Sekretmengen; keine ausreichenden Erfahr. in Schwangerschaft/ Stillzeit; bei Kdr. < 2 J. (Inh.: bei Kdr. < 6 J.) nur nach ärztl. Anweisung

NW. Diarrhoe (h)

WW. Antitussiva (Sekretstau)

Amiodaron

A. Regelmäßige Einnahme, unzerkaut

D. **Sättigungsdosis:** über 8–10 Tage 600 (-1200) mg/d
Erhaltungsdosis: 200 mg während 5 d/Wo. (max. 600 mg/d)
Berechnet als Amiodaron-HCl

H. Eine sichere Empfängnisverhütung sollte bei der Behandlung von Frauen gewährleistet sein. Wegen langer HWZ (20–100 d) Schwangerschaft frühestens 6–12 Mon. nach Absetzen von Amiodaron (nach Rücksprache mit dem Arzt). Schwere NW. (h) an Herz, Auge, Haut, Schilddrüse u. Lunge mit sehr langsamer Rückbildung erfordern sorgfältige (fach-)ärztliche Beratung u. Betreuung

KI. Sinusbradykardie (Puls < 55/min), alle Formen einer Leitungsverzögerung (z.B. QT-Verlängerung), Hypokaliämie, Iodallergie, Schilddrüsenerkr., keine Komb. mit Antiarrhythmika Klasse I (z.B. Chinidin) u. Klasse III (z.B. Sotalol), Flecainid, Calciumkanalblockern (Verapamil, Diltiazem) u. Betablockern, MAO- Hemmern u. Fluorochinolonen; keine Erfahr. bei Kdr.

NW. Dosisabhängig.
Herz: Bradykardie (h) u. proarrhythmische W. von Amiodaron;
Auge: Lipidablagerungen auf der Cornea (h) mit Sehstör. (g);
Haut: Photosensibilisierung mit erhöhter Sonnenbrandneigung (sh), bei längerer A. schwarzviolette Hyperpigmentierung (h) der dem Sonnenlicht ausgesetzten Hautpartien – Sonnenschutzberatung durch den Apotheker erforderlich!
Schilddrüse: Hypo- o. Hyperthyreose (h)
Lunge: Lungenentzündung bis -fibrose (h) – erste Anzeichen können nichtproduktiver Husten und Atemnot sein (möglicherweise in Verbindung mit Schwäche, Gewichtsverlust, Fieber)
M/D-Beschw. (sh), akute Hepatitis (h), Schlafstör. (h), weitere NW. s. Fachinfo

WW. Laxanzien u. Diuretika (z.B. HCT o. Furosemid) u. syst. Corticoide (hypokaliämisch induziertes Arrhythmierisiko↑), alle anderen Antiarrhythmika sowie Vincamin u. Sulpirid (Arrhythmierisiko↑); Herzglykoside (Bradykardie- u. AV-Blockrisiko↑), Digoxin↑, orale Antikoagulanzien↑, Phenytoin↑, Ciclosporin↑; Fentanyl↑; Simvastatin > 20 mg/d (Myopathierisiko↑)

Amitriptylin

Tricyclisches Antidepressivum

A. Wenn schlafanstoßende W. erwünscht ist, zur Nacht größere Teildosis einnehmen

D. Ein- und ausschleichend; ambulant bis 150 mg/d
Berechnet als Amitriptylin-HCl

H. Eintritt der sedierenden W. in d. ersten Stunden, Eintritt der stimmungsaufhellenden W. nach 1–3 Wo.; bei Kdr. Kariesrisiko (Zahnpflege!)

KI. Harnretention, Delirien, Pylorusstenose, Ileus, Hypokaliämie, unbehandeltes Engwinkelglaukom, Bradykardie, akute Intoxikationen mit zentral dämpfenden AM u. Alkohol, Komb. mit MAO-Hemmern u. AM, die das QT-Intervall verlängern, eine Hypokaliämie hervorrufen o. den hepatischen Abbau hemmen; Stillzeit; strenge Indikationsstellung in d. Schwangerschaft; weitere KI. s. Fachinfo

NW. (sh, bes. zu Th.-Beginn): Mundtrockenheit, Müdigkeit, Schwitzen, Schwindel, Hypotonie, Herzrhythmusstör., Aggression, Tremor, Sehstör., Kopfschmerzen, Obstipation, Gewichtszunahme; weitere NW. s. Fachinfo

WW. Alkohol↑ (Amitript.↑), zentral dämpfende AM ↑, Sympathomimetika↑, anticholinerg wirkende AM; Komb. mit AM, die d. QT-Intervall verlängern (z.B. bestimmte Antiarrhythmika, Antibiotika, Malariamittel, Antihistaminika, Neuroleptika), zu einer Hypokaliämie führen o. den hepatischen Abbau hemmen (z.B. MAO-Hemmer, Imidazol-Antimykotika) ist zu vermeiden; Clonidin↓, Serotonin-Wiederaufnahmehemmer (Amitrip.↑), Cimetidin, orale Antikoagulanzien, Johanniskraut, Mirtazapin, Fluconazol (Amitript.↑)

Amlodipin

A. Regelmäßige Einnahme

D. 1 × tgl. 5 mg, max. 1 × tgl. 10 mg
Berechnet als Amlodipinmesilat bzw. -besilat

H. Nicht ohne ärztlichen Rat absetzen; Komb. mit β-Blockern kann ein erneutes Infarktrisiko erhöhen

KI. Akuter Herzinfarkt innerhalb der ersten 4 Wo., instabile Angina pectoris, H/K-Schock, Aortenstenose, Hypotonie (syst. < 90 mm Hg), schwere L/N-Funktionsstör.;
keine ausreichenden Erfahr. in Schwangerschaft/Stillzeit; keine Erfahr. bei Kdr. u. Jgl.

NW. Knöchelschwellung (sh), Flush (h), Erythem (h), Kopfschmerzen (h), Tachykardie (h), anfängliche Verschlechterung einer Angina pectoris mgl.

WW. Tricycl. Antidepressiva u. Diuretika u. α- u. β-Blocker u. ACE-Hemmer u. Nitropräp. u. Molsidomin (verstärkte Blutdrucksenkung);
Amiodaron u. Chinidin (negativ inotrope W.↑);
CYP-3A4-Inhib.[1], z.B. auch Diltiazem (A.↑);
CYP-3A4-Induk.[1], z.B. Johanniskraut (A.↓)

---

[1] s. S. XIII

Diese Angaben sind nicht vollständig – beachten Sie bitte die Erläuterungen und Hinweise in Kapitel 2

Amoxicillin

Antibiotikum, Breitbandpenicillin

A. Regelmäßige Einnahme, möglichst alle 8 h
Magenempfindliche Patienten können Amoxicillin während oder nach der Mahlzeit einnehmen

D. **Erw. u. Kdr. > 12 J.:** 1,5–3 g/d in (2-)3–4 ED, für 7 (-10) Tage
Kdr. < 6 J.: 40–100 mg/kg KG/d in 2–4 ED, für 7 (-10) Tage

H. Therapie nicht vorzeitig abbrechen; gebrauchsfertige Susp. ist begrenzt haltbar, kühl aufzubewahren u. vor Gebrauch zu schütteln; Harnzuckerwerte können falsch positive Ergebnisse zeigen, Amoxicillin besitzt einen spezifischen Eigengeruch

KI. Bekannte Penicillin-Allergie, mögliche Kreuzallergie mit β-Lactamantibiotika (z. B. Cefalosporinen) beachten; strenge Indikationsstellung in Schwangerschaft/Stillzeit

NW. M/D-Beschw. (sh), bei lang anhaltenden, schweren Durchfällen Arzt aufsuchen; allerg. Reakt. – Exanthem (h) bis Schock – können sofort bei Therapiebeginn u. innerhalb von Tagen bis Wochen während o. nach der Therapie auftreten; bei ersten Anzeichen (meist Hautrötung u. Nesselausschlag gefolgt von Fieber u. Atemnot) Therapie unterbrechen u. sofort Arzt aufsuchen; nach 8–14-tägiger A. kommt es bei 5–20% der Pat. zu fleckigem, masernähnlichem Ausschlag. Dieser Ausschlag hat nichts mit einer Penicillinallergie zu tun! Leberenzyme↑

WW. Orale Kontrazeptiva↓ (evtl. zusätzliche Verhütungsmittel anwenden); Tetracycline u. Makrolidantibiotika u. Sulfonamide (antagonistischer Effekt); Digoxin↑, orale Antikoagulanzien↑, Allopurinol (Hautreakt.), Diuretika (Am.↓), Probenecid (Am.↑)

Atenolol

β-Rezeptorenblocker

A. Regelmäßige Einnahme

D. 25–100 mg/d, ein- und ausschleichende D. erforderlich

H. Nicht ohne ärztl. Rat absetzen! Frühwarnzeichen einer drohenden Unterzuckerung u. Symptome einer Thyreotoxikose können durch Atenolol maskiert werden; bei gleichzeitiger Anwendung von At. u. Clonidin, Clonidin nicht abrupt absetzen (Blutdruck kann überschießend ansteigen!). Kontaktlinsenträger informieren, dass die Augen evtl. trockener werden

KI. Asthma, Hypotonie (RR systol. < 90 mm Hg), Bradykardie (< 50/min.), schwere Durchblutungsstör.; i. v.-Gabe von Calciumkanalblockern (Verapamil-, Diltiazem-Typ) o. anderen Antiarrhythmika (wie Disopyramid), i. v.-Gabe von Atenolol bei Th. mit Calciumkanal-blockern (Verapamil-, Diltiazem-Typ) o. anderen Antiarrhythmika (wie Disopyramid); 48 h vor dem Geburtstermin; strenge Indikations-stellung in Schwangerschaft/Stillzeit; Vorsicht bei Desensibilisie-rungsth. u. Pat. mit Psoriasis; keine Erfahr. bei Kdr.; weitere KI. s. Fachinfo

NW. (h): Müdigkeit, Schwindel, Kopfschmerzen, M/D-Beschw.; kalte Extremitäten

WW. Antidiabetika (Hypoglykämierisiko↑); Antihypertonika u. Diuretika u. Vasodilatoren u. tricycl. Antidepressiva u. Barbiturate u. Pheno-thiazine (At.↑); Digitalisglykoside u. Alpha-Methyl-Dopa u. Clonidin (Bradykardie, Reizleitungsstör. mgl.); NSAR (At.↓); Norepinephrin, Epinephrin (Blutdruck↑); Calciumkanalblocker vom Verapamil- u. Diltiazem-Typ u. andere antiarrhythmisch wirkende AM (Reiz-leitungsstör. u. Minderung der Herzkraft), MAO-Hemmer (Ausnahme MAO-B-Hemmer)

Diese Angaben sind nicht vollständig – beachten Sie bitte die Erläuterungen und Hinweise in Kapitel 2

Atomoxetin

Mittel gegen Aufmerksamkeitsdefizit/Hyperaktivitätsstör. (ADHS),
zentral wirkendes Sympathomimetikum

A. Gesamtdosis als Einzeldosis morgens o. jeweils die halbe Gesamtdosis morgens u. am späten Nachmittag o. frühen Abend

D. Kdr. u. Jgl. bis 70 kg KG: initial tgl. 0,5 mg/kg KG, Steigerung frühestens nach 7 d auf tgl. 1,2 mg/kg KG
Kdr. u. Jgl. über 70 kg KG: initial tgl. 40 mg, Steigerung frühestens nach 7 d auf tgl. 80 mg (max. 100 mg), ausschleichende D.

H. Regelmäßige Kontrolle von Blutdruck u. Puls sowie Längenwachstum u. Entwicklung. Kein Th.-Beginn im Erwachsenenalter. Bei schweren NW. abruptes Absetzen von At. mgl.

KI. Engwinkelglaukom, Komb. mit MAO-Hemmern; Stillzeit; strenge Indikationsstellung in d. Schwangerschaft; keine Erfahr. bei Kdr. < 6 J.; Vorsicht bei Hypotonie, Hypertonie, kardiovasculären o. cerebrovasculären Erkr. sowie cerebralen Krampfanfällen in d. Anamnese

NW. Bes. in der Einstellungsphase u. meist vorübergehend: M/D-Beschw. u. Appetitminderung u. Gewichtsverlust u. Obstipation (sh-h); Müdigkeit u. weitere zentralnervöse Stör. (h), Dermatitis u. Pruritus (h), Mydriasis (h), suizidale Verhaltensweisen, Feindseligkeit u. emotionale Labilität (g)
Zusätzlich bei Erw.: Mundtrockenheit (sh), Hitzewallungen (h), Schwitzen (h), Miktionsstör. (h), sexuelle Stör. (h), Muskelsteifigkeit (h), Palpitationen u. Tachykardie (h)

WW. MAO-Hemmer (Tachykardie u. Blutdruckanstieg mgl.), Fluoxetin u. Paroxetin (At.-NW.↑, At.-Dosis langsamer steigern); Salbutamol (NW.↑), blutdrucksteigernde AM u. Imipramin u. Venlafaxin u. Mirtazapin sowie Pseudoephedrin o. Phenylephrin (sympathomimetische W.↑); AM, die das QT-Intervall verlängern o. die Krampfschwelle herabsetzen

Atorvastatin

A. Zu jeder Tageszeit u. unabhängig von d. Mahlzeiten

D. **Initial:** 1 × tgl. 10 mg, Steigerung bis max. 1 × tgl. 80 mg, Dosisanpassung frühestens nach 4 Wo.

H. Nicht mit Grapefruitsaft einnehmen; langfristige, regelmäßige Einnahme sowie cholesterinarme Diät erforderlich; bei Muskelschmerzen, -krämpfen o. -schwäche, bes. wenn diese mit allgem. Unwohlsein o. Fieber einhergehen, Arzt aufsuchen. Wirksame Kontrazeption bei Frauen notwendig! A. bei Kdr. nur durch Spezialisten. Vorsicht bei hohem Alkoholkonsum

KI. Leberfunktionsstör., Myopathie

NW. M/D-Beschw. u. Obstipation (h, meist vorübergehend), allerg. Reakt. (h), Kopfschmerzen (h), Parästhesien (h), Schlaflosigkeit (h), Hautausschlag (h), Muskel- u. Gelenkschmerzen (h), Schwäche (h), Ödeme (h)

WW. Ciclosporin u. Fibrate u. Nikotinsäurederivate u. Makrolid-Antibiotika u. Antimykotika vom Azol-Typ u. Protease-Inhibitoren u. Amiodaron u. Digoxin (bei höherer Atorv.-Dos.) u. Diltiazem u. Ezetimib erhöhen das Myopathie-Risiko; Colestyramin u. Colestipol – 4 h Abstand halten; CYP-3A4-Inhib.[1] (Atorv.-Plasmakonz.↑), Cyp-3A4-Induk.[1] (Atorv.-Plasmakonz.↓); Warfarin↓, orale Kontrazeptiva, Amlodipin

---

[1] s. S. XIII

Diese Angaben sind nicht vollständig – beachten Sie bitte die Erläuterungen und Hinweise in Kapitel 2

Atovaquon/Proguanil-HCl

Malariamittel

A. Einnahme immer zur gleichen Tageszeit mit den Mahlzeiten o. mit einem Milchprodukt. Wenn Erbrechen innerhalb 1 h nach Einnahme auftritt, Einnahme wiederholen

D. **Prophylaxe:** 1 × tgl. 1 Tbl. (zu Atovaquon 250 mg/Proguanil-HCl 100 mg) 1–2 d vor u. bis 7 d nach Aufenthalt im Malariagebiet; max. Aufenthaltsdauer 28 d
Therapie: ED: 4 Tbl. (zu Atovaquon 250 mg/Proguanil-HCl 100 mg) an 3 aufeinander folgenden Tagen

H. Expositionsprophylaxe (Moskitonetz, Repellentien, helle Kleidung, mückensichere Räume) zusätzlich notwendig

KI. Schwere Nierenfunktionsstör. (Malariaprophylaxe), keine Erfahr. in der Malariatherapie bei Kdr. < 11 kg KG, keine Erfahr. in der Malariaprophylaxe bei Erw. < 40 kg KG, keine ausreichenden Erfahr. in Schwangerschaft/Stillzeit

NW. **Prophylaxe:** Kopfschmerzen, M/D-Beschw.
Therapie: Kopfschmerzen, M/D-Beschw., Husten

WW. Metoclopramid (A./P.↓), Tetracyclin (A./P.↓), Rifampicin u. Rifabutin (A./P.↓), Antikoagulanzien vom Cumarintyp↑, Indinavir↓

Azathioprin

Immunsuppressivum

A. Bei Teilung von Tbl. Hautkontakt mit Bruchstelle o. mit Tabletten-staub meiden

D. 1–3 mg/kg KG/d; bei Organtransplantation bis 5 mg/kg KG/d

H. Kontrazeption erforderlich: Frauen u. Männer während d. Therapie und mindestens 3 Mon. danach, Intrauterinpessare können versagen

KI. Schwere Infektion, schwere Störung der Leber-, Nieren- o. Knochen-markfunktion, Pankreatitis; Impfung mit Lebendvakzinen

NW. Blutbildungsstör.(sh), erhöhtes Infektrisiko (sh), M/D-Beschw. (sh), erhöhtes Tumorrisiko (h), Leberfunktonsstör. (h), Pankreatitis (h)

WW. Allopurinol u. Oxipurinol u. Thiopurinol (Azath.-Dos. auf 25% redu-zieren), Ciclosporin u. Tacrolimus (Immunsuppression↑); Mesalazin u. Sulfasalazin u. ACE-Hemmer u. Cotrimoxazol u. Indometacin u. AM mit myelosuppressiven/zytotoxischen Eigenschaften (Myelosuppres-sion↑); Impfstoffe aus abgetöteten Erregern (verminderte Immun-antwort), Lebendimpfstoffe (atypische bis schädliche Reakt.); orale Antikoagulanzien↓, stabilisierende Muskelrelaxanzien (z.B. Curare)

Diese Angaben sind nicht vollständig – beachten Sie bitte die Erläuterungen und Hinweise in Kapitel 2

Azelastin

Antiallergikum, H$_1$-Antihistaminikum

A.   **NS:** bei aufrechter Kopfhaltung

D.   2 × tgl. 2 mg
AT: 2 (-4) × tgl. 1 Tr., max. 6 Wo. ununterbrochene A.
NS: 2 × tgl. 1 Sprühstoß, max. 6 Mon. ununterbrochene A.

H.   **AT:** Während der Th. keine Kontaktlinsen tragen o. frühestens 15 min nach Applikation einsetzen.

KI.   Keine Erfahr. bei L/N-Funktionsstör.
Tbl.: Kdr. < 6 J.; Vorsicht bei bekannter QT-Verlängerung o. Herzrhythmusstör. o. Komb. mit AM, die das QT-Intervall verlängern.
AT u. NS: Keine Erfahr. bei Kdr. < 6 J.

NW.   **Tbl.:** Müdigkeit u. Schläfrigkeit (h), Mundtrockenheit (h)
NS: bei unsachgemäßer A. mit zurückgeneigtem Kopf bitterer Geschmack, der Übelkeit verursachen kann (h)

WW.   Alkohol (zentralnervöse NW. mgl.), andere Antihistaminika u. zentral wirksame AM↑
Tbl.: Cimetidin (Az.-Plasmaspiegel↑)

Azithromycin

Makrolidantibiotikum

A. Regelmäßige Einnahme

D. **Erw. u. Jgl. > 45 kg KG:** 1 × tgl. 500 mg über 3 d oder
1 × tgl. 500 mg am 1. Tag, dann 1 × tgl. 250 mg über 4 d
Genitalerkr.: 1 × tgl. 1 g als Einmalgabe
Kdr. bis 45 kg KG: 1 × tgl. 10 mg/kg KG über 3 d oder 1 × tgl.
10 mg/kg KG am 1. Tag, dann 1 × tgl. 5 mg/kg KG über 4 d

H. Therapie nicht vorzeitig abbrechen; Susp. ist vor Gebrauch zu schütteln u. begrenzt haltbar (5 d bei Raumtemperatur)
Mgl. Kreuzresistenz u. Kreuzallergie mit anderen Makrolidantibiotika
beachten

KI. Bekannte Makrolidantibiotika-Allergie; Vorsicht bei schweren Leber-
funktionsstör. u. Herzrhythmusstör. u. schweren Herzerkr. u. bei
Komb. mit Ergotamin-Derivaten; keine ausreichenden Erfahr. in
Schwangerschaft/Stillzeit

NW. M/D-Beschw. (h); bei lang anhaltenden, schweren Durchfällen Arzt
aufsuchen

WW. Antacida – 2 h Abstand halten; hormonelle Kontrazeptiva↓, Digo-
xin↑, Ergotamin u. Dihydroergotamin (Vasokonstriktion↑), Ciclospo-
rin↑, orale Antikoagulanzien, Rifabutin (Blutbildveränderungen)

Diese Angaben sind nicht vollständig – beachten Sie bitte die Erläuterungen
und Hinweise in Kapitel 2

Baclofen

Zentrales Muskelrelaxans

A. Einnahme zu den Mahlzeiten o. mit Milch, regelmäßige Einnahme, Langzeittherapie

D. Ein- u. ausschleichende D. erforderlich
Initial: 3 × tgl. 5 mg, Steigerung im 3-d-Abstand um 5–15 mg
Erhaltungsdosis: 30–75 mg/d in 3–4 ED

H. Bei fehlerhafter Dosisanpassung Sturzgefahr durch abrupten Verlust der Muskelspannung mgl.; Kontrolle der Blutdruckwerte angezeigt.

KI. Cerebrale Anfallsleiden, terminale Niereninsuffizienz; bei Rheuma-erkr., Parkinsonismus o. peripherer Verletzung nicht geeignet

NW. (dosisabhängig): Übelkeit (sh), Sedierung (sh), psychische Stör. (h), M/D-Beschw. (h); viele weitere NW, s. Fachinfo

WW. Alkohol↑ (B.↑), zentral wirksame AM (B.↑), Antihypertonika↑

Beclometason

Halogeniertes Glucocorticoid, Antiasthmatikum, Rhinologikum

A. **Inh.:** Unmittelbar vor dem Essen anwenden o. nach Inh. Mund ausspülen (Soorbefall↓); bei gleichzeitiger Verordnung eines inhalativen β-Sympathomimetikums/Anticholinergikums ist dieses vor B. anzuwenden
DA: Sprühdose vor Gebrauch schütteln; nach Möglichkeit Spacer benutzen (Inh.)

D. Konsequente Einhaltung der ärztl. D. (auch bei Beschwerdefreiheit)
NS: 2 × tgl. 0,05 (- 0,1) mg pro Nasenloch
Berechnet als Beclometason-Dipropionat

H. Keine Sofortwirkung, nicht zur Akutbehandlung von Atemnotanfällen geeignet; Wirkungseintritt erst nach 3 d bis 1 Wo.; Kdr. sollten nur unter Aufsicht von Erw. DA benutzen, DA vor Erwärmung u. Frost schützen; DA regelmäßig mit warmem Wasser reinigen u. trocknen; NS in der Selbstmedikation nur zur kurzzeitigen intranasalen A. bei saisonaler allergischer Rhinitis

KI. **Inh:** Stillzeit; Vorsicht bei unbehandelten Infektionen der Atemwege; strenge Indikationsstellung in d. Schwangerschaft
NS: Kdr. < 6 J., (Selbstmedikation: Kdr.< 12 J.), Stillzeit, unbehandelte Infektionen im Nasen- u. Nebenhöhlenbereich, keine ausreichenden Erfahr. in d. Schwangerschaft

NW. **Inh.:** Pharyngitis (sh), Candidiasis (h), Infektionen (h), verstärkter Husten (h), M/D-Beschw. (h); bei akuter Verschlimmerung d. Atemnot nach Inh. (paradoxer Bronchospasmus) – AM absetzen u. Arzt aufsuchen
NS: Mißempfindungen d. Nasen- u. Rachenschleimhaut (sh), Schnupfen (h)
syst. NW. (vgl. Prednisolon) mgl.; Beeinträchtigung d. Wachstums bei Kindern nicht ausgeschlossen

WW. **Inh.:** β$_2$-Sympathomimetika↑; bei Langzeit-A.: Ketoconazol u. Itraconazol u. Clotrimazol u. Ritonavir u. Ciclosporin u. Ethinylestradiol u. Troleandromycin (B.↑)

Diese Angaben sind nicht vollständig – beachten Sie bitte die Erläuterungen und Hinweise in Kapitel 2

Benzoylperoxid

Aknemittel

A. Regelmäßig auf die gereinigte Haut auftragen

D. 1–2 × tgl. 2,5–10%ige Zubereitungen verwenden; Besserung nach 4–12 Wo.

H. Bleichung der Haare und Entfärbung von Textilien möglich! Bei zu starker Reizung und Rötung der Haut Therapie für zwei bis drei Tage aussetzen

KI. Anwendung auf Schleimhäuten u. im Bereich der Mund-, Nasen- u. Augenwinkel; nicht auf abgeschürfter Haut anwenden (Sensibilisierung mgl.); Vorsicht bei trockener u. sebostatischer Haut von Atopikern (Arzt konsultieren); strenge Indikationsstellung im I. u. II. Trimenon d. Schwangerschaft u. in d. Stillzeit

NW. In der Einstellungsphase: leichte Hautreizungen (g); Austrocknen und leichtes Schälen der Haut sind therapeutisch erwünscht!

WW. Hautreizende Mittel

Betahistin

A. Regelmäßige, längerfristige Anwendung

D. 3 × tgl. 6–12 mg Betahistin-Dimesilat oder 3 × tgl. 8–16 mg bzw. 2 × tgl. 24 mg Betahistin-Dihydrochlorid

KI. Asthma, Phäochromozytom; Vorsicht bei M/D-Ulcera u. Komb. mit Antihistaminika

NW. M/D-Beschw., Kopfschmerzen, Nesselausschlag, Herzklopfen

WW. Antihistaminika↓ (B.↓)

Bezafibrat

Lipidsenker

A. Tbl. unzerkaut einnehmen

D. 3 × tgl. 200 mg o. 1 × tgl. 400 mg (Retard) vorwiegend abends; bei Magenempfindlichkeit einschleichende D.; Dosisanpassung in Intervallen von 3–4 Tagen

H. Nur bei schwerer Hypertriglyzeridämie o. gemischter Hyperlipidämie, wenn ein Statin kontraindiziert ist o. nicht vertragen wird. Langfristige, regelmäßige Einnahme sowie cholesterinarme Diät erforderlich; bei Muskelschmerzen, -krämpfen u. -schwäche Arzt aufsuchen. Estrogene können Lipidwerte erhöhen, gleichzeitige Gabe sorgfältig abwägen

KI. Leberfunktionsstör. (mit Ausnahme Fettleber), Gallenblasenerkr. mit u. ohne Gallensteine, schwere Nierenfunktionsstör. (FTA zu 200 mg) bzw. Nierenfunktionsstör. (RTA zu 400 mg), bekannte Photoallergie (Fibrate); Pat. unter Dialyse; Stillzeit, strenge Indikationsstellung in d. Schwangerschaft; keine Erfahr. bei Kdr.

NW. Muskelschmerzen, -krämpfe o. -schwäche (g)

WW. Orale Antikoagulanzien↑, Antidiabetika↑, andere Lipidsenker (Myopathie-Risiko↑), Immunsuppressiva (Nierenfunktionsstör.), Colestyramin (B.↓) – 2 h Abstand halten

Biperiden

Anticholinergikum, Parkinsonmittel

D. Ein- u. ausschleichende D., max.16 mg/d
Berechnet als Biperiden-HCl

H. Nicht ohne ärztlichen Rat absetzen; Missbrauch mgl.!

KI. Unbehandeltes Engwinkelglaukom, Stenosen im M/D-Trakt, Ileus,
Megakolon; Stillzeit; keine ausreichenden Erfahr. in d. Schwangerschaft

NW. Zentralnervöse Stör.: Müdigkeit, Schwindel, Unruhe, Euphorie u.
Angst (in höherer Dos.); Mundtrockenheit, Sehstör., Obstipation,
Tachykardie

WW. Alkohol; Antihistaminika u. andere anticholinerg wirksame
AM – z.B. Psychopharmaka, Parkinsonmittel u. Spasmolytika –
(anticholinerge W.↑) Chinidin (Herzrhythmusstör. mgl.); L-Dopa
(Dyskinesien↑), Metoclopramid↓, Neuroleptika (Dyskinesien↑),
Pethidin (NW.↑)

Bisacodyl

Laxans

A. Nur kurzfristig anwenden
Supp.: morgens; Wirkungseintritt nach 15–30 min
Drg.: abends vor dem Schlafengehen; Wirkungseintritt nach 5–10 h

D. **Oral:** 1 × 5–10 mg
Rektal: 1 × 10 mg

H. Einmalige Anwendung, langfristige Maßnahmen wie ballaststoff-
reiche Kost u. ausreichende Flüssigkeitszufuhr sowie körperliche
Bewegung sollten der Th. vorausgehen o. sie unterstützen; bei chron.
Verstopfung sollte eine Abklärung durch den Arzt erfolgen

KI. Kdr. < 2 J.; Darmverschluss, akut-entzündliche M/D-Erkr., Darmobstruktion, akute, operativ zu behandelnde Bauchschmerzen; Vorsicht
bei Stör. d. Wasser- u. Elektrolythaushaltes; in der Schwangerschaft
nur auf ärztl. Rat anwenden; keine ausreichenden Erfahr. in d. Stillzeit

NW. Krampfartige Bauchschmerzen (g); bei rektaler A. Schmerzen o.
Blutungen d. Enddarmes mgl.
Bei längerdauernder u. hochdosierter A.: Darmträgheit↑, Elektrolytver-
luste (Stör. d. Herzfunktion, Muskelschwäche)

WW. Milch u. Antacida (gelegentlich Magenunverträglichkeit, da sich
magensaftresistent überzogenes Bisacodyl zu früh auflösen und die
Magenschleimhaut reizen kann – 1/2 h Abstand halten); kaliuretische
Diuretika u. Glucocorticoide (Kalium-Verlust↑), Herzglykoside↑

Bisoprolol

β-Rezeptorenblocker

A. Regelmäßige Einnahme, morgens

D. 1 × tgl. 2,5–10 mg Bisoprololhemifumarat, ein- u. ausschleichend

H. Nicht ohne ärztlichen Rat absetzen! Frühwarnzeichen einer drohen-den Unterzuckerung u. Symptome einer Thyreotoxikose können durch Bisoprolol maskiert werden; Kontaktlinsenträger informieren, dass die Augen evtl. trockener werden

Kl. Asthma, Hypotonie (RR systol. < 90 mm Hg), Bradykardie (< 50/min), schwere Durchblutungsstör., i.v.-Gabe von Verapamil u. Diltiazem; Vorsicht bei Desensibilisierungsth. u. Pat. mit Psoriasis; keine Erfahr. bei Kdr.; weitere Kl. s. Fachinfo

NW. In der Einstellungsphase (h): Müdigkeit, Schwindel, Kopfschmerzen, M/D-Beschw.; kalte Extremitäten (h)

WW. Antidiabetika (Hypoglykämierisiko↑); zentral wirksame Antihyperto-nika (z.B. Moxonidin, Clonidin – Verschlechterung der Herzinsuffi-zienz, kein abruptes Absetzen vor Beendigung der Betablockerth. – Rebound Hypertonie↑), Calciumkanalblocker vom Verapamil- u. Diltiazem-Typ sowie Digitalisglykoside u. andere antiarrhythmisch wirkende AM (Reizleitungsstör. u. Minderung der Herzkraft); Tricycl. Antidepressiva u. Phenothiazine (B.↑), MAO-Hemmer (Ausnahme MAO-B-Hemmer) (B.↑), β-Sympathomimetika (z.B. Dobutamin, Orci-prenalin)↓ (B.↓), Parasympathomimetika (Bradykardie↑), NSAR (B.↓), Mefloquin (Bradykardie mgl.)

Bromazepam

Tranquilizer, Benzodiazepin

A. Als Hypnotikum nicht auf vollen Magen (verzögerter Wirkungseintritt)

D. 3–6 mg ca. 1 h vor dem Schlafengehen, bei Bedarf zusätzlich 1–2 × tagsüber 1,5–3 mg; max. 12 mg/d; ausschleichende D.

H. Sturzgefahr bei älteren Patienten; Überhangeffekte am Morgen nach abendlicher Gabe mgl.; Dosis sollte so gering u. Th.-Dauer so kurz wie mgl. sein
Cave: Abhängigkeit, Entzugssyndrom

KI. AM-, Drogen-, Alkoholabhängigkeit, akute Vergiftungen mit Alkohol, Schlaf- o. Schmerzmitteln sowie Psychopharmaka, Myasthenia gravis; Stillzeit, strenge Indikationsstellung in d. Schwangerschaft; Vorsicht bei Schlafapnoe-Syndrom u. obstruktiven Atemwegserkr.; keine Erfahr. bei Kdr. u. Jgl.

NW. Müdigkeit (sh), Konzentrationsschwäche (sh); bei „paradoxer" Reakt. – z.B. akuten Erregungszuständen – AM absetzen

WW. Alkohol↑ (B.↑), zentral wirksame AM↑, auch Antiallergika, z.B. Diphenhydramin – (B.↑); Cimetidin (B.↑), Omeprazol (B.↑), Muskelrelaxanzien↑

Bromhexin

Mukolytikum

D. **Erw. u. Jgl. > 14 J.:** 3 × tgl. 8 – 16 mg
Kdr. (6–14 J.) bzw. Pat. < 50 kg KG: 3 × tgl. 8 mg
Kdr. < 6 J.: 3 × tgl. 4 mg
Berechnet als Bromhexin-HCl

H. Reichliche Flüssigkeitszufuhr unterstützt die expektorierende Wirkung (ca. 2 l/Tag); ohne ärztlichen Rat nicht länger als 4–5 d anwenden.

KI. Stillzeit; keine ausreichenden Erfahr. in d. Schwangerschaft; Vorsicht bei gestörter Bronchomotorik u. größeren Sekretmengen sowie L/N-Funktionsstör.; bei Kdr. < 2 J. ärztl. Kontrolle erforderlich

NW. M/D-Beschw. (h)

WW. Antitussiva (Sekretstau)

Budesonid

Nichthalogeniertes Glucocorticoid, Antiasthmatikum, Rhinologikum

A. **Inh.:** Unmittelbar vor dem Essen anwenden oder nach Inh. Mund ausspülen, evtl. sogar gurgeln (Soorbefall↓); bei gleichzeitiger Verordnung eines inhalativen β-Sympathomimetikums/Anticholinergikums
ist dieses vor B. anzuwenden
DA: Sprühdose vor Gebrauch schütteln; nach Möglichkeit Spacer
benutzen
NS: Vor Gebrauch schütteln u. Nase putzen

D. **Turbohaler:** individuell, Erw.: 2 × tgl. 0,1 (-0,4) mg bis
3–4 × tgl. 0,4 mg, Kdr. 5–12 J.: 2 × tgl. 0,2 mg, max. 0,8 mg/d
DA: 2 × tgl. 0,2 (-0,4) mg
NS: max. 0,2 mg/d in jedes Nasenloch
Konsequente Einhaltung der ärztl. D. (auch bei Beschwerdefreiheit)

H. Keine Sofortwirkung, nicht zur Akutbehandlung von Atemnotanfällen geeignet, Wirkungseintritt erst nach 1 Wo. (NS nach wenigen Tagen), Kdr. sollten nur unter Aufsicht v. Erw. DA/NS benutzen,
DA vor Erwärmung schützen, Mundstück des DA/Sprührohr des NS
regelmäßig mit warmem Wasser reinigen u. trocknen; Turbohaler/
Clickhaler vor Feuchtigkeit schützen u. nur mit trockenem Tuch
reinigen

KI. **Inh./NS:** unbehandelte Infektionen d. Atemwege; strenge Indikationsstellung in d. Schwangerschaft, bes. im I. Trimenon

NW. **Inh.:** Heiserkeit (h), Soor (h), Husten (h); paradoxer Bronchospasmus
mit rasch einsetzender Atemnot (s) – sofort rasch wirkenden Bronchodilatator anwenden, AM absetzen u. Arzt aufsuchen

WW. **Inh.:** β-Sympathomimetika↑, bei Langzeit-A.: CYP-3A4-Inhib.[1] (B.↑)

---

[1] s. S. XIII

Bunazosin

Antihypertonikum, α_1-Rezeptorenblocker

A. Bei Neueinstellung/Dosissteigerung erste Dosis vor d. Schlafengehen o. nach der Einnahme hinlegen; bei Schwindel umgehend hinlegen
Regelmäßige Einnahme morgens

D. 1 × tgl. 3–6 mg (Retard), nach 2–4 Wo. Steigerung auf max. 2 × tgl. 6 mg (Retard)
Berechnet als Bunazosin-HCl

H. Nicht ohne ärztlichen Rat absetzen

KI. Kdr.; bekannte Chinazolin-Allergie (z. B. Doxazosin, Prazosin), mechanisch bedingte Herzinsuffizienz (z. B. Mitralstenose), schwere L/N-Funktionsstör.

NW. Vor allem in der Einstellungsphase orthostatische Dysregulation (h); (h): Tachykardie, Unruhe, Kopfschmerzen, Schwindel, Schlaflosigkeit, Druckgefühl in der Brust

WW. Weitere Blutdruck senkende AM (verstärkter Blutdruckabfall mgl.); Rifampicin (B.↓!), Sildenafil u. Vardenafil (Hypotension mgl.)

Diese Angaben sind nicht vollständig – beachten Sie bitte die Erläuterungen und Hinweise in Kapitel 2

Bupropion (Amfebutamon)

Raucherentwöhnungsmittel

A. Nicht vor dem Schlafengehen einnehmen (Schlaflosigkeit). Unzerkaut u. unzerkleinert. Therapiebeginn während der Patient noch raucht. Der Rauchverzichtstag, d. h. der Tag des schlagartigen und endgültigen Rauchverzichts, soll auf die 2. Wo. der Einnahme gelegt werden.

D. Einschleichend, initial 1 × tgl. 150 mg (Retard), nach 6 Tagen 2 × tgl. 150 mg (Retard) mit mind. 8 h Abstand zwischen den beiden ED;
max. ED 150 mg (Retard), TMD 300 mg (Retard)
Ältere Patienten: 1 × tgl. 150 mg (Retard)
Therapiedauer: 7–9 Wo.
Berechnet als Bupropion-HCl

H. Vor Abgabe von Bupropion intensive AM-Anamnese erheben (s. WW.). Nur in Verbindung mit unterstützenden, motivierenden Maßnahmen. Therapieabbruch, wenn nach 7 Wo. keine Wirkung erzielt wurde. Alkoholkonsum stark vermindern o. meiden

KI. Krampfanfälle in d. Anamnese; bekannter Tumor des ZNS, derzeitige o. frühere Bulimie, Anorexie o. manisch-depressive Erkr.; schwere Leberfunktionsstör., Komb. mit irreversiblen MAO-Hemmern (14 d Behandlungspause), Komb. mit reversiblen MAO-Hemmern (24 h Behandlungspause), abrupter Alkohol- o. Benzodiazepinentzug; keine Erfahr. bei Kdr. u. Jgl.

NW. Schlaflosigkeit (sh), Tremor (h), Depression (h), Angst (h), Kopfschmerzen (h), M/D-Beschw. u. Obstipation (h), Mundtrockenheit (h), Fieber (h), Hautreakt. (h), Geschmacksstör. (h); Krampfanfälle (0,1%) – dosisabhängig; bei Auftreten von psychiatrischen Stör. Arzt aufsuchen

WW. Alkohol (Alkoholtoleranz↓)
Durch Raucherentwöhnung: Theophyllin↓, Tacrin↓, Clozapin↓
Durch WW. mit Bupropion: Antidepressiva (z. B. Desipramin↓, Imipramin↓, Paroxetin↓); Neuroleptika (z. B. Risperidon↓, Thioridazin↓); β-Blocker↓; Antiarrhythmika Typ 1 C (z. B. Flecainid↓, Propafenon↓); Orphenadrin↓, Cyclophosphamid↓, Ifosfamid↓; Valproinsäure u. Phenytoin u. Phenobarbital u. Carbamazepin (B.↑); Levodopa u. Amantadin (NW. ↓); MAO-Hemmer s. KI.
Sedierende Antihistaminika, Antipsychotika, Antidepressiva, Theophyllin, systemische Steroide, Malaria-Mittel, Tramadol u. Chinolone können die Krampfschwelle herabsetzen u. das Risiko eines Krampfanfalles bei Bupropiongabe erhöhen; Citalopram↑, Ticlopidin, Clopidogrel

Butylscopolaminiumbromid

Spasmolytikum, Anticholinergikum

D.   **Oral:** Erw. u. Kdr. > 6 J.: 3 × tgl. 10–20 mg
  Rektal: Erw. u. Kdr. > 6 J.: 3–5 × tgl. 10–20 mg

KI.   Engwinkelglaukom, Blasenentleerungsstör., mech. Stenosen im M/D-Trakt, Tachyarrhythmie/-kardie, Megakolon, Myasthenia gravis; strenge Indikationsstellung in Schwangerschaft/Stillzeit; keine ausreichenden Erfahr. bei Kdr. < 6 J.

NW.   Müdigkeit u. Schwindel mgl.

WW.   β-Sympathomimetika (tachykarde W.↑); andere Anticholinergica – z. B. Tiotropium u. Ipatropium – u. Antihistaminika u. Amantadin u. Chinidin u. tri- u. tetracyclische Antidepressiva u. Disopyramid (anticholinerge W.↑); Metoclopramid↓ (B.↓)

Calciumcarbonat

Mineralstoff

D. 1–2 × tgl. 500 mg Calcium^{++}

H. Patienten, die zur Bildung von Steinen in den ableitenden Harnwegen neigen, wird reichliche Flüssigkeitsaufnahme empfohlen. Vitamin D steigert, Spinat, Rhabarber und Vollkorn senken die Calcium-Resorpt.

KI. Hypercalcämie, Hypercalciurie, Nephrocalcinose, Nephrolithiasis; Vorsicht bei Nierenfunktionsstör., Hypophosphatämie

NW. Bei Niereninsuffizienz u. langfristiger A.: Hypercalcämie u. Hypercalcurie u. metabolische Alkalose; Steinbildung durch vermehrte Calciumausscheidung im Urin (in d. ersten Monaten); Phosphatresorpt.↓

WW. Thiazid-Diuretika (C.-Ausscheidung vermindert); Tetracycline u. Chinolone u. Cefalosporine u. viele andere AM – z.B. Ketoconazol, Eisenpräp., Natriumfluorid, Estramustin, Bisphosphonate – Resorption vermindert, mindestens 2 h Abstand halten; Chinidin; Herzglykoside (Herzrhythmusstör. mgl.); systemische Glucocorticoide (C.↓)

Candesartan

Antihypertonikum, Angiotensin-II-Antagonist

D. 1 × tgl. 4–8 mg, Steigerung auf 16 mg/d mgl., max. 32 mg/d Candesartancilexetil

H. Blutdrucksenkung wird im Wesentlichen nach 4 Wo. erreicht. Bei Pat. mit schwarzer Hautfarbe wirkt C. schwächer.
Wird während der Th. eine Schwangerschaft festgestellt, ist C. abzusetzen

KI. Schwere Leberfunktionsstör. u./o. Cholestase; keine Erfahr. bei Kdr. u. Jgl.

NW. (h): Benommenheit, Kopfschmerzen, Infektion d. Atemwege, Nierenfunktionsstör.

WW. Kalium-Präp. u. kaliumsparende Diuretika u. Heparin (Hyperkaliämie); Antihypertonika, z. B. β-Blocker u. Calciumkanalblocker u. Diuretika (verstärkter Blutdruckabfall), ASS > 3 g/d u. NSAR (C.↓), Lithium↑, ACE-Hemmer (Nierenfunktionsstör.↑)

Diese Angaben sind nicht vollständig – beachten Sie bitte die Erläuterungen und Hinweise in Kapitel 2

Capecitabin

Zytostatikum, Antimetabolit

A. Einnahme innerhalb von 30 min nach einer Mahlzeit mit Wasser

D. **Monotherapie:** 2 × tgl. (morgens u. abends) je 1250 mg/m² Körper-
oberfläche über 14 d, danach 7 d Pause; Dosisreduktion o. Unterbrechung d. Therapie, wenn NW. auftreten. Bei gleichzeitiger Strahlentherapie D. reduzieren
Kombinationstherapie: s. Fachinfo

H. Patienten sollen die Therapie sofort unterbrechen, wenn mäßige o.
schwere NW. o. eine Progredienz d. Erkr. auftreten. Wenn eine Einnahme aufgrund von NW. ausgelassen wurde, soll sie nicht nachge-
holt werden. Engmaschige Kontrolle.

KI. Unverträglichkeit mit Fluoropyrimidinen o. Fluorouracil; Dihydropy-
rimidin-Dehydrogenase-Mangel, schwere Blutbildungsstör., schwere
L/N-Funktionsstör.; Komb. mit Sorivudin u. Analoga; keine Erfahr.
bei Kdr. u. Jgl.

NW. **Monotherapie** (sh), dosislimitierend u. meist reversibel: M/D-Beschw.,
Stomatitis, Abgeschlagenheit, Hand-Fuß-Syndrom (Grad 1: Hautreakt., Dysästhesie), Asthenie, Anorexie; weitere NW. s. Fachinfo

WW. Antazida (C.-Plasmakonz. etwas erhöht) ↑, Folsäure (ggf. in Vita-
minpräp.); Folinsäure (C.-Tox.↑), orale Antikoagulanzien↑, Pheny-
toin↑, Interferon-alpha (verträgliche Dosis von C. vermindert), Sorivudin u. Analoga (Tox.↑), Allopurinol (Verminderung d. Wirkung
von C. mgl.), Lebend-Impfstoffe (Immunreakt. unterdrückt – Tot-
/Toxoid-Impfstoffe o. Immunglobuline einsetzen)

Captopril

Antihypertonikum, Mittel gegen Herzinsuffizienz, ACE-Hemmer

A. Regelmäßige Einnahme

D. Häufig initial 2–3 × tgl. 6,25 mg, Steigerung auf 2 × tgl. 25 mg; max. 150 mg/d; vorsichtige, einschleichende D. bei Pat. unter Diuretikath. (Gefahr übermäßiger Blutdrucksenkung)

H. Nicht ohne ärztlichen Rat absetzen; in der Selbstmedikation Paracetamol zur Schmerzth. empfehlen; C. senkt den Blutdruck bei Menschen mit schwarzer Hautfarbe geringer.

KI. Zustand nach Nierentransplantation, akuter Myocardinfarkt, Hypotonie (systol. < 100 mm Hg), schwere Nierenfunktionsstör.; Angioödeme; Vorsicht bei Desensibilisierungsth. (Insektengifte), Hämodialyse o. Apherese (anaphylakt. Reakt.); keine Erfahr. bei Kdr. u. Jgl. < 18 J., weitere KI. s. Fachinfo

NW. (h): Trockener Reizhusten, Schwindel, M/D-Beschw., Hautausschlag; Schlafstör., Geschmacksstör., Mundtrockenheit, Quincke-Ödem im Gesicht (g)- kann lebensbedrohlich sein, ACE-Hemmer sofort absetzen u. Arzt aufsuchen

WW. Alkohol↑, ASS in höherer Dosierung (C.↓), Kalium-Präp. u. Heparin u. kaliumsparende Diuretika (Hyperkaliämie), Kochsalz (C.↓), Antihypertonika (Blutdruck↓), Allopurinol u. Zytostatika u. Immunsuppressiva u. Procainamid (Leukopenierisiko↑), Lithium↑, orale Antidiabetika u. Insulin (Hypoglykämierisiko↑), NSAR (C. ↓), Sympathomimetika (C.↓), Diuretika (C.↑), tricycl. Antidepressiva u. Antipsychotika (Hypotonierisiko)

Diese Angaben sind nicht vollständig – beachten Sie bitte die Erläuterungen und Hinweise in Kapitel 2

Carbamazepin

Antiepileptikum

A. Regelmäßige Einnahme

D. Individuell; allgem. 400–1200 mg/d in mehreren ED, max.
1600 mg/d; ein- u. ausschleichende D. erforderlich

H. Nicht ohne ärztlichen Rat absetzen. Bei Pat. mit Glaukom Augeninnendruck regelmäßig messen. Suizidrisiko leicht erhöht.

KI. Allerg. Reakt. auf tricyclische Antidepressiva, Knochenmarkschädigung, Absencen, AV-Block; Komb. mit MAO-Hemmern (14 d Behandlungspause) u. Voriconazol; Porphyrie; strenge Indikationsstellung in
d. Schwangerschaft, bes. im I. Trimenon, zwischen d. 20. u. 40.
Schwangerschaftstag sollte die niedrigste anfallskontrollierte Dosis
verwendet werden

NW. Meist dosisabhängig und nur in der Einstellungsphase: Sedierung u.
Schwindel u. Ataxie (sh); allerg. Hautreakt. (sh-h); Blutbildveränderungen (sh-h) – bei Fieber, Halsschmerzen, Hautausschlag mit
Lymphknotenschwellung u./o. grippeähnlichen Beschw. sofort Arzt
aufsuchen; M/D-Beschw. (h); Leberfunktionsstör. (h) – bei Schlapp-
heit, Appetitlosigkeit, Übelkeit u. Gelbfärbung der Haut umgehend
Arzt aufsuchen.

WW. Paracetamol, hormonelle Kontrazeptiva↓ (Zwischenblutungen mgl.),
MAO-Hemmer, orale Antikoagulanzien↓; Neuroleptika↓ u. Metoclopramid (neurologische NW.), Lithium (neurotox. Wirkung), Voriconazol, Theophyllin↓, Schilddrüsenhormone↓;
CYP-3A4-Induk.[1] (C.-Plasmaspiegel↓); CYP-3A4-Inhib.[1] (C.-Plasma-
spiegel↑); weitere WW. siehe Fachinfo!

---

[1] s. S. XIII

Cefaclor

Antibiotikum, Cefalosporin

A. Regelmäßige Einnahme, möglichst alle 8 h

D. **Allgem.:** 3 × tgl. 500 mg, max. 4 g/d für 7 (-10) d
Kdr. 6–10 J.: 3 × tgl. 250 mg
Kdr. < 6 J.: 3 × tgl. 10 mg/kg KG

H. Therapie nicht vorzeitig abbrechen; gebrauchsfertige Susp. ist begrenzt verwendbar u. vor Gebrauch zu schütteln. Harnzuckertest kann falsch positive Ergebnisse zeigen

KI. Bekannte Cephalosporin- o. β-Lactam-Antibiotika-Allergie; Vorsicht bei Allergien u. Asthma; strenge Indikationsstellung in d. Schwangerschaft, bes. I. Trimenon u. in d. Stillzeit

NW. M/D-Beschw. (h), allerg. Reakt. (h) können sofort o. innerhalb von Tagen bis Wo. während u. nach C.-Behandlung auftreten; bei ersten Anzeichen (Hautrötung, Nesselausschlag gefolgt von Fieber u. Atembeschw.) Therapie unterbrechen u. sofort Arzt aufsuchen; bei lang anhaltenden, schweren Durchfällen Arzt aufsuchen

WW. Hormonelle Kontrazeptiva↓, orale Antikoagulanzien (Blutungsneigung↑), Tetracycline u. Makrolidantibiotika u. Sulfonamide (antagonistischer Effekt)

Diese Angaben sind nicht vollständig – beachten Sie bitte die Erläuterungen und Hinweise in Kapitel 2

Ceftibuten

Antibiotikum, Cefalosporin

A. Regelmäßige Einnahme zur gleichen Tageszeit

D. **Erw.:** 1 × tgl. 400 mg über 5–10 d
Kdr. > 13 J. bzw. > 45 kg KG: Erw.-Dos.
Kdr. > 3 Mon. bzw. 5 bis 44 kg KG: 1 × tgl. 9 mg/kg KG

H. Therapie nicht vorzeitig abbrechen; gebrauchsfertige Susp. ist begrenzt verwendbar u. vor Gebrauch zu schütteln

KI. Bekannte Cephalosporin- o. β-Lactam-Antibiotika-Allergie; Vorsicht bei Allergien o. Asthma o. schweren Erkr. d. M/D-Traktes; keine ausreichenden Erfahr. in Schwangerschaft/Stillzeit; keine Erfahr. bei Kdr. < 3 Mon.

NW. Kopfschmerzen (h), M/D-Beschw. (h); allerg. Reakt. können sofort o. innerhalb von Tagen bis Wo. während u. nach C.-Behandlung auftreten, bei ersten Anzeichen (Hautrötung, Nesselausschlag gefolgt von Fieber u. Atembeschw.) Therapie unterbrechen u. sofort Arzt aufsuchen; bei lang anhaltenden, schweren Durchfällen Arzt aufsuchen

WW. Hormonelle Kontrazeptiva↓, orale Antikoagulanzien (Blutungsneigung↑)

Cefuroxim

Antibiotikum, Cefalosporin

A. Regelmäßige Einnahme, möglichst alle 12 h; Tbl. nicht kauen o. teilen (Arzneistoff sehr bitter)

D. **Allgem. Erw. u. Kdr. > 12 J.:** 2 × tgl. 250–500 mg für 7–10 d
Kdr. 5–12 J.: 2 × tgl. 125–250 mg
Kdr. 3 Mon. – 5 J.: 2 × tgl. 10 mg/kg KG (max. 30 mg/kg KG)

H. Therapie nicht vorzeitig abbrechen; gebrauchsfertige Susp. ist begrenzt verwendbar, kühl aufzubewahren u. vor Gebrauch zu schütteln. Blutzucker- u. Harnzuckertests können falsch positive Ergebnisse zeigen.

KI. Bekannte Cephalosporin- o. β-Lactam-Antibiotika-Allergie; strenge Indikationsstellung in d. Schwangerschaft (bes. I. Trimenon) u. in d. Stillzeit; keine Erfahr. bei Sgl. < 3 Mon.

NW. M/D-Beschw. (h), allerg. Reakt. – können sofort o. innerhalb von Tagen bis Wo. während u. nach C.-Behandlung auftreten; bei ersten Anzeichen (Hautrötung, Nesselausschlag gefolgt von Fieber u. Atembeschw.) Therapie unterbrechen u. sofort Arzt aufsuchen; bei lang anhaltenden, schweren Durchfällen Arzt aufsuchen

WW. Hormonelle Kontrazeptiva↓, Aminoglykosid-Antibiotika (Nephrotox.↑), Schleifendiuretika (Nephrotox.↑)

Celiprolol

β-Rezeptorenblocker

A. Regelmäßige Einnahme morgens

D. 200–400 mg/d Celiprolol-HCl, ausschleichende D. erforderlich

H. Nicht ohne ärztl. Rat absetzen! Diabetiker darauf hinweisen, dass die Frühwarnzeichen einer drohenden Unterzuckerung durch Celiprolol maskiert werden können; Grapefruit-Saft vermindert C.-Resorpt.; bei gleichzeitiger Th. mit Clonidin, zuerst Betablocker langsam absetzen, dann stufenweise Clonidin; Kontaktlinsenträger informieren, dass die Augen evtl. trockener werden

KI. Hypotonie (RR systol. < 90 mm Hg), Bradykardie (< 50/min.), schwere Durchblutungsstör.; i.v.-Gabe von Verapamil u. Diltiazem u. Antiarrhythmika (z.B. Disopyramid, Chinidin, Amiodaron), 48–72 h vor d. Geburtstermin; Vorsicht bei Asthma u. Pat. mit Psoriasis; strenge Indikationsstellung in Schwangerschaft/Stillzeit; keine Erfahr. bei Sgl. u. Kleinstkindern; weitere KI. s. Fachinfo

NW. Vor allem in der Einstellungsphase (h): M/D-Beschw., Schwindel, Kopfschmerzen, Müdigkeit, Schlafstör., Bradykardie, kalte Extremitäten, psych. Stör., proarrhythmische W., Haarausfall, allerg. Hautreakt.

WW. Antidiabetika (Hypoglykämierisiko↑); Antihypertonika↑; Calciumkanalblocker vom Verapamil- u. Diltiazem-Typ, Herzglykoside, Clonidin, Alpha-Methyldopa, MAO-Hemmer (Ausnahme MAO-B), Guanfacin u. andere antiarrhythmisch wirkende AM (Reizleitungsstör. u. Minderung der Herzkraft); Vasodilatoren u. tricycl. Antidepressiva u. Phenothiazine u. Alkohol (C.↑), Sympathomimetika (C.↓)

Certoparin-Natrium

Antikoagulans, niedermolekulares Heparin

A. 1 × tgl. s.c.-Injektion vorzugsweise in abgehobener Bauchfalte senkrecht zur Körperachse

H. C. kann zahlreiche Laboruntersuchungen verfälschen, z.B. Cholesterin- u. Blutzuckerwerte; regelmäßige Kontrolle d. Thrombozytenzahl, Kontrolle d. Serum-Kaliumspiegels bei Risiko-Pat.

KI. Erkr. mit erhöhter Blutungsbereitschaft o. mit Verdacht auf Läsionen des Gefäßsystems; schwere Hypertonie; schwere L/N-Funktionsstör., Retinopathien; weitere KI. s. Fachinfo; keine ausreichenden Erfahr. in Schwangerschaft/Stillzeit u. bei Kdr.

NW. Dosisabhängig: offene u. okkulte Blutungskomplikationen (h), Reakt. an der Injektionsstelle (h)

WW. AM, die den Serum-Kaliumspiegel erhöhen; ASS u. NSAR u. Clopidogrel u. Ticlopidin u. GP-IIb/IIIa-Rezeptorantagonisten u. Dipyridamol u. Fibrinolytika u. orale Antikoagulanzien u. Dextran u. Zytostatika (C.↑); Antihistaminika u. Digitalispräp. u. Tetracycline u. Nicotin bei Missbrauch u. Ascorbinsäure (C.↓); Phenytoin u. Chinidin u. Propranolol u. Benzodiazepine (Plasmaspiegel↑), Chinin↓; weitere WW. s. Fachinfo

Diese Angaben sind nicht vollständig – beachten Sie bitte die Erläuterungen und Hinweise in Kapitel 2

Cetirizin

H$_1$-Antihistaminikum

A. Abends einnehmen

D. Jgl. ab 12 J./Erw.: 1 × tgl. 10 mg
Adjuvans bei asthmatoiden Zuständen allerg. Herkunft: 2 × tgl. 10 mg
Kdr. 2–12 J.: 5 mg/d (KG < 30 kg), 10 mg/d (KG > 30 kg)
Berechnet als Cetirizin-2 HCl

KI. Schwere Nierenfunktionsstör.; keine Erfahr. bei Kdr. < 2 J.

NW. (bei einer Dosierung von 2 × tgl. 10 mg): Müdigkeit u. Schläfrigkeit (s)

WW. Alkohol↑, zentral dämpfende AM↑

Chlordiazepoxid

Tranquilizer, Benzodiazepin

D. Max. 60 mg/d, max. 30 mg als ED, ausschleichende D.

H. Langwirksames Benzodiazepin, Sturzgefahr bei älteren Patienten, Überhangeffekte am Morgen nach abendlicher Gabe mgl.
Dosis sollte so gering u. Th.-Dauer so kurz wie mgl. sein
Cave: Abhängigkeit, Entzugssyndrom

KI. Kdr. u. Jgl.; AM-, Drogen-, Alkoholabhängigkeit; Stillzeit, strenge Indikationsstellung in d. Schwangerschaft; Vorsicht bei Schlafapnoe-Syndrom, Myasthenia gravis, spinalen u. zerebellaren Ataxien, akuten Vergiftungen mit Alkohol, Schlaf- o. Schmerzmitteln sowie Psychopharmaka

NW. Müdigkeit (h), Schwindel (h), Kopfschmerzen (h), Verwirrtheit (h); bei „paradoxer" Reakt. – z.B. akuten Erregungszuständen – AM absetzen

WW. Alkohol↑ (Ch.↑), Analgetika↑, orale Kontrazeptiva (Ch.↑), zentral wirksame AM↑ – auch Antiallergika, z.B. Diphenhydramin – (Ch.↑), Muskelrelaxanzien↑, Cimetidin (Ch.↑), Omeprazol (Ch.↑) Disulfiram (Ch.↑)

Diese Angaben sind nicht vollständig – beachten Sie bitte die Erläuterungen und Hinweise in Kapitel 2

Chlorhexidindigluconat

Antiseptikum für d. Mund- u. Rachenraum
(Für die Anwendung als Dermatikum gelten zusätzliche Angaben, s. Fachinfo)

A. Unmittelbar vor A. von Chlorhexidin Zähne putzen und gründliches Spülen mit Wasser, um Verfärbungen weitgehend zu vermeiden

D. Lsg (0,1%): 3 × tgl. mit 15 ml 1 min gurgeln o. spülen; Gurgellösung nicht herunterschlucken; nicht mit Wasser nachspülen
Gel (1%): morgens u. abends mit einem Wattestäbchen direkt auf das entzündete Zahnfleisch auftragen/Einwirkdauer ca. 1 min o. die Zähne mindestens 1 min lang mit d. Zahnbürste putzen. Gel nach der Einwirkzeit ausspucken.

H. Ein versehentliches Schlucken ist unbedenklich. Th.-Dauer ohne ärztl. Empfehlung max. 2 Wo.; Lsg. enthält Alkohol.

Kl. Anwendung bei schlecht durchblutetem Gewebe, bei Wunden u. Ulzerationen sowie bei oberflächlichen, nichtblutenden Abschilferungen d. Mundschleimhaut (Lsg.: in diesen Fällen nur nach ärztl. Rücksprache)
Gel (zusätzlich): Anwendung am Auge o. im Gehörgang

NW. Gelb-bräunliche Verfärbung der Zähne, Zunge sowie Füllungen/Zahnersatz, Beeinträchtigung der Geschmackswahrnehmung

WW. Anionische Substanzen, z. B. in üblichen Zahnpasten (C.↓ – Zähne putzen vor d. Anwendung u. zwischendurch gründlich mit Wasser spülen); zuckerhaltige Speisen o. Getränke (C.↓ – zeitlichen Abstand halten)

Chloroquin

Für die Indikationen Chronische Polyarthritis u. Systemischer Lupus erythematodes gelten zusätzliche Angaben s. Fachinfo

D. **Malaria–Prophylaxe**: In der Woche vor der Abreise sowie am Abreisetag (o. an 2 aufeinander folgenden Tagen bei Reiseantritt) je 8 mg Chloroquinphosphat/kg KG. Anschließend in einwöchigen Abständen jeweils am Wochentag der Abreise 8 mg Chloroquinphosphat/kg KG für die Dauer der Reise bis 6 (mind. 4) Wo. nach Verlassen des Malariagebietes

H. **In der Malariaprophylaxe:** nicht mit Mefloquin kombinieren, für Gebiete mit bekannter Chloroquinresistenz wird Komb. mit Proguanil (200 mg/d) als Alternative zu Mefloquin empfohlen.
In der Malariatherapie: Vor Beginn der Th. Schwangerschaft ausschließen. Eine wirksame Empfängnisverhütung sollte bei Frauen bis 3 Mon. nach der Anwendung gewährleistet sein. Expositionsprophylaxe (Moskitonetz, Repellentien, helle Kleidung, mückensichere Räume) zusätzlich notwendig

KI. Retinopathie u. Gesichtsfeldeinschränkungen, Blutbildungsstör., Myasthenia gravis, hämolytische Anämie, Favismus; Stillzeit; strenge Indikationsstellung in der Schwangerschaft

NW. M/D-Beschw. (h), bei Langzeitth.: Retinopathie (erste Anzeichen Ausfall des Rotsehens) – AM absetzen u. Arzt aufsuchen

WW. Chloroquin erst 3 d nach letzter Typhus-Oralimpfung einnehmen; andere Basistherapeutika u. hepatotoxische AM u. MAO-Hemmer u. Metronidazol u. Probenecid u. Bupropion u. Mefloquin u. Corticosteroide u. Halofantrin (Ch.-NW.↑); Cimetidin (Ch.-Ausscheidung↓), Digoxin↑, Methotrexat↑, Ampicillin↓, weitere WW. s. Fachinfo

Ciclosporin

Immunsuppressivum

A. Kapseln erst unmittelbar vor der Einnahme dem Blister entnehmen. Lösung vorzugsweise mit Orangen- oder Apfelsaft mischen und unmittelbar einnehmen. Die Pipette sollte mit dem zur Verdünnung benutzten Getränk nicht in Berührung kommen. Zur Reinigung Pipette nicht ausspülen – nur von außen mit trockenem Tuch abwischen (Kontaminations-/Verdünnungsgefahr)

D. 2 × tgl. s. Fachinfo

H. Nicht mit Grapefruitsaft einnehmen. Kaliumreiche Ernährung meiden. Blutdruckkontrolle erforderlich u. sorgfältige Überwachung zur Erkennung präkanzeröser Hautveränderungen. Cave: Kps. u. Lsg. enthalten Alkohol. Bei dermatologischer A. übermäßige UV-Strahlung meiden.

KI. Impfung mit Lebendvakzinen; Stillzeit, strenge Indikationsstellung in der Schwangerschaft; zusätzliche KI. bei anderen Anwendungsgebieten als Transplantationen: Nierenfunktionsstör., unkontrollierter Bluthochdruck, unkontrollierte Infektionskrankheiten, Tumore; weitere KI. bei Psoriasis, rheumatoider Arthritis, nephrotischem Syndrom u. atopischer Dermatitis s. Fachinfo

NW. (Im Allgemeinen dosisabhängig): Nierenfunktionsstör. (h), Hypertonie (h), Tremor u. Müdigkeit u. Kopfschmerzen u. Parästhesien (h), Gingivitis (h), M/D-Beschw. (h), Erhöhung der Blutfettwerte (h), Hypertrichose (h); erhöhtes Risiko für Infektionen sowie lymphoproliferative Stör. u. maligne Tumore

WW. Grapefruitsaft (C.↑), Johanniskraut (C.↓), orale Kontrazeptiva (Lebertox.↑); Kalium u. kaliumsparende Diuretika u. ACE-Hemmer u. Sartane (Kalium-Blutspiegel↑); Tacrolimus (Tox.↑), Everolimus u. Sirolimus u. andere Immunsuppressiva (NW.↑), Glucocorticoide (cerebrale Krampfanfälligkeit↑), AM mit nephrotox. W. – z. B. Ciprofloxacin, Cotrimoxazol u. NSAR – (Nephrotox.↑); Fibrate (Nierenfunktionsstör. mgl.), Orlistat (C.-Resorpt.↓); CYP-3A4-Inhib.[1] (C.↑), CYP-3A4-Induk.[1] (C.↓); Digoxin u. Colchicin u. Prednisolon u. Statine (Tox. u. NW. dieser AM↑), Todimpfstoffe (Wirksamkeit↓), Lercarnidipin↑, Cephalosporine (Disulfiram-Effekt mgl.)

---

[1] s. S. XIII

Diese Angaben sind nicht vollständig – beachten Sie bitte die Erläuterungen und Hinweise in Kapitel 2

Ciprofloxacin

Chemotherapeutikum, Gyrasehemmer, Chinolon

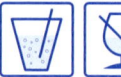

A. Regelmäßige Einnahme

D. **Allgem.:** 2 × tgl. 125–500 mg (bis 2 × tgl. 750 mg)
Cystitis: 2 × tgl. 100–250 mg für 3 d

H. Therapie nicht vorzeitig abbrechen; nicht zusammen mit Milch u. Milchprodukten einnehmen; auf reichliche Flüssigkeitszufuhr achten; Coffeinwirkung hält länger an. Diabetiker sollen Blutzuckerwerte bes. überwachen (Hypoglykämierisiko↑).

KI. Kdr. < 5 J.; Kdr. u. Jgl. 5–17 J. (Ausnahme s. Fachinfo); bekannte Allergie o. Sehnenerkr. durch Chinolone; Vorsicht bei Epilepsie

NW. M/D-Beschw. (h), Kopfschmerzen (h), Schwindel (h), Hautreakt. (h), psychotische Reakt. (bis hin zur Selbstgefährdung) mgl.; Gelenk-schmerzen, -schwellungen (g), Tendopathien, z. B. Achillessehnenent-zündungen; bei Sehnenschmerzen o. -entzündungen o. lang anhal-tenden, schweren Durchfällen Arzt aufsuchen

WW. Milch u. Antacida u. Eisen u. Zink (C.-Resorption↓) – 2 h Abstand halten; NSAR (Krampfanfälle), hormonelle Kontrazeptiva↓, Theo-phyllin (NW.↑), orale Antikoagulanzien↑, Glibenclamid↑, Pentoxifyl-lin↑, Phenytoin↑, Clozapin↑, Ropinirol↑, Tizanidin↑, Tacrin↑, Ciclo-sporin, Probenecid (C.↑), Mexiletin↑

Diese Angaben sind nicht vollständig – beachten Sie bitte die Erläuterungen und Hinweise in Kapitel 2

Citalopram

Antidepressivum, selektiver Serotonin-Wiederaufnahmehemmer

A. Regelmäßige Einnahme

D. 1 × tgl. 10–20 mg (max. 60 mg/d); ausschleichende D. erforderlich

H. Die antidepressive W. setzt nach 2–4 Wo. ein; Th.-Dauer 6 Mon. o. länger; bes. in den ersten Wo. engmaschige Kontrolle wegen Selbstgefährdung der Patienten; Dosisanpassung von Antidiabetika evtl. erforderlich; bei Krampfanfällen sofort absetzen

KI. Schwere Nierenfunktionsstör.; Komb. mit Pimozid; Komb. mit MAO-Hemmern (vgl. Fachinfo), Komb. mit serotonergen AM – z.B. Sumatriptan, Oxitriptan, Tramadol, Tryptophan u. Johanniskraut; Vorsicht bei Epilepsie u. bei Kdr. u. Jgl. < 18 J. (u. a. suizidale Verhaltensweisen mgl.)

NW. Bes. in der Einstellungsphase: zentralnervöse Stör. (sh), vermehrtes Schwitzen (sh), M/D-Beschw. (sh-h), psychiatr. Erkr. (h), Sehstör. (h), Tinnitus (h),Tachykardie (h), orthostatische Hypotonie (h), Miktionsstör.(h), Pruritus (h), sexuelle Stör.(h)

WW. Alkohol, MAO-Hemmer (schwere NW., Serotonin-Syndrom); Pimozid; serotonerge AM (s. unter KI.); Antikoagulanzien u. NSAR u. ASS u. Dipyridamol u. Ticlopidin u. atypische Antipsychotika (z.B. Clozapin, Olanzapin, Sulpirid, Risperidon) u. Phenothiazine u. tricycl. Antidepressiva (Blutungsrisiko↑); Johanniskraut (NW.↑), Cimetidin (Citalopram↑), Metoprolol (Plasmaspiegel↑), Lithium

Clarithromycin

Makrolidantibiotikum

A. Regelmäßige Einnahme, Saft vor Gebrauch schütteln, Saft bleibt „körnig" u. ist begrenzt haltbar

D. **Erw. u. Jgl. > 12 J.:** 2 × tgl. 250–500 mg, max. 14 d
Kdr. < 12 J.: 2 × tg. 7,5 mg/kg KG, max 14 d

H. Therapie nicht vorzeitig abbrechen; mgl. Kreuzresistenz und Kreuz-allergie mit anderen Makrolidantibiotika beachten

KI. Bekannte Makrolidantibiotika-Allergie, schwere Leberfunktionsstör., Komb. mit Dihydroergotamin o. Ergotamin o. Pimozid o. Terfenadin, mittelschwere bis schwere Nierenfunktionsstör. (AF zu 500 mg), Kdr. < 12 J. (AF zu 500 mg); strenge Indikationsstellung in d. Schwanger-schaft, bes. I. Trimenon, u. in d. Stillzeit

NW. M/D-Beschw. (h), Geschmacks- u./o. Geruchsstör. (h – meist vorüber-gehend); bei lang anhaltenden, schweren Durchfällen Arzt aufsuchen

WW. Hormonelle Kontrazeptiva↓, Pimozid↑ u. Terfenadin↑ (Herzrhyth-musstör.), Theophyllin↑, orale Antikoagulanzien↑, Ergotamin u. Dihydroergotamin (Vasokonstriktion↑), Carbamazepin↑, Digoxin↑, CSE-Hemmer (Myopathie-Risiko↑), Phenytoin, Valproat, Alprazo-lam↑, Triazolam↑, Midazolam↑, Omeprazol↑, Chinidin u. Disopyra-mid (Herzrhythmusstör.), Colchicin↑, Sildenafil↑, Tadalafil↑, Varde-nafil↑, Zidovudin↓, Itraconazol↑ (C.↑); viele weitere WW. s. Fachinfo

Diese Angaben sind nicht vollständig – beachten Sie bitte die Erläuterungen und Hinweise in Kapitel 2

Clemastin

H$_1$-Antihistaminikum

D. 2 × tgl. 1 mg (max. 6 mg/d)
Bei Kindern exakt dosieren (zentrale Erregung mgl.)

KI. Kdr. < 2 J. (Sirup), Kdr. < 6 J. (Tbl.); Engwinkelglaukom, stenosieren-
des Magengeschwür, pyloroduodenale Obstruktion, Blasenentleerungsstör., Porphyrie; keine Erfahr. bei L/N-Funktionsstör.; strenge
Indikationsstellung in Schwangerschaft/Stillzeit

NW. Sedierung (sh), Somnolenz (h)

WW. Alkohol↑ (C.↑), zentral dämpfende AM↑ (C.↑), Anticholinergika u.
MAO-Hemmer (anticholinerge W.↑); Makrolidantibiotika u. Antimykotika vom Azol-Typ (C.-NW.↑)

Clenbuterol

Broncholytikum, kurzwirksames β_2-Sympathomimetikum

D. 0,04 mg/d Clenbuterol-HCl (initial ist doppelte Dosis mgl.), verteilt auf 2 ED; Vorsicht bei frischem Herzinfarkt u. schwerer KHK (D. verringern)

H. Kaffeetrinken reduzieren, entzündungshemmende Begleittherapie notwendig
Cave: Sportler (C. als Dopingmittel eingestuft; Abusus mgl.)

KI. Schwere Hyperthyreose, hypertrophe obstruktive Kardiomyopathie, tachykarde Arrhythmien; Stillzeit, strenge Indikationsstellung in d. Schwangerschaft, bes. im I. Trimenon, und kurz vor der Geburt

NW. (h – dosisabhängig u. meistens in der Einstellungsphase): Unruhe, Palpitationen, Tremor, Kopfschmerzen, Übelkeit

WW. Antidiabetika↓; β-Sympathomimetika u. Theophyllin u. Anticholinergika u. Glucocorticoide (W. u. NW. von Clenbuterol↑); β-Blocker (C.↓, Bronchospasmen mgl.), MAO-Hemmer u. tricyclische Antidepressiva (C.-NW.↑); Theophyllin u. Glucocorticoide u. Diuretika u. Digitalisglykoside (Hypokaliämierisiko↑)

Diese Angaben sind nicht vollständig – beachten Sie bitte die Erläuterungen und Hinweise in Kapitel 2

Clindamycin

Antibiotikum, Lincomycin-Derivat

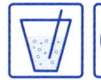

A. Regelmäßige Einnahme in aufrechter Haltung (Sitzen o. Stehen)

D. **Allgem.:** alle 6 h 150–450 mg (600–1800 mg/d)
Lsg./Gel: 1–2 × tgl. dünn auftragen
Vag.-Cr.: 1 × tgl. abends vor dem Schlafengehen
1 Applikatorfüllung für 3–7 d

H. Th. nicht vorzeitig abbrechen, Lsg./Gel nicht in Augen o. auf Schleimhäute bringen; bei A. im Genitalbereich kann es wegen der Hilfsstoffe zur Beeinträchtigung der Sicherheit von Kondomen kommen

KI. Bekannte Lincomycin-Allergie; Vorsicht bei M/D-Erkr., Leberfunktionsstör., Myasthenia gravis, M. Parkinson; strenge Indikationsstellung in Schwangerschaft/Stillzeit

NW. M/D-Beschw. (sh-h), Reizung o. Entzündung d. Mundschleimhaut o. Speiseröhre (h), Blutbildungsstör. (h), masernähnlicher Hautausschlag (h); bei lang anhaltenden, schweren Durchfällen Arzt aufsuchen
Lsg./Vag.-Cr.: Hautreizung, Rötung mgl.

WW. Hormonelle Kontrazeptiva↓, Erythromycin↓ (C.↓), Muskelrelaxanzien↑

Clonidin

Antihypertonikum, Glaukommittel, zentraler α_2-Rezeptoragonist

A. Regelmäßige Einnahme

D. **Initial:** 2 × tgl. 0,075–0,150 mg, nach 2–4 Wo. Steigerung auf 2–3 × tgl. 0,3 mg mgl., ein- u. ausschleichende D. erforderlich, vorsichtige D. bei Pat. mit Polyneuropathie o. schweren Durchblutungsstör. Berechnet als Clonidin-HCl

H. Nicht ohne ärztlichen Rat absetzen (gefährliche Blutdruckspitzen mgl.)! Kontaktlinsenträger informieren, dass die Augen evtl. trockener werden. Bei Unterbrechung d. Komb.-Th. von C. u. β-Blocker – zuerst β-Blocker langsam absetzen, danach langsam C.

KI. Sinusknotensyndrom, Bradykardie (< 50/min), AV-Block II. u. III. Grades, endogene Depressionen
AT: Hypotonie, Gefäßsklerose, Sinusknotensyndrom

NW. In der Einstellungsphase: Benommenheit (sh), Müdigkeit (sh); Mundtrockenheit (sh), orthostatische Regulationsstör. (sh), Obstipation (h), Schlafstör. (h), Libidoabnahme u. Potenzstör. (h), Kopfschmerzen (h), depressive Verstimmungen

WW. Alkohol↑ u. zentral dämpfende AM↑, tricycl. Antidepressiva u. Neuroleptika (C.↓), weitere blutdrucksenkende AM (verstärkter Blutdruckabfall mgl.), Herzglykoside u. β-Blocker (Bradykardie u./o. Herzrhythmusstör. mgl.), NSAR (C.↓)

Clopidogrel

Thrombozytenaggregationshemmer

A. Regelmäßig und zur gleichen Tageszeit einnehmen

D. 1 × tgl. 75 mg

H. C. verlängert Blutungszeit; bei ungewöhnlicher Blutung und vor Operationen (einschließlich zahnärztlicher Eingriffe – 7 d Behandlungspause) ist der Arzt über die Einnahme zu informieren. Eine Kombination mit ASS (75–325 mg/d) kann in besonderen Fällen indiziert sein

KI. Schwere Leberfunktionsstör., akute pathologische Blutung (z.B. bei M/D-Geschwüren); keine Erfahr. bei Kdr. u. Jgl.

NW. Blutungen (h), M/D-Beschw. (h), Parästhesien (g),

WW. ASS u. NSAR einschließlich Coxibe u. orale Antikoagulanzien u. Heparin (Blutungsneigung↑); Thrombolytika (vermutlich nur geringer Einfluss auf d. Blutungsneigung)

Clotrimazol

Antimykotikum

A. **Lokal:** dünn auftragen
Vag.-Tbl./Vag.-Creme: abends 1 Vag.-Tbl. bzw. 1 Applikatorfüllung
Vag.-Creme einführen; (s. auch unter H.)

D. **Lokal:** 2–3 × tgl., Behandlungsdauer nicht unter 4 Wo.
Vag.-Tbl./Vag.-Creme: 1 × tgl. 100 mg/1 % für 6 d oder 1 × tgl.
200 mg/1 bzw. 2 % für 3 d o. 1-Tages-Th. 500 mg/1 %

H. Lsg. nicht auf Schleimhäute auftragen, nicht in d. Augen gelangen
lassen; Applikator für d. Vag.-Tbl. nicht in der Schwangerschaft
anwenden; keine Anwendung an der laktierenden Mamma
Vaginale A.: Die Creme in den Kombi-Packungen wird bei Candida-
Vulvitis 1–3 × tgl. im äußeren Genitalbereich angewendet, Behandlungsdauer 1–2 Wo.; wegen der Hilfsstoffe kann es zur Beeinträchtigung der Sicherheit von Latexprodukten (z. B. Kondomen, Diaphragmen) kommen

KI. I. Trimenon d. Schwangerschaft;
Vaginale A. in d. Selbstmedikation: Schwangerschaft, bei Ersterkr. o.
wenn Erkr. häufiger als 4 ×/J.; Pat. < 18 J. (keine Erfahr.)

NW. Hautreizungen (h – g)

WW. Polyenantibiotika (Nystatin)

Diese Angaben sind nicht vollständig – beachten Sie bitte die Erläuterungen
und Hinweise in Kapitel 2

Clozapin

Neuroleptikum

A. Therapiedauer mind. 6 Mon.

D. Individuell, initial 1 oder 2 × tgl. 12,5 mg, schrittweise Erhöhung bis 450 mg/d, max. 900 mg/d in mehreren ED; bei Erhaltungsdosis 25–200 mg/d, ggf. einmalig abends; ausschleichende D. über 1–2 Wo.

H. Regelmäßige Kontrolle d. Blutbildes (Agranulozytose-Risiko)

KI. Bluterkr., schwere Erkr. des Herzens, der Leber o. der Niere; Stillzeit; Komb. mit AM, die Agranulozytose hervorrufen können; Vorsicht bei Prostatavergrößerung u. Engwinkelglaukom; keine ausreichenden Erfahr. in d. Schwangerschaft, keine Erfahr. bei Kdr. u. Jgl. < 16 J.; weitere KI. s. Fachinfo

NW. Müdigkeit, Kopfschmerzen, Schwindel, Muskelschwäche, Tachykardie, Hypertonie o. Hypotonie; erhöhte Krampfbereitschaft, Rigor, Tremor, Harnverhaltung, Obstipation, Speichelfluss, M/D-Beschw., Gewichtszunahme; Blutzellschäden
Bei Agranulozytose-Anzeichen (g): grippeähnliche Symptome wie Fieber, Halsschmerzen oder andere Infektionen sofort Arzt aufsuchen, keine Selbstmedikation dieser Symptome! Malignes neuroleptisches Syndrom (g) – (Anzeichen: hohes Fieber, Muskelstarre) – Notarzt rufen.

WW. Komb. mit AM, die Blutbildstör. hervorrufen, z.B. Carbamazepin, Sulfonamide (Hämatotox.↑), zentral wirksame u. respiratorisch dämpfende AM↑ u. Alkohol↑ (C.↑), Anticholinergika (NW.↑), Antihypertonika↑, Levodopa↓, Lithium (Neurotox.↑); langwirksame Neuroleptika; Antikoagulanzien u. Digoxin (NW.↑); Phenytoin (C.↓), Coffein u. Fluvoxamin (Clozapin-Plasmaspiegel↑)

Codein

Antitussivum, Analgetikum

A. Als Antitussivum vorzugsweise zur Nacht

D. **Erw. u. Jgl. > 12 J.:** 3–4 × tgl. 15–45 mg (max. 200 mg/d)
Kdr. (6–12 J.): 3–4 × tgl. 5–15 mg (max. 60 mg/d)

H. Vorsicht bei Komb. mit Sekretolytika – Gefahr des Sekretstaus;
Abhängigkeitspotential bei längerer u. hochdosierter A.

KI. Kdr. < 2 J., Krankheitszustände, bei denen eine Dämpfung des Atemzentrums vermieden werden muss, z.B. Asthma; Gabe vor der Geburt
o. drohender Frühgeburt, Komb. mit MAO-Hemmern; strenge Indikationsstellung in Schwangerschaft/Stillzeit – bei wiederholter Codein-
gabe Stillen unterbrechen

NW. Übelkeit (sh), Erbrechen (sh), Obstipation (sh), Somnolenz (h), Kopfschmerzen (h)

WW. Alkohol↑ (C.↑), Analgetika↑, zentral dämpfende AM, z.B. Antihistaminika u. Psychopharmaka (sedierende u. atemdepressive W.↑),
MAO-Hemmer (14 d Behandlungspause), Cimetidin (C.↑)

Diese Angaben sind nicht vollständig – beachten Sie bitte die Erläuterungen
und Hinweise in Kapitel 2

Colchicin

Gichtmittel

D. **Akuter Gichtanfall:** initial 1 mg, danach alle 1–2 h 0,5–1,5 mg, max. 8 mg/d; max. 12 mg/Gichtanfall
Anfallsprophylaxe: 0,5–1,5 mg täglich o. jeden 2. Tag, verteilt auf mehrere ED, keine Wiederholung innerhalb von 3 d

H. Empfängnisverhütung während u. bis 3 Monate nach Einnahme von C. sicherstellen; Männer sollten bis zu 6 Mon. nach d. Einnahme keine Kinder zeugen; bei schweren, choleraähnlichen Durchfällen mit blutigen, schleimigen Stühlen Therapie sofort abbrechen!

KI. Kdr. u. Jgl.; Blutbildveränderungen, schlechter Allgemeinzustand, M/D-Erkr., H/K-Erkr., L/N-Funktionsstör.; Vorsicht bei alten u. geschwächten Patienten

NW. Durchfälle (sh), weitere M/D-Beschw. (h), Benommenheit (h), Muskelschwäche (h)

WW. Ciclosporin (Plasma-Konz.↑), Makrolide (C.↑); Simvastatin u. Atorvastatin u. Lovastatin (bei längerfristiger Gabe Myopathierisiko↑)

Cotrimoxazol

(Trimethoprim + Sulfamethoxazol 1 : 5) Chemotherapeutikum

A. Susp. vor Gebrauch schütteln

D. **Erw.:** 2 × tgl. 960 mg (160 mg Trimethoprim + 800 mg Sulfamethoxazol)
Kdr. 6–12 J.: 2 × tgl. 480 mg
Kdr. 6 Mon. – 5 J.: 2 × tgl. 240 mg

H. Therapie nicht vorzeitig abbrechen. Reichliche Flüssigkeitszufuhr bei Entzündungen der ableitenden Harnwege (ca. 2 l/d)

KI. Sgl. < 5 Wo.; L/N-Funktionsstör., Blutbildveränderungen; weitere KI. s. Fachinfo; strenge Indikationsstellung in d. Schwangerschaft

NW. Hautausschlag (h), M/D-Beschw. (h), Glossitis u. Gingivitis u. Stomatitis u. abnormer Geschmack (h), Blutbildveränderungen (< 0,01 %); bei Hautausschlägen (AM sofort absetzen) o. grippeähnlichen Symptomen o. Fieber o. Halsentzündung (Blutbildkontrolle notwendig) o. langanhaltenden, schweren Durchfällen – Arzt aufsuchen

WW. Folsäure↓, hormonelle Kontrazeptiva↓, Phenylbutazon u. Salicylate u. Indometacin (C.↑) orale Antikoagulanzien↑, Sulfonylharnstoff-Antidiabetika↑, Phenytoin (Plasma-Konz.↑), Penicilline (antagonist. Effekt), Ciclosporin (Nephrotox.↑), Methotrexat (Tox.↑), Digoxin↑, Rifampicin↑, Lokalanästhetika – z.B. Benzocain, Procain – u. Procainamid (C.↓); Methenamin (Kristallurie-Risiko↑), Amantadin↑ (C.↑), 6-Mercaptopurin↓; weitere WW. s. Fachinfo

Cromoglicinsäure

Antiallergikum, Mastzellenstabilisator

A. **Oral:** 15–30 min vor den Mahlzeiten einnehmen

D. **Inh.:** Erw. u. Kdr. 4 (-8) × tgl. 2 Sprühstöße (1 mg Natriumcromogli-
cat) oder 4 (-8) × tgl. 1 Pulverkapsel o. Ein-Dosis-Behälter (20 mg
Natriumcromoglicat)
NS: 4 × tgl. 1 Sprühstoß (2,8 mg Natriumcromoglicat)
AT: 4 × tgl. 1 Tr. (2 % Lsg. Natriumcromoglicat); **unkonservierte AT
(EDO):** 2 × tgl. 1 Tr.

H. Nicht zur Akuttherapie geeignet. Wirkungseintritt verzögert: 3–4 d
(AT u. NS), bis zu 2–4 Wo. (oral bei Nahrungsmittelallergie)
AT: bei Behandlung keine Kontaktlinsen tragen. **Unkonservierte AT
(EDO):** weiche u. harte Kontaktlinsen mgl. bei 15 min Tropfabstand

KI. Kdr. < 2 Mon. (oral), Kdr. < 2 J. (Inh.), Kdr. < 5 J. (DA); strenge Indikationsstellung in Schwangerschaft/Stillzeit

NW. Leichte Reizung nach Applikation, schwere Überempfindlichkeitsreakt. (ss)

Cyproteron/Ethinylestradiol

Antiandrogen/Estrogen

A. Beginn der Einnahme am 1. Tag der Menstruation, nach 21 d wird eine Einnahmepause von 7 d eingehalten, danach Fortsetzung unabhängig davon, ob eine Regelblutung beendet ist oder nicht

D. 1 × tgl. zur gleichen Tageszeit; wenn Einnahme vergessen wurde, dann innerhalb von 12 h nachholen
Einnahmefehler, Erbrechen, Durchfall u. die Einnahme weiterer AM (siehe WW.) können die Kontrazeption mindern

H. Absetzen bei erstmaligen migräneartigen o. ungewöhnlich starken Kopfschmerzen, akuten Seh- o. Hörstör., Anzeichen von Venenerkr. o. thromboembolischen Prozessen, Gelbsucht, starkem Blutdruckanstieg, bei Immobilisation nach Unfällen, längerer Bettlägerigkeit o. vor geplanten Operationen sowie bei ungewohnten Oberbauchbeschw. o. Ausbleiben der Regelblutung o. schweren Depressionen. Sichtbare Erfolge bei Akne o. Hypertrichose erst nach einigen Mon., Th. danach noch 3–4 Mon. fortsetzen, Rauchen erhöht das Thromboserisiko

KI. Thrombembolische Erkr., schwere Leberfunktionsstör., schwerer Diabetes, Fettstoffwechselstör.; maligne, hormonabhängige Tumore; vaginale Blutungen ungeklärter Ursache; weitere KI. s. Fachinfo

NW. Spannungsgefühl in den Brüsten (h), Zwischenblutungen (h), Dysmenorrhoe (h), M/D-Beschw. (h), Gewichtsveränderungen (h), Kopfschmerzen (h), depressive Stimmung (h), Veränderung d. Libido (h), weitere NW. s. Fachinfo

WW. Johanniskraut (C./E.↓ – bis mind. 2 Wo. nach Einnahme von J.), Rifampicin (C./E.↓ – bis 4 Wo. nach Einnahme von R.), Barbiturate (C./E.↓), Antiepileptika – z.B. Carbamazepin, Phenytoin, Primidon – (C./E.↓), Antibiotika (z.B. Ampicillin u. Tetracycline u. Griseofulvin) u. Phenylbutazon (C./E.↓), Antidiabetika (Veränderung der KH-Toleranz); MAO-Hemmer (E.-NW.↑)

Dexamethason

Halogeniertes Glucocorticoid

A. TD einmalig morgens zwischen 6–8 Uhr unzerkaut einnehmen (zirkadiane Therapie), bei Hochdosisth. mehrmalige tägliche Gabe

D. Individuell; stufenweise auf Erhaltungsdosis einstellen; ausschleichende D. bei Einnahme über 2 Wo.

H. Nicht ohne ärztlichen Rat absetzen; viel Bewegung, bewußte Ernährung (bevorzugt Obst, Gemüse, Milch, wenig Fett u. KH, Salz meiden); tgl. Gewichtskontrolle; bei körperlichen Belastungen (Fieber, Unfälle, Operationen) Arzt über Dex.-Einnahme informieren
Bei Ulcus-Anamnese ggf. Antacida einnehmen.

KI. Strengste Indikationsstellung: bei Infektionen (Bakterien, Viren, Pilze, Parasiten), 8 Wo. vor bis 2 Wo. nach Schutzimpfungen mit Lebendimpfstoffen, bei Tuberkulose in d. Anamnese; strenge Indikationsstellung: M/D-Ulcera, Glaukom, psychiatrische Erkr., schwere Osteoporose, schwer einstellbare Hypertonie o. Diabetes, Hornhautulzerationen o. -verletzungen, Schwangerschaft/Stillzeit; kritische Indikationsstellung im Wachstumsalter; weitere KI. s. Fachinfo

NW. Bei kurzfristiger A.: geringe NW.
Bei längerfristiger A. sind in unterschiedlicher Ausprägung regelmäßig zu erwarten: Herabsetzung der Infektresistenz, Maskierung von Entzündungen, Hautstreifen, Hautatrophien, Muskelatrophie, Osteoporose, Glaukom, Katarakt, Stimmungsschwankungen, Appetitsteigerung, Manifestation einer latenten Epilepsie, M/D-Ulcera, Vollmondgesicht, Stammfettsucht, verminderte Glukosetoleranz, Diabetes, Natriumretention mit Ödembildung, vermehrte Kaliumausscheidung, Wachstumsverzögerung bei Kdr., Stör. d. Sexualhormonsekretion, Hypertonie, Blutbildveränderungen
Bei längerfristiger lokaler A.: syst. NW. mgl. sowie Hautatrophien u.w.

WW. s. Prednisolon u. Fachinfo

Dextromethorphanhydrobromid

Antitussivum

D. max. 4 × tgl. 30 mg Dextromethorphan-HBr · 1 H_2O

H. In d. Selbstmedikation nicht länger als 3–5 d, auch unter ärztlicher Verordnung nicht länger als 2–3 Wo.; Abhängigkeitspotential bei längerer u. hochdosierter A.

KI. Kdr. < 6 J. (Kps. zu 10,5 mg), Kdr. < 12 J. (Kps. zu 30 mg); Asthma u. Lungenfunktionsstör.; Vorsicht bei produktivem Husten mit erheblicher Schleimbildung, Leberfunktionsstör., Komb. mit MAO-Hemmern; strenge Indikationsstellung im II. u. III. Trimenon d. Schwangerschaft

NW. (h): Müdigkeit, Schwindel, M/D-Beschw.

WW. Sekretolytika (Sekretstau), zentral dämpfende AM↑ (De.↑), MAO-Hemmer u. SSRI (Serotonin-Syndrom); Amiodaron u. Chinidin u. Fluoxetin u. Paroxetin u. Haloperidol u. Propaphenon u. Thioridazin u. Cimetidin u. Ritonavir (De.↑)

Diese Angaben sind nicht vollständig – beachten Sie bitte die Erläuterungen und Hinweise in Kapitel 2

Diazepam

Tranquilizer, Benzodiazepin

D. **Oral:** 5–15 mg/d, bevorzugt abends; ausschleichende D.
Supp.: 5–10 mg/d

H. Sturzgefahr bei älteren Patienten; Überhangeffekte am Morgen nach abendlicher Gabe mgl.; Dosis sollte so gering u. Th.-Dauer so kurz wie mgl. sein
Cave: Abhängigkeit, Entzugssyndrom

KI. Sgl. < 6 Mon., Kdr. u. Jgl. (Ausnahmen vgl. Fachinfo); AM-, Drogen-, Alkoholabhängigkeit, akute Vergiftungen mit Alkohol, Schlaf- o. Schmerzmitteln sowie Psychopharmaka; Myasthenia gravis, schwere Ateminsuffizienz, schwere Leberfunktionsstör., Schlafapnoe-Syndrom; Stillzeit, strenge Indikationsstellung in d. Schwangerschaft

NW. Müdigkeit (h), Konzentrationsschwäche (h), Schwindel (h), Kopf-schmerzen (h),Verwirrtheit (h); bei „paradoxer" Reakt. – z.B. akuten Erregungszuständen – AM absetzen

WW. Alkohol↑ (Di.↑), zentral wirksame AM↑ – auch Antiallergika, z.B. Diphenhydramin – (Di.↑); Cimetidin u. Omeprazol u. Fluvoxamin u. Fluoxetin (Di.↑), Muskelrelaxanzien↑, Disulfiram (Di.↑), Ketoconazol (Di.↑), Theophyllin (Di.↓), Levodopa↓, Cisaprid (Di.↑), Phenytoin↑ (Di.↓), Phenobarbital (Di.↓)

Diclofenac

NSAR

D. **Oral:** 3 × tgl. 50 mg, Retardformen bis 150 mg/d. **Rektal:** 50–150 mg/d.
Berechnet als Diclofenac-Natrium
Selbstmedikation: Initial 25 mg, danach im Abstand von 4–6 h
12,5–25 mg, TMD 75 mg Diclofenac-Kalium, max. 4 d, bei Fieber 3 d

H. Niedrigste D. über den kürzestmgl. Zeitraum anwenden. Bei starken
Schmerzen bes. im Oberbauch u./o. Schwarzfärbung des Stuhls sofort
Arzt aufsuchen. Monolithische, magensaftresistente Arzneiformen 1 h
vor dem Essen einnehmen. Erhöhung des Herz- und Hirninfarkt-
risikos mgl. u. Auslösung von Kopfschmerzen bei längerer A.

KI. Kdr. u. Jgl. < 15 J., (Retardformen sowie Tbl./Supp. zu 100 mg: Kdr.
u. Jgl.); M/D-Ulcera, Blutbildungs- u. Gerinnungsstör., Blutungen,
Asthma, Heuschnupfen, andere allerg. Reakt., Nasenpolypen, schwere
L/N-Funktionsstör., schwere Herzinsuffizienz; Vorsicht – bes. in d.
Selbstmedikation – bei Verdacht auf M/D-Beschw. o. Darmentzün-
dungen (M. Crohn o. Colitis ulcerosa), syst. Lupus erythematodes o.
Mischkollagenosen, Porphyrien, Hypertonie, nach Operationen;
Komb. mit anderen NSAR einschließlich selektiver COX-2-Hemmer
vermeiden; strenge Indikationsstellung im I. u. II. Trimenon d.
Schwangerschaft

NW. M/D-Beschw. bes. bei älteren Pat. (h), zentralnervöse Stör. (h), Exanthem (h)

WW. Weitere NSAR u. TAH (wie ASS) u. SSRI u. Glucocorticoide (Risiko
M/D-Blutungen↑), Methotrexat (Tox.↑), Ciclosporin (Nephrotox.↑),
Lithium↑, Digoxin↑, Phenytoin↑, Diuretika u. Antihypertonika (Blut-
druck↑), kaliumsparende Diuretika (Hyperkaliämierisiko↑), ACE-
Hemmer↓ u. Sartane↓ (Risiko Nierenfunktionsstör.↑); Antikoagulan-
zien↑

Digitoxin

Herzglykosid

A. In der Erhaltungstherapie regelmäßig und zu den gleichen Tageszeiten einnehmen

D. **Aufsättigung:** 3 Tage 0,15–0,35 mg/d
Erhaltungsdosis: 0,05–0,1 mg/d

H. Ärztliche Dosierung einhalten, geringe therapeutische Breite; bei gleichzeitiger Anwendung von Antacida ist Di. 2 h vorher einzunehmen

KI. I. v.-Gabe von Calciumpräp.; Kammertachykardie, elektrische Kardioversion, Hypokali- o. magnesiämie, Hypercalciämie; strenge Indikationsstellung in Schwangerschaft/Stillzeit; Vorsicht bei schwerer L/N-Funktionsstör. u. Schilddrüsenerkr., weitere Kl. s. Fachinfo

NW. Arrhythmien (sh), Brechreiz (sh), Kopfschmerzen (h) u. Stör. d. Farbsehens (Gelb/Grün-Bereich) sind Zeichen einer Überdosierung (beobachtet bes. bei Pat. > 70 J., obgleich die Wirkstoffkonz. des Serums im therapeutischen Bereich liegt)

WW. Laxanzien (Anthranoide, Bisacodyl, Natriumpicosulfat) u. kaliumausscheidende Diuretika u. Glucocorticoide u. Salicylate u. Lithium u. Benzylpenicillin u. Amphotericin B u. Carbenoxolon u. ACTH (Di.↑); Calciumkanalblocker vom Nifedipin- u. Verapamiltyp u. Antiarrhythmika – z. B. Amodiaron, Chinidin – (Di.↑); β-Blocker (Bradykardie↑); tricycl. Antidepressiva, Sympathomimetika (Herzrhythmusstör.↑); kaliumspiegelerhöhende AM – z. B. Triamteren u. Kaliumsalze – (Di.↓); Rifampicin u. Phenytoin (Di.↓); keine i. v.-Gabe von Calciumpräp.

Digoxin

Herzglykosid

A. Tbl. unzerkaut einnehmen, in der Erhaltungstherapie regelmäßig und zu den gleichen Tageszeiten

D. **Mittelschnelle Aufsättigung:** 3 Tage 0,25–0,50 mg/d
Erhaltungsdosis: 0,2–0,4 mg/d; 0,125 mg/d bei Pat. > 80 J.; sorgfältige D.-Überwachung bei Schwangeren

H. Ärztliche Dosierung einhalten, geringe therapeutische Breite; bei gleichzeitiger Anwendung von Antacida ist Di. 2 h vorher einzunehmen

Kl. I. v.-Gabe von Calciumpräp.; Kammertachykadie, Hypokali- o. Hypomagnesiämie, Hypercalciämie; Vorsicht bei fortgeschrittener Niereninsuffizienz u. Schilddrüsenerkr.; weitere Kl. s. Fachinfo

NW. Arrhythmien (h), Brechreiz (h), Kopfschmerzen (g) u. Stör. d. Farbsehens (g – Gelb-Grün-Bereich) sind Zeichen einer Überdosierung (beobachtet bes. bei Pat. > 70 J., obgleich die Wirkstoffkonz. im Serum im therapeutischen Bereich liegt)

WW. Nach Absetzen d. Johanniskrautth. (Di.-Tox.↑); Laxanzien (Anthranoide, Bisacodyl, Natriumpicosulfat) u. kaliumausscheidende Diuretika u. Glucocorticoide u. Salicylate u. Lithium u. Benzylpenicillin u. Amphotericin B u. Carbenoxolon u. ACTH (Di.↑); Calciumkanalblocker vom Nifedipin- u. Verapamiltyp u. Captopril u. Antiarrhythmika u. Indometacin u. Itraconazol (Di.↑); β-Blocker (Bradykardie↑); tricycl. Antidepressiva, Sympathomimetika (Herzrhythmusstör.↑); kaliumspiegelerhöhende AM – z. B. Triamteren u. Kaliumsalze – (Di.↓); Rifampicin u. Phenytoin (Di.↓); keine i. v.-Gabe von Calciumpräp.

Diese Angaben sind nicht vollständig – beachten Sie bitte die Erläuterungen und Hinweise in Kapitel 2

Dihydrocodein

Antitussivum, Analgetikum

A. Tbl. unzerkaut einnehmen

D. **Antitussivum:** 1–3 × tgl. 10–30 mg o. 1(-2) × tgl. 35 mg (Retard)
Analgetikum: morgens u. abends je 60–120 mg (Retard)
Berechnet als Dihydrocodeintartrat

H. Vorsicht bei Komb. mit Sekretolytika – Gefahr des Sekretstaus;
Abhängigkeitspotential bei längerer u. hochdosierter A.

KI. Kdr. < 4 J., Kdr. < 14 J. (Retardformen bis 60 mg), Kdr. u. Jgl. < 16 J.
(Retardformen zu 90 u. 120 mg); Krankheitszustände, bei denen eine
Dämpfung d. Atemzentrums vermieden werden muss, z.B. Asthma;
Pankreatitis (Retardformen); nahende Geburt, drohende Fehlgeburt;
Vorsicht bei bestehender Verstopfung

NW. Sedierung (sh), M/D-Beschw. (sh-h), Kopfschmerzen u. Schwindel (h)

WW. Alkohol↑ (Di.↑), Analgetika↑, zentral dämpfende AM, z.B. Antihistaminika u. Psychopharmaka (sedierende u. atemdepressive W.↑),
MAO-Hemmer (14 d Behandlungspause)

Diltiazem

Calciumkanalblocker

A. Regelmäßige Einnahme

D. 3 × tgl. 60 mg o. 2 × tgl. 60–180 mg (Retard)
Berechnet als Diltiazem-HCl

H. Nicht ohne ärztl. Rat absetzen; wirksame Kontrazeption bei Frauen notwendig

KI. Akuter Herzinfarkt, Herzinsuffizienz (NYHA III – IV); Bradykardie (< 50/min), i. v.-Gabe von β-Blockern; Vorsicht bei Hypotonie (systol. < 90 mm Hg) u. Pat. mit L/N- Funktionsstör.; weitere KI. s. Fachinfo

NW. (h): Kopfschmerzen, Schwindel, Müdigkeit, Knöchel- bzw. Bein-ödeme, Hautreakt.

WW. Cimetidin u. Ranitidin (Di.↑); Antihypertonika – z.B. Diuretika u. β-Blocker u. Nitropräp. u. Molsidomin (verstärkte Blutdrucksenkung); Antiarrhythmika – z.B. β-Blocker u. Amiodaron (AV-Block, Cardio-depression); Ciclosporin, Tacrolimus o. Sirolimus, Carbamazepin u. Midazolam u. Theophyllin u. Herzglykoside (Anstieg der Plasmaspie-gel), Rifampicin (Di.-Plasma-Konz.↓), Nifedipin (Clearance↓), Diaze-pam (Di.↓), CYP-3A4-Inhib.[1] (W. u. NW.↑)

---

[1] s. S. XIII

Diese Angaben sind nicht vollständig – beachten Sie bitte die Erläuterungen und Hinweise in Kapitel 2

Dimenhydrinat

Antiemetikum, H₁-Antihistaminikum

D. **Oral:** 1–4 × tgl. 50–100 mg o. 2 × tgl. 150 mg (Retard)
Rektal: Erw.: 1–3 × tgl. 150 mg; Kdr.: 8–15 kg KG: 1 × tgl. 40 mg, 15–
25 kg KG: 2 × tgl. 40 mg o. 1 × tgl. 70 mg, 25–40 kg KG: 2 × tgl. 70
mg

H. Bei Kdr. exakt dosieren (zentrale Erregung mgl.)
Keine A. in den letzten Schwangerschaftswochen (vorzeitige Wehen-
auslösung mgl.)

KI. Asthma, Engwinkelglaukom, Phäochromozytom, Porphyrie,
Epilepsie, Eklampsie, Blasenentleerungsstör.; Vorsicht bei Leberfunktionsstör., Herzrhythmusstör., KHK, Hypokaliämie, Hypomagnesiämie, Pylorusstenose u. Komedikation mit AM, die das
QT-Intervall verlängern o. zu einer Hypokaliämie führen.

NW. Somnolenz (sh), Schwindel (sh), Muskelschwäche (sh), anticholinerge
Effekte – z.B. Mundtrockenheit, Tachykardie, Seh- u. Miktionsstör.
(h), Obstipation; M/D-Beschw. (h), Stimmungsschwankungen (h),
paradoxe Reakt., wie Erregung.

WW. Alkohol↑ (Di.↑), zentral dämpfende AM↑ (Di.↑), tricyclische Antidepressiva u. MAO-Hemmer u. Anticholinergika (anticholinerge
NW.↑), Antihypertonika↑, Aminoglykosid-Antibiotika (ototox. NW.
können verschleiert werden); AM, die das QT-Intervall verlängern –
z.B. Antiarrhythmika, Antibiotika, Malariamittel u. Neuroleptika – o.
zu einer Hypokaliämie führen (z.B. Diuretika wie Furosemid, HCT)

Dimetinden

H$_1$-Antihistaminikum

A. REK zwischen Abendessen u. Schlafengehen einnehmen

D. **Kdr. 1–8 J.:** 3 × tgl. 0,5–0,75 mg (Tropfen)
Kdr. > 9 J.: 3x tgl. 1 mg (Tropfen)
Erw.: 3 × tgl. 1–2 mg oder 1 × tgl. 4 mg (Retard)
Berechnet als Dimetindenmaleat

KI. Strenge Indikationsstellung in Schwangerschaft/Stillzeit
Gel: Anwendung auf großen o. entzündeten Hautflächen

NW. Müdigkeit (h), Mundtrockenheit (h), Übelkeit (h)

WW. Alkohol↑ (Di.↑), zentral dämpfende AM↑ (Di.↑), Anticholinergika u. tricyclische Antidepressiva (Glaukomauslösung mgl.)

Diese Angaben sind nicht vollständig – beachten Sie bitte die Erläuterungen und Hinweise in Kapitel 2

Diphenhydramin

Sedativum, H$_1$-Antihistaminikum

D. 30 min vor dem Schlafengehen 50 mg (o. bei nächtlichem Erwachen)
Berechnet als Diphenhydramin-HCl

H. Zentrale Erregung bei Kdr. mgl.
Cave Missbrauch.

KI. Kdr. < 14 J.; Asthma, Engwinkelglaukom, Prostatahyperplasie mit
Restharnbildung, Herzrhythmusstör., Hypokaliämie, Hypomagnesiämie, Phäochromozytom, Epilepsie; Komb. mit MAO-Hemmern,
Alkohol u. AM, die das QT-Intervall verlängern o. zu einer Hypokaliämie führen; Vorsicht bei Leberfunktions- und Magenfunktionsstör. (z. B. Pylorusstenose)

NW. (h): Somnolenz, Schwindel, Muskelschwäche, Kopfschmerzen, M/D-
Beschw. u. anticholinerge Effekte – z. B. Mundtrockenheit, Tachykardie, Seh- u. Miktionsstör., Obstipation

WW. Alkohol↑ (Di.↑), zentral dämpfende AM↑ (Di.↑), Anticholinergika u.
tricyclische Antidepressiva (anticholinerge W.↑), MAO-Hemmer
(schwere NW.); AM, die das QT-Intervall verlängern – z. B. Antiarrhythmika, Antibiotika, Malariamittel u. Neuroleptika – o. zu einer
Hypokaliämie führen (z. B. Diuretika wie Furosemid, HCT)

Disulfiram

Alkoholentwöhnungsmittel

A. In der Erhaltungstherapie regelmäßige Einnahme, aufgelöst bzw. aufgeschwemmt, 1 × tgl. morgens o. bei Müdigkeit (durch Disulfiram) vor dem Schlafengehen

D. 3-tägige individuelle Einstellung (max. ED 0,5 g, max. TD 1,5 g); ab 4. Tag 0,2–0,4 g/d (max. 0,5 g/d)

H. Alkohol in jeder Form ist zu meiden. Pat. muss über das Risiko einer Disulfiram-Alkohol-Reaktion (mit Gesichtsrötung, Hitzegefühl, Nausea, Kopfschmerzen, Beschleunigung von Atmung u. Puls, Angstgefühl, Blutdruckabfall sowie mgl. Schock mit Lähmungen u. Todesfolge) eindringlich informiert werden, W. kann bis 14 d nach der letzten Einnahme anhalten.
Die Verabreichung des AM ohne Wissen des Alkoholkranken ist eine strafbare Handlung.

KI. Schwere Herzerkr., cerebrale Durchblutungsstör., Thyreotoxikose, schwere Arteriosklerose, Ösophagusvarizen; keine ausreichenden Erfahr. im II. u. III. Trimenon d. Schwangerschaft

NW. Schweregefühl im Kopf u. diffuse Oberbauchbeschw. (sh), Müdigkeit (sh), unangenehmer Mund- o. Körpergeruch (sh), Blutdruckabfall (sh); bei Verdacht auf Lactatazidose (ss) mit M/D-Beschw., Hyperventilation, Schwächegefühl, Müdigkeit – Therapie sofort abbrechen u. Arzt aufsuchen

WW. Alkohol (Disulfiram-Alkohol-Reaktion s. oben, ab 3 g), Antihistaminika u. Neuroleptika u. Tranquilizer (Di.↓); Di. hemmt Abbau von Phenytoin u. oralen Antikoagulanzien u. Diazepam u. Chlordiazepoxid; Isoniazid u. Metronidazol (Psychose-Risiko↑); Metformin (Lactatazidose-Risiko↑), Amitriptylin (Acetaldehydsyndrom↑), Antibiotika u. Antidiabetika (Di.↑)

Diese Angaben sind nicht vollständig – beachten Sie bitte die Erläuterungen und Hinweise in Kapitel 2

Donepezil

Mittel zur symptomatischen Behandlung bei Alzheimer-Demenz,
Acetylcholinesterase-Hemmer

A. Am Abend kurz vor d. Schlafengehen. Schmelztbl. auf d. Zunge
legen; sie sollte sich aufgelöst haben, bevor der Inhalt geschluckt
wird.

D. 1 × tgl. 5 mg, nach mindestens 4 Wo. Steigerung auf 1 × tgl. 10 mg
mgl. (max.)
Berechnet als Donepezil-HCl

H. Th. nur beginnen, wenn die Überwachung des Pat. durch eine
Bezugsperson mgl. ist.

KI. Kdr.

NW. M/D-Beschw. (sh), Kopfschmerzen (sh), Muskelkrämpfe (h), zentralnervöse Stör. (h), Appetitlosigkeit (h), Hautveränderungen (h), Harninkontinenz (h), psychiatr. Erkr. (h)

WW. Alkohol (Do.↓), CYP-3A4-Inhib.[1](Do.↑), CYP-3A4-Induk.[1](Do.↓),
cholinerge Agonisten u. β-Blocker (Cardiodepression mgl.), AM mit
anticholinerger Aktivität (Beeinflussung mgl.)

---

[1] s. S. XIII

Dorzolamid

Ophthalmikum, Glaukommittel, Carboanhydrasehemmer

A. Regelmäßige A., Langzeittherapie; bei A. mehrerer AT sollte im Abstand von 10 min appliziert werden

D. **AT: Monotherapie:** 3 × tgl. 1 Tr. (2%ige Lsg.)
Komb. mit topischen β-Blockern: 2 × tgl. 1 Tr.

H. Erhöhtes Risiko für Urolithiasis. Kontaktlinsen vor der A. herausnehmen und erst 15 min nach der A. wieder einsetzen, weiche Kontaktlinsen können durch das Konservierungsmittel Benzalkonium-HCl verfärbt werden.
EDO: bei Kontaktlinsenträgern nicht untersucht

KI. Schwere Nierenfunktionsstör., hyperchlorämische Azidose

NW. Brennen u. Stechen sowie Reizungen/Entzündungen am Auge (sh-h), Kopfschmerzen (h), Schwäche u. Müdigkeit (h), Übelkeit (h), bitterer Geschmack (h)

Diese Angaben sind nicht vollständig – beachten Sie bitte die Erläuterungen und Hinweise in Kapitel 2

Doxazosin

Antihypertonikum, Prostatamittel, peripherer α_1-Rezeptorenblocker

A. Bei Neueinstellung/Dosissteigerung o. nach Th.-Unterbrechung erste Dosis vor d. Schlafengehen o. nach der Einnahme hinlegen, regelmäßige Einnahme

D. Einschleichend
Initial: 1 × tgl. 1 mg
Erhaltungsdosis: 1 × tgl. 2–4 mg/d, max. 16 mg/d
PP-Tbl.: 1 × tgl. 4–8 mg; nicht kauen, teilen o. zerstoßen; Tbl.-Hülle wird unverändert ausgeschieden

H. Nicht ohne ärztlichen Rat absetzen; Blutdruckmessung im Sitzen u. Stehen

KI. Bekannte Chinazolin-Allergie (z. B. Prazosin, Terazosin); bekannte gastrointestinale o. ösophageale Obstruktion, Stillzeit; Vorsicht bei schweren Leberfunktionsstör.; keine ausreichenden Erfahr. in der Schwangerschaft; Vorsicht b. Pat. mit Prostatahyperplasie bzw. chron. Harninfekt.; keine Erfahr. bei Kdr.

NW. (h): Kopfschmerzen, Müdigkeit o. Abgeschlagenheit, Schwindel, orthostatische Dysregulation, Dyspnoe, Muskelkrämpfe, Obstipation, Ödeme, verstärkter Harndrang, Akkomodationsstör.

WW. Weitere blutdrucksenkende AM (verstärkter Blutdruckabfall mgl.), NSAR (Do.↓), Komb. mit Sildefanil, Tadalafil u. Vardenafil (Hypotonie mgl. – 6 h Abstand halten)

Doxepin

Tricyclisches Antidepressivum

A. Wenn schlafanstoßende W. erwünscht ist, abends höhere Teildosis einnehmen o. ganze Tagesdosis; Tr. mit 1/2 Glas Wasser

D. Ein- und ausschleichend; ambulant max. 150 mg/d Doxepin

H. Eintritt der sedierenden W. in d. ersten Stunden, Eintritt der stimmungsaufhellenden W. nach 1–3 Wo.; bei grippeähnlichen Symptomen o. eitriger Angina Arzt aufsuchen; Tr. enthalten Alkohol

KI. Kdr. < 12 J.; akute Delirien, akute Harnretention, Prostatahypertrophie, Ileus, unbehandeltes Engwinkelglaukom, akute Intoxikationen mit zentral dämpfenden AM u. Alkohol; Komb. mit irreversiblem MAO-Hemmer Tranylcypromin (14 d Behandlungspause); Stillzeit; strenge Indikationsstellung in d. Schwangerschaft

NW. (besonders zu Th.-Beginn): Müdigkeit, Obstipation, Mundtrockenheit, Hypotonie, Herzrhythmusstör., Akkommodationsstör., Schwitzen, Schwindel, Tremor, Gewichtszunahme, weitere NW. s. Fachinfo

WW. Alkohol↑ (Do.↑), zentral dämpfende AM↑ (Do.↑), Sympathomimetika↑, anticholinerg wirkende AM↑ (Do.↑); Komb. mit AM, die d. QT-Intervall verlängern (z.B. bestimmte Antiarrhythmika, Antibiotika, Malariamittel, Antihistaminika, Neuroleptika), zu einer Hypokaliämie führen o. den hepatischen Abbau hemmen (z.B. MAO-Hemmer, Imidazol-Antimykotika) ist zu vermeiden; Nitrate u. Antihypertonika (Blutdruck↓); Clonidin↓, Reserpin↓, Cimetidin

Diese Angaben sind nicht vollständig – beachten Sie bitte die Erläuterungen und Hinweise in Kapitel 2

Doxycyclin

Antibiotikum, Tetracyclin

A. Einnahme in aufrechter Haltung (Sitzen o. Stehen), nach 10–15 min reichlich Flk. nachtrinken

D. **Allgem.:** am 1. Tag: 200 mg, ab 2. Tag: 100 mg/d; bei schweren Erkr. bzw. Pat. > 70 kg KG 200 mg/d; besondere D. s. Fachinfo

H. Therapie nicht vorzeitig abbrechen. Nicht zusammen mit Milch einnehmen. Harnzucker- u. Harneiweißtest können gestört sein

KI. Kdr. < 8 J.; bekannte Allergie gegen Tetracycline, schwere Leberfunktionsstör.

NW. M/D-Beschw. (h); bei lang anhaltenden, schweren Durchfällen Arzt aufsuchen; phototoxische Reakt.

WW. Milch u. Milchprodukte u. aluminium-, calcium-, magnesiumhaltige AM u. Antacida u. Eisenpräp. u. medizin. Kohle – Abstand von 2 h halten; Alkohol (chron.) (Do.↓), orale Kontrazeptiva↓, Ciclosporin A (Tox.↑), Sulfonylharnstoff-Antidiabetika↑, orale Antikoagulanzien↑, Barbiturate u. Antiepileptika (Do.↓), Rifampicin (Do.↓), Penicilline u. Cephalosporine (antagonistischer Effekt), Isotretinoin (Schädelinnendruck↑), Theophyllin (M/D-Beschw.↑)

Doxylamin

Sedativum, H$_1$-Antihistaminikum

D. Als Schlafmittel 1/2–1 h vor dem Schlafengehen 25–50 mg Doxylaminsuccinat

H. Zentrale Erregung bes. bei Kdr. mgl.; Anwendung bei Kdr. u. Jgl. nur nach Rücksprache mit d. Arzt; Sturzgefahr bei älteren Pat.
Cave: Abhängigkeit

KI. Epilepsie, Prostatahyperplasie mit Restharnbildung, Engwinkelglaukom, akute Vergiftungen mit Alkohol u. zentral wirksamen AM, Asthma, Stillzeit, Phäochromozytom, Komb. mit MAO-Hemmern; Vorsicht bei schweren Herzerkr., Hypertonie, Leber- u. Magenfunktionsstör. (z.B. Pylorusstenose); Komb. mit AM, die das QT-Intervall verlängern o. zu einer Hypokaliämie führen; strenge Indikationsstellung in d. Schwangerschaft

NW. Müdigkeit, Kopfschmerzen, Schwindel, Muskelschwäche, anticholinerge Effekte – z.B. Mundtrockenheit, Tachykardie, Seh- u. Miktionsstör., Obstipation; M/D-Beschw., paradoxe Reakt. wie Erregung.

WW. Alkohol↑ (Do.↑), zentral dämpfende AM↑ (Do.↑), tricyclische Antidepressiva u. MAO-Hemmer u. Anticholinergika (anticholinerge NW.↑), Antihypertonika mit zentralnervöser Wirkkomponente – z.B. Clonidin, α-Methyldopa – (verstärkte Sedierung), ototox. NW. von AM – z.B. von Aminoglykosiden u. Diuretika – können verschleiert werden; Phenytoin↓, Neuroleptika↓, AM, die das QT-Intervall verlängern – z.B. Antiarrhythmika, Antibiotika, Malariamittel u. Neuroleptika – o. zu einer Hypokaliämie führen (z.B. Diuretika wie Furosemid, HCT)

Diese Angaben sind nicht vollständig – beachten Sie bitte die Erläuterungen und Hinweise in Kapitel 2

Duloxetin

Antidepressivum, Neuropathiemittel, SNRI

D. 1 × tgl. bis max. 2 × tgl. 60 mg, ausschleichende Dosierung erforderlich

H. Wirkungseintritt nach 2 – 4 Wo.
Fortsetzung der Th. für einige Monate. Cave Suizidgefahr! Rauchen vermindert die Plasmakonz. von Du. um nahezu 50%.

KI. Leberfunktionsstör., schwere Nierenfunktionsstör., unkontrollierte Hypertonie; Komb. mit Fluvoxamin, Ciprofloxacin, Enoxacin; Komb. mit nichtselektiven, irreversiblen MAO-Hemmern (14 d Behandlungspause); Kdr. u. Jgl.; Stillzeit, strenge Indikationsstellung in d. Schwangerschaft; bes. zu Th.-Beginn Vorsicht bei erhöhtem Augeninnendruck o. H/K-Erkr. (Blutdruckkontrolle empfohlen)

NW. Übelkeit (sh), Mundtrockenheit (sh), M/D-Beschw. (sh-h), Kopfschmerzen (sh), Schläfrigkeit (sh), Schlaflosigkeit (sh-h), weitere zentralnervöse Stör. u. psychiatr. Erkr. (h), Muskelbeschw. (h), vermehrtes Schwitzen (h), erektile Dysfunktion (h), Hautausschlag (h)

WW. Alkohol, zentral dämpfende AM (keine ausreichenden Erfahr.), MAO-Hemmer u. serotonerge AM – z.B. tricycl. Antidepressiva, Johanniskraut, Venlafaxin, Triptane, Tramadol, Pethidin u. Tryptophan – (Serotonin-Syndrom mgl.); Ciprofloxacin u. Enoxacin u. Fluvoxamin (Du.-Plasmaspiegel↑); Antikoagulanzien↑ u. TAH↑, Desipramin↑; Risperidon↑, Flecainid↑, Propafenon↑, Metoprolol↑

Duloxetin

Mittel bei Belastungsinkontinenz von Frauen, SNRI

D. 2 × tgl. 20–40 mg, ausschleichende Dosierung erforderlich

H. Rauchen vermindert die Plasmakonz. von Du. um nahezu 50 %. Komb. mit Beckenbodentraining empfohlen. Vorsicht bei Depression, cave Suizidgefahr.

KI. Leberfunktionsstör., schwere Nierenfunktionsstör., unkontrollierte Hypertonie; Komb. mit Fluvoxamin, Ciprofloxacin, Enoxacin; Komb. mit nichtselektiven, irreversiblen MAO-Hemmern (14 d Behandlungspause); Kdr. u. Jgl.; bes. zu Th.-Beginn Vorsicht bei erhöhtem Augeninnendruck o. H/K-Erkr. (Blutdruckkontrolle empfohlen)

NW. Übelkeit (sh), Mundtrockenheit (sh), M/D-Beschw. (h), Müdigkeit (sh), weitere zentralnervöse Stör. u. psychiatr. Erkr. (h), vermehrtes Schwitzen (h), Pruritus (h)

WW. Alkohol, zentral dämpfende AM (keine ausreichenden Erfahr.), MAO-Hemmer u. serotonerge AM – z.B. tricycl. Antidepressiva, Johanniskraut, Venlafaxin, Triptane, Tramadol, Pethidin u. Tryptophan – (Serotonin-Syndrom mgl.); Ciprofloxacin u. Enoxacin u. Fluvoxamin (Du.-Plasmaspiegel↑); Antikoagulanzien↑ u. TAH↑, Desipramin↑, Risperidon↑, Flecainid↑, Propafenon↑, Metoprolol↑

Diese Angaben sind nicht vollständig – beachten Sie bitte die Erläuterungen und Hinweise in Kapitel 2

Econazol

A. **Creme/Lotio:** schütteln u. 2 × tgl. nach dem Waschen kräftig einrei-
ben; keine Anwendung an der laktierenden Mamma
Lsg.: Nach d. Duschen u./o. d. Haarwäsche 3–5 min auf nassem Kör-
per u./o. nasser Kopfhaut einreiben (an 3 aufeinanderfolgenden
Tagen, in hartnäckigen Fällen 6 d); der Schaum soll antrocknen, über
Nacht wirken u. am nächsten Morgen ausgespült werden
Ovula: 1 × tgl. abends (1/3/6 Tage) vor dem Schlafengehen, im Liegen
tief einführen

D. **Extern:** 1 %
Ovula: 1 × tgl. 50 mg für 6 d oder 1 × tgl. 150 mg für 1 d bzw. 3 d
Berechnet als Econazolnitrat

H. Augen schützen
Cr./Lot.: Behandlung fortführen bis zur vollständigen Remission der
Hautveränderungen; bei A. im Genitalbereich kann es zur Beeinträchtigung der Sicherheit von latexhaltigen Kondomen oder Diaphragmen kommen. Jede vaginale Th. kann spermizide Kontrazeptiva
inaktivieren.

KI. Strenge Indikationsstellung im I. u. II. Trimenon der Schwangerschaft
u. in d. Stillzeit

NW. bei A. von Ovula/Creme im Vaginalbereich: Hautreizungen (h)

WW. orale Antikoagulanzien

Eisen(II)–Salze

Antianämika, Mineralstoffe

A. Nur bei M/D-Beschw. nach d. Essen einnehmen; bevorzugte Einnahme am Morgen, Th.-dauer mindestens 8 Wo.

D. bis 300 mg/d Eisen^{++}

H. Vegetarische Kost, schwarzer Tee, Kaffee, Milch- u. Colagetränke beeinträchtigen d. Eisen-Resorpt.; Vitamin C fördert die Eisenresorpt., eine Dunkelfärbung d. Stuhls ist harmlos

KI. Eisenkumulation bzw. -verwertungsstör.; Anämien, die nicht auf einem Eisenmangel beruhen; schwere L/N-Funktionsstör.; Vorsicht bei Entzündungen o. Ulcera der M/D-Schleimhaut

NW. M/D-Beschw., bei hoher Dosierung M/D-Blutungen mgl., Obstipation

WW. Alle AM 3 – 4 h Abstand halten: Tetracycline↓ u. Gyrasehemmer↓ u. Penicillamin↓ u. Bisphosphonate↓ u. Levodopa↓ u. Carbidopa↓ u. Methyldopa u. L-Thyroxin↓ u. Zink↓ u. Goldverb.↓ u. Antazida, die Aluminium o. Magnesium o. Calcium o. Wismut enthalten, u. Calcium- o. Magnesium-Ergänzungspräp. u. Colestyramin (Eisenresorpt.↓); NSAR (Reizungen des M/D-Traktes); Vit. E↓

Diese Angaben sind nicht vollständig – beachten Sie bitte die Erläuterungen und Hinweise in Kapitel 2

Enalapril

Antihypertonikum, Mittel gegen Herzinsuffizienz, ACE-Hemmer

A.   Regelmäßige Einnahme

D.   Initial: 1 × tgl. 2,5–5 mg (morgens), nach 2–4 Wo. Steigerung auf 1 × tgl. 5–10 mg, max. 2 × tgl. 20 mg; vorsichtige, einschleichende D. bes. bei älteren Pat. bzw. Pat. unter Diuretika-Th. (Gefahr übermäßiger Blutdrucksenkung); Pat. > 65 J. erhalten initial 2,5 mg bei Überwachung der Nierenfunkt.
Berechnet als Enalaprilmaleat

H.   Nicht ohne ärztlichen Rat absetzen; in der Selbstmedikation Paracetamol zur Schmerzth. empfehlen. Pat. mit schwarzer Hautfarbe neigen häufiger zu Ödemen.

KI.   Angioödem, Zustand nach Nierentransplantation, Leberfunktionsstör., schwere Nierenfunktionsstör.; Vorsicht b. Desensibilisierungsth. (Insektengifte), Hämodialyse o. Apherese (anaphyl. Reakt.); keine Erfahr. bei Kdr.; weitere KI. s. Fachinfo

NW.   Trockener Reizhusten (sh), Kopfschmerzen (h), Schwindel (sh), Sehstör. (sh), M/D-Beschw. (h), Hautausschlag (h), Asthenie (sh), Dyspnoe (h), Depressionen (h), Quincke-Ödem im Gesicht (s) – kann lebensbedrohlich sein, ACE-Hemmer sofort absetzen u. Arzt aufsuchen

WW.   Alkohol↑, ASS in höherer Dos. (E.↓), Kalium-Präp., Heparin u. kaliumsparende Diuretika (Hyperkaliämie), Antihypertonika (Blutdruck↓), Allopurinol u. Zytostatika u. Immunsuppressiva u. Procainamid (Leukopenierisiko↑), Lithium↑, orale Antidiabetika u. Insulin (Hypoglykämie-Risiko↑), NSAR (E.↓), Sympathomimetika (E.↓), Diuretika (E.↑), tricycl. Antidepressiva u. Antipsychotika (Hypotonierisiko), Goldinjektionslsg. (nitritoide Reakt.)

Enoxaparin–Natrium

Antikoagulans, niedermolekulares Heparin

A. S.c.-Injektion vorzugsweise im Liegen in abgehobene Bauchfalte senkrecht zur Körperachse

H. E. kann zahlreiche Laboruntersuchungen verfälschen, z.B. Cholesterin- u. Blutzuckerwerte; regelmäßige Kontrolle d. Thrombozytenzahl, Kontrolle d. Serum-Kaliumspiegels bei Risiko-Pat.

KI. Erkr. mit erhöhter Blutungsbereitschaft o. mit Verdacht auf Läsionen des Gefäßsystems, schwere Hypertonie, schwere Leberfunktionsstör., Retinopathien; weitere KI. s. Fachinfo; keine ausreichenden Erfahr. in Schwangerschaft/Stillzeit u. bei Kdr.

NW. Dosisabhängig: offene u. okkulte Blutungskomplikationen, Reakt. an der Injektionsstelle

WW. AM, die den Serum-Kaliumspiegel erhöhen; ASS u. NSAR u. Clopidogrel u. Ticlopidin u. GP-IIb/IIIa-Rezeptorantagonisten u. Dipyridamol u. Fibrinolytika u. orale Antikoagulanzien u. Dextran u. Zytostatika (E.↑); Antihistaminika u. Digitalispräp. u. Tetracycline u. Nicotin bei Missbrauch u. Ascorbinsäure (E.↓); Phenytoin u. Chinidin u. Propranolol u. Benzodiazepine (Plasmaspiegel↑), Chinin↓; weitere WW. s. Fachinfo

Diese Angaben sind nicht vollständig – beachten Sie bitte die Erläuterungen und Hinweise in Kapitel 2

Entacapon

Parkinsonmittel, COMT-Hemmer

D. Bis 10 × tgl. 200 mg, gleichzeitig mit jeder Dos. Levodopa/Dopadecarboxylase-Hemmer

H. Nur in Komb. mit Levodopa/Benserazid o. Levodopa/Carbidopa (Standardpräp.); nicht abrupt absetzen

KI. Leberinsuffizienz, Phäochromozytom, malignes neuroleptisches Syndrom o. atraumatische Rhabdomyolyse in d. Anamnese; Komb. mit MAO-Hemmern (Ausnahme: Komb. nur mit Selegelin bis 10 mg/d); keine Erfahr. bei Kdr. und Jgl.

NW. Teilweise dosisabhängig u. meistens in der Einstellungsphase: Dyskinesien (sh), M/D-Beschw. u. Obstipation (sh-h), rotbraune Verfärbung des Urins (sh), Müdigkeit (h), Schwitzen (h), Schlaflosigkeit u. Verwirrtheit (h)

WW. Eisenpräp. – 2 bis 3 h Abstand halten; Vorsicht bei Komb. mit tricyclischen Antidepressiva, Noradrenalin-Wiederaufnahmehemmern wie Desipramin, Maprotilin u. Venlafaxin sowie bei Komb. mit MAO-Hemmern – Tranylcypromin u. Moclobemid – (E.↑) (Ausnahme: Komb. nur mit Selegelin bis 10 mg/d); Vorsicht bei Komb. mit Paroxetin, Apomorphin, z. B. bei erektiler Dysfunktion, α-Methyldopa, Adrenalin u. Derivaten; Warfarin (INR bzw. Quickwert kontrollieren)

Eplerenon

Diuretikum, Aldosteronantagonist

A. Regelmäßige Einnahme

D. **Initial:** 1 × tgl. 25 mg; Steigerung auf 1 × tgl. 50 mg innerhalb 4 Wo. bei regelmäßiger Anpassung gemäß des Serumkaliumwertes

H. Regelmäßige Kontrolle der Serumkaliumwerte

KI. Schwere Leberfunktionsstör., Nierenfunktionsstör., erhöhte Serumkaliumwerte; Komb. mit Kalium u. kaliumsparenden Diuretika u. starken CYP-3A4-Inhibitoren (z.B. Ketoconazol, Itraconazol, Ritonavir, Nelfinavir, Clarithromycin, Telithromycin u. Nefazodon); keine ausreichenden Erfahr. in Schwangerschaft/Stillzeit; keine Erfahr. bei Kdr. u. Jgl.

NW. (h): Benommenheit, Hypotonie, M/D-Beschw., Hautausschlag, Nierenfunktionsstör., Hyperkaliämie

WW. NSAR (akutes Nierenversagen mgl.), Kalium u. kaliumsparende Diuretika u. Trimethoprim – auch in Cotrimoxazol – (Hyperkaliämie-Risiko↑), Lithium (L.-Tox. mgl.), Ciclosporin u. Tacrolimus u. ACE-Hemmer u. Sartane (Nierenfunktionsstör. u. Hyperkaliämierisiko↑), α-Blocker u. tricycl. Antidepressiva u. Neuroleptika u. Baclofen u. Amifostin (orthostatische Hypotonie mgl.); Digoxin↑, CYP-3A4-Inhib.[1] (E.↑), CYP-3A4-Induk.[1] (E.↓); Glucocorticoide u. Tetracosactid (Natrium- u. Flüssigkeitsretention)

---

[1] s. S. XIII

Diese Angaben sind nicht vollständig – beachten Sie bitte die Erläuterungen und Hinweise in Kapitel 2

Erythromycin

Makrolidantibiotikum

A. Regelmäßige Einnahme; Granulat in Wasser, Fruchtsaft o. Tee auflösen, Kdr. können E. auch während d. Mahlzeit einnehmen
Externe Lsg./Gel/Salbe: morgens u. abends nach der Reinigung dünn auf die befallenen Hautstellen auftragen

D. **Allgem.:** 1,5–2 g/d in 2–3 (-4) ED, max. 4 g/d
Sgl./Kdr. < 8 J.: 30 (-50) mg/kg KG in 2–4 ED
Kdr. 8–14 J.: 1–1,5 (-2) g/d in 2–3 (-4) ED
Externe Lsg./Gel/Salbe: 4% über 4 Wo., dann 2%; bis zu 3 Mon.

H. Therapie nicht vorzeitig abbrechen; Saft ist vor Gebrauch kräftig zu schütteln, begrenzt haltbar u. kühl aufzubewahren; mgl. Kreuzresistenz u. Kreuzallergie mit anderen Makrolidantibiotika beachten

KI. **Oral:** Bekannte Makrolidantibiotika-Allergie, Komb. mit Terfenadin o. Pimozid o. Antiarrhythmika Kl. IA u. III; Stör. d. Elektrolythaushaltes, Herzrhythmusstör.; strenge Indikationsstellung in Schwangerschaft/Stillzeit

NW. **Oral:** M/D-Beschw. (h); bei lang anhaltenden, schweren Durchfällen Arzt aufsuchen

WW. **Oral:** Hormonelle Kontrazeptiva↓; Terfenadin u. Pimozid (Herzrhythmusstör.↑), Carbamazepin↑, Valproat↑, Chinidin↑, Phenytoin↑, Clozapin↑, Theophyllin↑, orale Antikoagulanzien↑, Felodipin↑, Methylprednisolon↑, Tacrolimus↑, Zopiclon↑, Ergotamin u. Dihydroergotamin (Vasokonstriktion↑), Ciclosporin↑, Triazolam↑, Midazolam↑, Digoxin↑, CSE-Hemmer (Myopathierisiko↑), Omeprazol↑ (E.↑), Ritonavir (E.↑), Cimetidin (E.↑); weitere WW. s. Fachinfo
Externe Lsg./Gel/Salbe: Oxidationsmittel u. Wasser (E.↓)

Estradiol

Estrogen

A. TTS: Auf eine saubere, trockene, fettfreie u. unverletzte Hautpartie (Gesäß, Hüfte, Abdomen; nicht im Brustbereich) kleben; Applikation des Pflasters nicht wieder auf die gleiche Hautpartie
Gel: Auf die Haut des Unterkörpers o. tgl. wechselnd auf den linken o. rechten Oberschenkel (nicht im Brustbereich o. Gesicht)

D. Oral: 1 × tgl. 1–2 mg zur gleichen Tageszeit durchgehend einnehmen
TTS: 1 bzw. 2 × wöchentlich 1 Membranpflaster (0,025–0,1 mg/24 h); zur Behandlung klimakterischer Beschw. u. zur Osteoporose-Prophylaxe nur unter zyklischer oder gleichzeitiger Gabe von Gestagenen (außer nach Hysterektomie)
Gel: 1 × tgl. 0,5–1,5 mg, kontinuierliche o. zyklische A.

H. Absetzen bei erstmaligen migräneartigen o. ungewöhnlich starken Kopfschmerzen, eingetretener Schwangerschaft, akuten Seh- o. Hörstör., Anzeichen von Venenerkr. o. thromboembolischen Prozessen, Gelbsucht, starkem Blutdruckanstieg, bei Immobilisation nach Unfällen, längerer Bettlägerigkeit o. vor geplanten Operationen sowie bei ungewohnten Oberbauchbeschw.. Rauchen erhöht d. Thrombose-Risiko; regelmäßige Krebsvorsorgeuntersuchungen!

KI. Thromboembolische Erkr., Lebererkr., maligne, hormonabhängige Tumore, Porphyrie, vaginale Blutungen ungeklärter Ursache, unbehandelte Endometriumhyperplasie

NW. Zwischenblutungen (h), Spannungsgefühl in den Brüsten (h-g), M/D-Beschw. (h), Kopfschmerzen (h), Ödeme (h), Depressionen (h), Gewichtszunahme (h), Nervosität (h)

WW. Johanniskraut (E.↓), Antidiabetika (Veränderung d. KH-Toleranz), Barbiturate (E.↓), Antiepileptika (E.↓), Antibiotika – z.B. Rifampicin – (E.↓), Ketoconazol (E.↑), Imipramin↑ (NW.↑), Ciclosporin↑ (E.↑), Ritonavir u. Nelfinavir (E.↓)

Estradiol/Norethisteron

Estrogen/Gestagen-Kombination

A. **TTS:** Auf eine saubere, trockene, fettfreie u. unverletzte Hautpartie (Gesäß, Hüfte o. Abdomen; nicht im Brustbereich) kleben, Applikation des Pflasters nicht wieder auf die gleiche Hautpartie

D. **Tbl.:** 1 × tgl. zur gleichen Tageszeit durchgehend einnehmen

H. Absetzen bei erstmaligen migräneartigen o. ungewöhnlich starken Kopfschmerzen, eingetretener Schwangerschaft, akuten Seh- o. Hörstör., Anzeichen von Venenerkr. o. thromboembolischen Prozessen, Gelbsucht, starkem Blutdruckanstieg sowie bei Immobilisation nach Unfällen, längerer Bettlägerigkeit o. vor geplanten Operationen. Rauchen erhöht d. Thrombose-Risiko, Hormonersatzth. nur für Frauen mit intaktem Uterus

KI. Thromboembolische Erkr., Lebererkr., maligne, hormonabhängige Tumore, ungeklärte Blutungen im Genitalbereich, unbehandelte Endometriumhyperplasie, Porphyrie

NW. Spannungsgefühl in den Brüsten (sh), vaginale Blutungen (h), Ödeme (h), M/D-Beschw. (h), Gewichtszunahme (h), Kopfschmerzen (h), Depressionen (h)

WW. Johanniskraut (E./N.↓); Barbiturate (E./N.↓); Antiepileptika – z.B. Phenytoin, Primidon, Carbamazepin – (E./N.↓); Antiinfektiva – z.B. Rifampicin, Rifabutin, Nevirapin, Efavirenz – (E./N.↓); Ritonavir u. Nelfinavir (E./N.↓), CYP-3A4-Inhib.[1] (E./N.↑)

---

[1] s. S. XIII

Estriol

Estrogen

D. **Oral:** 1 × tgl. 1–4 mg zur gleichen Tageszeit (vorzugsweise abends); bei Überschreitung dieser D. u./o. Verteilung der TD auf zwei oder mehrere Einnahmen ist nach spätestens 3 Mon. für 10–14 d gleichzeitig ein Gestagen anzuwenden (außer nach Hysterektomie). Wenn d. Einnahme vergessen wurde, dann innerhalb von 12 h nachholen

H. Absetzen bei eingetretener Schwangerschaft, erstmaligen migräneartigen o. ungewöhnlich starken Kopfschmerzen, akuten Seh- o. Hörstör., Anzeichen von Venenerkr. u. thromboembolischen Prozessen, Gelbsucht, starkem Blutdruckanstieg sowie bei Immobilisation nach Unfällen, längerer Bettlägerigkeit o. vor geplanten Operationen. Rauchen erhöht d. Thrombose-Risiko

KI. Thromboembolische Erkr., schwere Leberfunktionsstör., maligne, hormonabhängige Tumore, ungeklärte Blutungen im Genitalbereich, Endometriose, Fettstoffwechselstör.; bestehender o. früherer Brustkrebs o. schwere Nierenfunktionsstör. (Creme); weitere KI. siehe Fachinfo

WW. Barbiturate (E.↓), Antiepileptika (E.↓), Antibiotika – z.B. Ampicillin, Rifampicin, Griseofulvin – (E.↓), Antidiabetika (Veränderung der KH-Toleranz)

Diese Angaben sind nicht vollständig – beachten Sie bitte die Erläuterungen und Hinweise in Kapitel 2

Etilefrin

Antihypotonikum, α, β-Sympathomimetikum

A. Bei Einnahme auf leerem Magen schneller W.-Eintritt. Bei Einnahme nach 16 Uhr Einschlafstör. mgl.

D. 3 × tgl. 5–10 mg oder 1–2 × tgl. 25 mg (Retard)
Berechnet als Etilefrin-HCl
Tr. enthalten Alkohol

KI. Hypotone Kreislaufregulationsstör. mit hypertoner Reakt. im Stehtest, Hypertonie, Thyreotoxikose, Phäochromozytom, Engwinkelglaukom, Blasenentleerungsstör., KHK, schwere Herzerkr., tachykarde Herzrhythmusstör., sklerotische Gefäßerkr.; keine ausreichenden Erfahr. im II. u. III. Trimenon der Schwangerschaft u. bei Kdr.; Vorsicht bei Diabetes, Hypercalcämie, Hypokaliämie, schweren Nierenfunktionsstör., Cor pulmonale

NW. Palpitationen (h); (g): Unruhe, Schlaflosigkeit, Angst, Schwindel, M/D-Beschw.; bei Herzrhythmusstör., Kopfschmerzen, Tremor o. pectanginösen Beschw. – Dos. reduzieren

WW. Sympathomimetisch wirksame AM – z.B. auch tricycl. Antidepressiva, Schilddrüsenhormone, Antihistaminika, MAO-Hemmer – (E.↑); Reserpin (E.↑), Atropin (Herzfrequenz↑); α- u. β-Blocker (Blutdruck wird unkontrollierbar), Herzglykoside (Herzrhythmusstör.); Antidiabetika↓

Ezetimib

D. 1 × tgl. 10 mg

H. Regelmäßige Einnahme sowie cholesterinarme Diät erforderlich. Bei unklaren Muskelschmerzen, -empfindlichkeit o. -schwäche umgehend Arzt aufsuchen. Allgem. in Komb. mit CSE-Hemmern (Statinen)

KI. Stillzeit; keine Erfahr. bei klinisch relevanter Leberinsuffizienz, bei Kdr. < 10 J. u. für die Komb. mit Fibraten; keine ausreichenden Erfahr. in d. Schwangerschaft
Komb. mit Statinen: Schwangerschaft/Stillzeit, Lebererkr. sowie weitere KI. des entsprechenden Statins beachten

NW. Kopfschmerzen (h), M/D-Beschw. (h); zusätzlich bei Komb. mit Statinen: Myalgien (h)

WW. Colestyramin – E. 2 h vor o. 4 h nach Colestyramin einnehmen; Ciclosporin, orale Antikoagulanzien, Fibrate (keine ausreichenden Erfahr.)

Famciclovir

Virustatikum

D. 3 × tgl. 250 mg
Frühbehandlung des rezidivierenden Herpes genitalis: 2 × tgl. 125 mg
Th.-Dauer Herpes zoster: 7 d
Th.-Dauer Herpes genitalis: 5 d

H. Möglichst unmittelbar nach dem Auftreten der ersten Symptome anwenden

KI. Keine Erfahr. bei Kdr. u. Jgl., keine Erfahr. bei immunsupprimierten Pat. < 25 J.

WW. Probenecid u. Penicilline u. NSAR u. Diuretika – wie Furosemid u. Thiazide – u. Captopril u. Sulfinpyrazon u. Raloxifen (F.-Abbau beeinflusst)

Famotidin

Magensäuresekretionshemmer, H$_2$-Rezeptorenblocker

D. **Akuttherapie:** abends 40 mg
Rezidivprophylaxe: abends 20 mg
Selbstmedikation: 1 × tgl. 10 mg, max. 2 × tgl. 10 mg über 14 d

H. Alkohol u. Nikotin meiden; Kaffee, stark gewürzte Speisen, spätes u./o. umfangreiches Abendessen u. Übergewicht können Beschw. verstärken; bei Sodbrennen keine schweren Lasten heben
Bei Beschw., die über 14 d fortbestehen, bzw. mit Gewichtsverlust o. Bluterbrechen einhergehen o. mit Schluckbeschw. verbunden sind, Arzt aufsuchen (Selbstmedikation)

KI. Keine Erfahr. bei Kdr.; Stillzeit, strenge Indikationsstellung in d. Schwangerschaft
Selbstmedikation: keine Erfahr. bei Kdr. u. Jgl. < 16 J., Vorsicht bei L/N-Funktionsstör., M/D-Geschwür o. Refluxösophagitis in d. Anamnese, Komb. mit anderen AM (bes. NSAR)

NW. Kopfschmerzen (h), Schwindel (h), Obstipation (h) u./o. Diarrhoe (h)

WW. Antazida (z. B. Magaldrat) u. Sucralfat u. Ketoconazol u. Itraconazol – 2 h Abstand halten; Probenecid

Diese Angaben sind nicht vollständig – beachten Sie bitte die Erläuterungen und Hinweise in Kapitel 2

Felodipin

Calciumkanalblocker

A. Regelmäßige Einnahme

D. Morgens 5 mg, frühestens nach 2 Wo. auf 10 mg erhöhen; bei Pat. > 65 J. Th. morgens mit 2,5 mg beginnen

H. Nicht ohne ärztlichen Rat absetzen; nicht mit Grapefruitsaft einnehmen; wirksame Kontrazeption bei Frauen notwendig

KI. Akuter Herzinfarkt innerhalb der ersten 8 Wo., instabile Angina pectoris, Herzinsuffizienz (NYHA III u. IV), Schlaganfall innerhalb der letzten 6 Mon., H/K-Schock, schwere L/N-Funktionsstör.; keine Erfahr. bei Kdr.; Vorsicht bei Pat. mit Tachykardie (> 120 Schläge/min.) o. ausgeprägter Hypotonie; weitere KI. s. Fachinfo

NW. (h): Flush, Kopfschmerz, Knöchelödeme; anfängliche Verschlechterung der Angina pectoris mgl.

WW. Cimetidin (F.↑), Digoxin↑; tricycl. Antidepressiva, Antihypertonika – z.B. β-Blocker, ACE-Hemmer – u. Diuretika (verstärkte Blutdrucksenkung mgl.); Ciclosporin (F.↑), Tacrolimus↑; CYP-3A4-Inhib.[1] (F.↑), CYP-3A4-Induk.[1] (F.↓)

---

[1] s. S. XIII

Fenofibrat

Lipidsenker

D. 2–3 × tgl. 100 mg oder 1 × tgl. 250 mg (Retard)

H. Nur bei schwerer Hypertriglyzeridämie o. gemischter Hyperlipidämie, wenn ein Statin kontraindiziert ist o. nicht vertragen wird. Langfristige, regelmäßige Einnahme sowie cholesterinarme Diät erforderlich; bei Muskelschmerzen, -krämpfen u. -schwäche Arzt aufsuchen; wirksame Kontrazeption bei Frauen notwendig. Estrogene können Lipidwerte erhöhen, gleichzeitige Gabe sorgfältig abwägen; F. kann erhöhte Harnsäurewerte senken.

KI. Kdr.; schwere Nierenfunktionsstör., Leberfunktionsstör. (mit Ausnahme Fettleber), bekannte Photoallergie mit Fibraten o. Ketoprofen; Vorsicht bei Gallenblasenerkr. mit u. ohne Gallensteine

NW. M/D-Beschw. (h, meist vorübergehend), Hautreakt. (h), Muskelschmerzen, -krämpfe o. -schwäche (g)

WW. Orale Antikoagulanzien↑, Antidiabetika↑, andere Lipidsenker (Myopathie-Risiko↑), Immunsuppressiva (Nierenfunktionsstör.)

Diese Angaben sind nicht vollständig – beachten Sie bitte die Erläuterungen und Hinweise in Kapitel 2

Fenoterol

Broncholytikum, Tokolytikum, kurzwirksames β_2-Sympathomimetikum

D. **DA:** Akutbehandlung: bei Bedarf 1 Hub, bei nicht ausreichender W. weiterer Hub 5 min später; Dauerbehandlung: 1–2 Hübe 3–4 × tgl. im Abstand von mindestens 3 h, max. 4 Hübe/ED, max. 8 Hübe/d; bei ansteigendem Bedarf ist wegen der Gefahr einer Exazerbation des Asthmas der Arzt aufzusuchen
Oral: 4–8 × tgl. 5 mg Fenoterol-HBr (Wehenhemmung)

H. Bei Diabetikern engmaschige Blutzucker-Kontrolle; Tbl. zur Wehenhemmung ab der 20. Schwangerschaftswoche; bei längerfristiger Behandlung als Broncholytikum sollte begleitend eine entzündungshemmende Th. durchgeführt werden

KI. Hypertrophe obstruktive Kardiomyopathie, tachykarde Arrhythmien; strenge Indikationsstellung in d. Schwangerschaft, bes. im I. Trimenon u. kurz vor der Geburt u. in d. Stillzeit; bei A. zur Wehenhemmung: weitere KI. s. Fachinfo

NW. (h): Unruhe, Tremor, Kopfschmerzen, Husten

WW. Antidiabetika↓; β-Sympathomimetika u. Theophyllin u. Anticholinergika u. Glucocorticoide (W. u. NW. von Fenoterol↑); β-Blocker (F.↓, Bronchospasmen mgl.), MAO-Hemmer u. tricyclische Antidepressiva (F.-NW.↑); Diuretika u. Digitalisglycoside (Hypokaliämierisiko↑)

Fentanyl

Opioid-Analgetikum

A. Pflaster nach Entfernen der Schutzfolie auf ein sauberes, trockenes, unbehaartes (ggf. Haare abschneiden, nicht rasieren), gesundes Hautareal am Oberkörper kleben; direkten Kontakt mit Seife meiden; Applikation des Pflasters erst wieder nach 7 d auf die gleiche Hautstelle

D. **Pflaster:** individuell, schrittweise Dosisanpassung; 12–100 µg/h Pflaster-Wechsel allgem. nach 72 h, jedoch nicht eher als 48 h, Ersteinstellung bzw. Höherdosierung zu einem Zeitpunkt, der eine möglichst lange Vigilanzkontrolle gewährleistet. Eine Teilungsanweisung ist nicht zulässig.

H. **Pflaster:** Bes. geschützt aufbewahren u. nach Gebrauch mit den Klebeflächen aneinandergeklebt entsorgen (die im Pflaster verbleibende Dosis reicht für Nichtgewöhnte zum Exitus). Fieber u. äußere Wärmeeinwirkung (z. B. Heizkissen, längere Vollbäder, auch Sonnenbäder) erhöhen die F.-Blutkonz.
Bei eingeschränkter Atemtätigkeit (Überdosierung) Pflaster entfernen, Patient wach halten, zum Atmen auffordern u. Notarzt rufen!
Cave Abhängigkeit, Entzugssyndrom

KI. **Pflaster:** kurzfristige Schmerzzustände, bradykarde Rhythmusstör., schwer beeinträchtigte ZNS-Funkt., A. während der Geburt; Vorsicht bei Krankheitszuständen, bei denen eine Dämpfung des Atemzentrums vermieden werden muss. Keine Erfahr. bei Kdr. < 2 J., begrenzte Erfahr. bei Kdr. < 12 J.

NW. **Pflaster:** Kopfschmerzen u. Schwindel (sh), Somnolenz (sh), psychiatrische Stör. (h), Übelkeit (sh), Erbrechen (sh), Obstipation (sh), Schwitzen (sh), Pruritus, (sh), Atemdepression (ss)

WW. **Pflaster:** Alkohol u. zentral dämpfende AM (Sedierung↑, F.-NW.↑ – bei Komb. Dosisreduktion erforderlich); MAO-Hemmer (wechselseitige Toxizitätssteigerung); Pentazocin u. Buprenophin, starke CYP-3A4-Inhib.[1] wie Ritonavir (F.↑, Atemdepression mgl.)

---

[1] s. S. XIII

Fexofenadin

Antihistaminikum

D. 1 × tgl. 120–180 mg/d Fexofenadin-HCl

H. Pat. mit Herzerkr. sollten gewarnt werden, dass Antihistaminika allgem. mit den NW. Tachykardie u. Palpitationen in Verbindung gebracht werden. F. könnte das Reaktionsvermögen beeinträchtigen.

KI. Keine Erfahr. bei Kdr. < 12 J. (FTA zu 120–180 mg), keine Erfahr. bei Kdr. < 6 J. (FTA zu 30 mg); keine ausreichenden Erfahr. in d. Schwangerschaft, Anwendung während d. Stillzeit nicht empfohlen

NW. Kopfschmerzen (h), Schläfrigkeit (h), Schwindel (h), Übelkeit (h)

WW. Aluminium-/Magnesiumhydroxid-haltige Antacida (F.↓) – 2 h Abstand halten

Finasterid

Mittel bei androgenetischer Alopezie u. benigner Prostatahyperplasie (BPH), 5-α-Reduktasehemmer

A.   **Alopezie:** Eine regelmäßige Anwendung wird empfohlen, um den Nutzen aufrecht zu erhalten
BPH: Die Behandlung sollte in Abstimmung mit einem Urologen begonnen werden. Wenn nach 6–12 Mon. keine Besserung eintritt, sollte d. Therapie abgebrochen werden

D.   **Alopezie:** 1 × tgl. 1 mg
BPH: 1 × tgl. 5 mg

H.   Tabl. nicht zerbrechen o. zerkleinern! Zerbrochene o. zerkleinerte Tabl. sollten von Frauen, wenn sie schwanger sind o. sein könnten, nicht berührt werden
Stör. d. PSA-Tests mgl.

KI.   Frauen; keine Erfahr. bei Kdr. u. Patienten mit Leberfunktionsstör.

NW.   **TD 1 mg:** Impotenz (g), verminderte Libido (g), vermindertes Ejakulatvolumen (g)
TD 5 mg: Impotenz (sh-h), verminderte Libido (h), vermindertes Ejakulatvolumen (h), Gynäkomastie (h-g), Hautausschlag (h-g)

Diese Angaben sind nicht vollständig – beachten Sie bitte die Erläuterungen und Hinweise in Kapitel 2

Fluconazol

Antimykotikum

D. 1 × tgl. 50–400 mg

H. Dosis u. Therapiedauer sind vom Arzt konkret festzulegen, sind diese nicht bekannt, ist eine Rückfrage zwingend; bis 7 d nach Behandlung für wirksame Kontrazeption sorgen

KI. Elektrolytstör., Herzrhythmusstör., schwere Herzinsuffizienz, QT-Verlängerung; Komb. mit AM, die das QT-Intervall verlängern sowie mit Cisaprid u. Terfenadin; Vorsicht bei Leberfunktionsstör. sowie bei Kdr. u. Jgl. < 16 J.

NW. Kopfschmerzen (h), Hautausschlag (h), M/D-Beschw. (h)

WW. Cisaprid u. Terfenadin (kardiale NW.), AM, die das QT-Intervall verlängern; HCT (F.-Plasmakonz.↑), Rifampicin (F.↓), Rifabutin↑, orale Antikoagulanzien↑, Phenytoin↑, Alfetanil↑, Benzodiazepine (z.B. Midazolam)↑, CSE-Hemmer (NW.↑), Trimetrexat↑, Zidovudin↑, Ciclosporin (Tox.↑), Tacrolimus (Nephrotox.↑), Sulfonylharnstoffe↑, Amitriptylin↑, Celecoxib↑, Losartan↓, Theophyllin↑, Calciumkanalblocker↑, Chinidin↑, Ergotalkaloide↑

Flumetason

Halogeniertes Glucocorticoid, Dermatikum

A. Nur lokale A.; bei Kdr. nur kurzfristig u. kleinflächig anwenden; nicht am Auge o. auf Schleimhäuten
Lsg.: 1 × tgl., zunächst 1 Tr., nach Verdunsten d. Lösungsmittels Vorgang 1–2 × wiederholen
Creme/Salbe: 1–3 × tgl. dünn auftragen u. leicht einreiben
Lotio: Vor Gebrauch schütteln.

D. Therapie chron. Erkrankungen ausschleichend beenden

H. **Creme/Salbe:** Bei A. im Genitalbereich kann es wegen der Hilfsstoffe zur Beeinträchtigung der Sicherheit von Kondomen kommen.
Bei großflächiger A. in hoher Konz. NW. u. WW. (s. Prednisolon) beachten, keine Langzeit-A., bes. im Gesicht

KI. Bakterielle u. virale Hautaffektionen (z.B. Herpes simplex, Hautmykosen, Rosacea, Akne vulgaris); Impfreaktionen, Hauttuberkulose, rosaceaartige Dermatitis, Gewebsdefekte der Haut; Stillzeit (bei großflächiger o. langfristiger A.)

NW. Nach Langzeit-A. sowie großflächiger A. (ss): Hautatrophien, Striae, Teleangiektasien, Steroidakne, Hypertrichosis sowie syst. NW. mgl.

Diese Angaben sind nicht vollständig – beachten Sie bitte die Erläuterungen und Hinweise in Kapitel 2

Flunitrazepam

D. 0,5–1 mg (max. 2 mg) unmittelbar vor dem Schlafengehen; ausschleichende D.

H. Sturzgefahr bei älteren Patienten; Überhangeffekte am Morgen nach abendlicher Gabe mgl.; Dosis sollte so gering und Th.-Dauer so kurz wie mgl. sein. Hohes Missbrauchspotential!
Cave: Abhängigkeit, Entzugssyndrom

KI. AM-, Drogen-, Alkoholabhängigkeit, akute Vergiftungen mit Alkohol, Schlaf- o. Schmerzmitteln sowie Psychopharmaka; Psychosen, Myasthenia gravis, schwere Ateminsuffizienz, schwere Leberfunktionsstör., Schlafapnoe-Syndrom; Stillzeit, strenge Indikationsstellung in d. Schwangerschaft; keine ausreichenden Erfahr. bei Kdr. u. Jgl. < 18 J.

NW. Müdigkeit, Konzentrationsschwäche, Schwindel, Kopfschmerzen, Verwirrtheit; bei „paradoxer" Reakt. – z.B. akuten Erregungszuständen – AM absetzen

WW. Alkohol↑ (F.↑), zentral dämpfende AM↑ – auch Antiallergika, z.B. Diphenhydramin – (F.↑), Muskelrelaxanzien↑, Cimetidin (F.↑), Omeprazol (F.↑), Disulfiram (F.↑), Phenytoin↑ (F.↓), Phenobarbital (F.↓)

Fluoxetin

Antidepressivum, Serotoninwiederaufnahmehemmer

D. 20 mg/d, max. 80 mg/d; bei älteren Patienten max. 60 mg/d; ein- u. ausschleichende D.

H. Bei Hautausschlag AM absetzen (lebensbedrohliche Reakt. mgl.); lange HWZ beachten

KI. Komb. mit MAO-Hemmern (2 Wo. vor u. mindestens 5 Wo. nach F.-Einnahme keine MAO-Hemmer einsetzen); Kdr. < 8 J; strenge Indikationsstellung in Schwangerschaft/Stillzeit

NW. Vor allem zu Th.-Beginn: M/D-Beschw., zentralnervöse Stör. (Kopfschmerzen, Unruhe, Müdigkeit, Stör. der Sexualfunktion), Schwitzen, Schwäche, Sehstör., Palpitationen, Gliederschmerzen; Gewichtsabnahme, allerg. Reakt., Miktionsstör.

WW. Alkohol, Johanniskraut (F.-NW.↑), MAO-Hemmer (tödlich verlaufende WW. mgl.), Carbamazepin↑, Flecainid↑, Encainid↑, Phenytoin↑, tricyclische Antidepressiva (Tox.↑); Tramadol u. Triptane u. Lithium u. Tryptophan (Risiko Serotonin-Syndrom↑); Triptane (NW.↑), orale Antikoagulanzien (INR bzw. Quickwert überwachen)

Diese Angaben sind nicht vollständig – beachten Sie bitte die Erläuterungen und Hinweise in Kapitel 2

Flupirtin

Analgetikum

D. **Oral:** 3–4 × tgl. 100 mg, max. 600 mg/d oder 1 × tgl. 400 mg retard,
rektal: 3–4 (max. 6) × tgl. 150 mg
Berechnet als Flupirtinmaleat

H. Bei höheren Dosen in Einzelfällen Grünfärbung des Urins mgl. –
ohne klinische Relevanz. Bei der A. der Supp. kann es zur Verfärbung
der Textilien kommen.

KI. Kdr. (RTA zu 400 mg u. Supp. zu 150 mg); Lebererkr., leberbedingte
Gehirnfunktionsstör., Gallenstau, Alkoholabusus, Myasthenia gravis

NW. Müdigkeit (sh), Schwindel (h), M/D-Beschw. (h), Unruhe (h), Kopfschmerzen (h), Depressionen (h)

WW. Alkohol↑, Paracetamol u. Carbamazepin (Leberenzymwerte↑), Seda-
tiva↑, Muskelrelaxanzien↑, orale Antikoagulanzien (Wirkungsverstärkung mgl.)

Fluticason

Nichthalogeniertes Glucocorticoid

A. **Inh.:** Unmittelbar vor dem Essen anwenden o. nach Inh. Mund ausspülen, evtl. sogar gurgeln (Soorbefall↓); bei gleichzeitiger Verordnung eines inhalativen β-Sympathomimetikums/Anticholinergikums
ist dieses vor F. anzuwenden.
DA: Vor Gebrauch schütteln; nach Möglichkeit Spacer benutzen
NS: Vor Gebrauch schütteln u. Nase putzen

D. **Inh.:** Individuell, Erhaltungsdosis bei Bronchialasthma 0,2–1 mg/d;
konsequente Einhaltung der ärztl. D. (auch bei Beschwerdefreiheit)
Berechnet als Fluticason-17-propionat

H. **Inh./NS:** Keine Sofortwirkung (Wirkungseintritt erst nach 1 Wo./NS
nach wenigen Tagen), Kdr. sollten nur unter Aufsicht von Erw.
DA/NS benutzen, DA vor Erwärmung schützen, Mundstück des DA/
Sprührohr des NS regelmäßig mit warmem Wasser reinigen u. trocknen; Diskus/Rotadisc vor Feuchtigkeit schützen

KI. Unbehandelte Infektionen d. Atemwege; strenge Indikationsstellung
in Schwangerschaft/Stillzeit
NS/Diskus/Fertiginh./DA (50 µg): Keine Erfahr. bei Kdr. < 4 J.
DA: (125 u. 250 µg): Keine Erfahr. bei Kdr. u. Jgl. < 16 J.
NS: bei Kdr. < 12 J. zeitlich begrenzte Gabe

NW. Syst. NW. mgl., vgl. Prednisolon
NS: Nasenbluten (sh), trockene u. gereizte Nasen- u. Rachenschleimhaut (h), Kopfschmerzen (h), Geschmacks- o. Geruchsstör. (h)
Inh.: Soor (sh), Heiserkeit u. Husten (h), Pneumonien (h – bei COPD-
Patienten); paradoxer Bronchospasmus mit rasch einsetzender Atemnot (ss) – sofort rasch wirkenden Bronchodilatator anwenden, AM
absetzen u. Arzt aufsuchen

WW. Syst. WW. mgl., vgl. Prednisolon

Diese Angaben sind nicht vollständig – beachten Sie bitte die Erläuterungen
und Hinweise in Kapitel 2

Fluvastatin

Lipidsenker, Cholesterol-Synthese-Enzymhemmer

A. Abends einnehmen

D. 20–40 mg/d, Steigerung bis zu 80 mg/d mgl.; Dosisanpassung frühestens nach 4 Wo.

H. Langfristige, regelmäßige Einnahme sowie cholesterinarme Diät erforderlich; bei Muskelschmerzen, -krämpfen o. -schwäche Arzt aufsuchen.
Wirksame Kontrazeption bei Frauen notwendig. Vorsicht bei hohem Alkoholkonsum

KI. Leberfunktionsstör., Cholestase, Myopathie; keine Erfahr. bei Kdr. < 9 J.

NW. M/D-Beschw. (h), Kopfschmerzen u. Müdigkeit u. Schwindel (h), Schlaflosigkeit (h), Gelenkschmerzen (h), Muskelschmerzen u. -schwäche (s)

WW. Orale Antikoagulanzien (Prothrombinzeit verlängert); Immunsuppressiva, Colchicin, Fibrate, Nikotinsäure, Makrolid-Antibiotika u. Antimykotika vom Azol-Typ erhöhen das Myopathie-Risiko; Colestyramin u. Colestipol (F.↓) – 4 h Abstand halten, Rifampicin (F.↓), Phenytoin↑, Glibenclamid↑ (F.-Plasmakonz.↑)

Folsäure

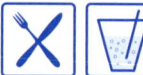

A. Unzerkaut

D. Prophylaxe von Folsäuremangel: 0,4 – 0,8 mg/d
Primärprävention von Neuralrohrdefekten: 0,4 mg/d – bei ärztlichem
Rat 0,4 – 0,8 mg/d
Sekundärprävention von Neuralrohrdefekten: 1 × tgl. 5 mg
am besten beginnend 4 Wo. vor Eintritt einer Schwangerschaft u.
mind. bis zur 12. Schwangerschaftswoche
Therapie von Folsäuremangel (ärztlich verordnet)**:** 5 – 15 mg/d

H. Die kontinuierliche Anwendung von Folsäure zur Prophylaxe von
Neuralrohrdefekten bei Neugeborenen ist auch bei vollwertiger
Ernährung angezeigt. Folsäuremangel mgl. durch Anwendung hor-
moneller Kontrazeptiva. Folsäurereiche Nahrungsmittel sind: Voll-
kornprodukte, Brokkoli, Spinat, Spargel.

KI. Vor Therapie einer Megaloblastenanämie ist sicherzustellen, dass
diese nicht auf einem Vit. B_{12}-Mangel beruht

NW. Bei hohen Dosen (ss): M/D-Beschw. u. zentralnervöse Stör. mgl.

WW. Antikonvulsiva (Krampfbereitschaft↑), Chloramphenicol (F.↓);
Bei hoher D.: Fluorouracil u. orale Fluoropyrimidine – z.B. Capecitabin – (Tox.↑, schwere Durchfälle mgl.); Folsäureantagonisten – z.B.
Trimethoprim↓ u. Proguanil↓ u. Pyrimethamin↓ u. Methotrexat↓
(alle F.↓)

Diese Angaben sind nicht vollständig – beachten Sie bitte die Erläuterungen
und Hinweise in Kapitel 2

Formoterol

Broncholytikum, langwirksames β₂-Sympathomimetikum

A. Regelmäßige A.; **Kps. nur zum Inhalieren bestimmt;** nicht in das Gerät ausatmen und das Gerät vor Feuchtigkeit schützen

D. **Erw.:** morgens u. abends je 12–24 µg, Turbohaler: 1–2 × tgl. 12–24 µg inhalieren
Kdr.: morgens u. abends je 12 µg, Turbohaler: 1–2 × tgl. 12 µg inhalieren
Berechnet als Formoterolfumarat · 2H₂O

H. Bei akuter o. sich rasch verschlechternder Atemnot sofort Arzt aufsuchen! Eine Dosissteigerung muss wegen der NW. vermieden werden. Anwendung bei Kindern nur unter Aufsicht; bei Diabetikern engmaschige Blutzuckerkontrolle; begleitend sollte eine entzündungshemmende Th. durchgeführt werden

KI. Herzerkr. (z. B. Rhythmusstör., Herzklappenfehler), schwere Hyperthyreose; keine Erfahr. bei Kdr. < 6 J.; keine ausreichenden Erfahr. in d. Schwangerschaft, bes. im I. Trimenon, kurz vor d. Geburt u. in d. Stillzeit

NW. **(h/g – dosisabhängig u. meistens in d. Einstellungsphase):** Übelkeit, Unruhe, Palpitationen, Tremor; Tachykardie, Tachyarrhythmien, Hypokaliämie, Blutzuckersteigerung; bei Husten o. paradoxem Bronchospasmus AM absetzen u. Arzt aufsuchen

WW. Sympathomimetika↑ u. sympathomimetisch wirksame AM↑ – z. B. L-Dopa, L-Thyroxin, MAO-Hemmer u. tricycl. Antidepressiva – u. QT-Intervall beeinflussende AM – z. B. Antihistaminika, Chinidin, Phenothiazine – u. Theophyllin↑ (Arrhythmien mgl.); β-Blocker – auch AT – (F.↓, Asthmaanfall mgl.); Theophyllin u. Glucocorticoide u. Diuretika u. Laxanzien (Gefahr d. Hypokaliämie↑), Digitalisglycoside (Arrhythmien mgl.)

Fumarsäureester

Dimethylfumarat/Ca-, Mg- u. Zn-Ethylhydrogenfumarat
Antipsoriatikum (system. Therapie)

D. Individuell, initial abendliche Gabe und wöchentliche Steigerung je nach Verträglichkeit bis max. 3 × tgl.
240 mg Dimethylfumarat/174 mg Ca-Ethylhydrogenfumarat/10 mg Mg-Ethylhydrogenfumarat/6 mg Zn-Ethylhydrogenfumarat.
Nach Abklingen der Hautreaktion langsame Reduktion auf die erforderliche Erhaltungsdosis

H. Mit ersten Th.-Effekten ist nach der 4.–6. Wo. zu rechnen. Auf reichliche Flüssigkeitszufuhr (1 $\frac{1}{2}$ – 2 l/d) achten. Bei M/D-Unverträglichkeit können alkalische Tafelwässer sowie Milch, Quark o. Joghurt von Nutzen sein. Kontrolle des Blutbildes sowie der L/N-Werte während der gesamten Th.-Dauer

KI. Kdr. u. Jgl. < 18 J.; schwere M/D-Erkr. (z.B. Ulcuserkr.), schwere L/N-Funktionsstör., leichte Formen der Psoriasis vulgaris; Psoriasis pustulosa (keine ausreichenden Erfahr.)

NW. In der Einstellungsphase u. dosisabhängig (sh): Flush, Diarrhoe u. weitere M/D-Beschw., reversible Blutbildveränderungen

WW. Keine gleichzeitige Gabe von zytotoxischen AM – z.B. Methotrexat, Psoralene, Retinoide, Ciclosporin u. andere Immunsuppressiva, Zytostatika.
Keine gleichzeitige Gabe nephrotoxischer AM – z.B. Aminoglykosid-antibiotika, Amphotericin B.
Keine gleichzeitige topische A. von Fumarsäurederivaten (Gefahr der Überdosierung)

Diese Angaben sind nicht vollständig – beachten Sie bitte die Erläuterungen und Hinweise in Kapitel 2

Furosemid

Schleifendiuretikum

A. Um Nachtruhe nicht zu stören, nach Möglichkeit nicht zum Abend einnehmen

D. **Initial:** 1x tgl. 40 mg (morgens); **Erhaltungsdosis:** morgens 40–80 mg/d
Erhaltungsdosen > 100 mg nur bei Pat. mit Niereninsuffizienz aber noch erhaltener Restfiltration; Kdr.: 1 (-2) mg pro kg KG/d, max. 40 mg/d

H. Auf kaliumreiche Ernährung achten (z.B. Bananen, getrocknete Aprikosen). Missbrauchspotential: schnelle Gewichtsreduktion durch Flüssigkeitsverlust; Verschlechterung von Zucker-, Blutfett- u. Harnsäurewerten mgl.; erhöhte Thrombosegefahr

Kl. Starke Harnflussbehinderung, Niereninsuffizienz mit Anurie, schwere Hypokaliämie u. Hyponatriämie, Hypovolämie, schwere Leberfunktionsstör., Sulfonamid-Allergie; Vorsicht bei Pat. mit zerebrovaskulären Durchblutungsstör.

NW. (h): Kopfschmerzen, Schwindel, Wadenkrämpfe, Muskelverspannung (Magnesium↓), Mundtrockenheit, Thromboseneigung↑, Gichtanfälle↑

WW. Laxanzien (z.B. Anthranoide, Bisacodyl, Natriumpicosulfat) steigern Hypokaliämie, NSAR (F.↓), hochdosierte Salicylate (ZNS-Wirkung↑), Antidiabetika↓, Lithium↑, ACE-Hemmer (verstärkter Blutdruckabfall), Herzglykoside (Toxizitätssteigerung infolge Hypokaliämie), Glucocorticoide (Hypokaliämie↑), Theophyllin↑, Aminoglykoside, Cephalosporine, Polymyxine u. Cisplatin (Oto- u. Nephrotox.↑); Probenecid, Methotrexat, Phenytoin (F.↓)

Gabapentin

Antiepileptikum, Mittel gegen periphere neuropathische Schmerzen

A. Ein- u. ausschleichende Dosierung

D. **Epilepsie:**
Erw. u. Jgl.: Initial 1 – 3 × tgl. 300 mg, danach Dosissteigerung bis max. 3 × tgl. 1200 mg mgl.
Kdr. ab 6 J. s. Fachinfo
Periphere neuropathische Schmerzen bei Erw.: Initial 1 – 3 × tgl. 300 mg, danach Dosissteigerung bis max. 3 × tgl. 1200 mg mgl.
Keine Erfahr. bei Therapie > 5 Mon.

H. Suizidrisiko leicht erhöht.

KI. Akute Pankreatitis; strenge Indikationsstellung in Schwangerschaft/ Stillzeit; keine ausreichenden Erfahr. bei Kdr. < 12 J. (Monotherapie bei Epilepsie); Kdr. < 6 J.: keine ausreichenden Erfahr. (Zusatztherapie bei Epilepsie)

NW. Infektionen (sh-h), zentralnervöse Stör. (sh-h), psychische Stör. (h), Sehstör. (h), M/D-Beschw., gesteigerter Appetit, Appetitlosigkeit, Hauterkr., Inkontinenz, Impotenz, Muskel- u. Gelenkschmerzen, Ödeme

WW. Alkohol u. zentral dämpfende AM (NW.↑), Antazida (G.↓) – 2 h Abstand halten, Morphin (G.-Plasmakonz.↑)

Diese Angaben sind nicht vollständig – beachten Sie bitte die Erläuterungen und Hinweise in Kapitel 2

Galantamin

Acetylcholinesterase-Hemmer, Mittel zur symptomatischen Behandlung
von Alzheimer-Demenz

A. Regelmäßige Einnahme morgens (Überwachung durch Bezugsperson notwendig)

D. Initial: 1 × tägl. 8 mg für 4 Wo., danach 1 × tägl. 16 mg für 4 Wo., Steigerung auf 1 × tgl. 24 mg mgl.

H. Regelmäßige Gewichtskontrolle. Bei Übelkeit u. Erbrechen (h) evtl. Antiemetikum anwenden u. auf ausreichende Flk.-Zufuhr achten

KI. L/N-Funktionsstör.; Vorsicht bei Arrhythmien o. M/D-Ulcera in der Anamnese; Stillzeit, keine ausreichende Erfahr. in d. Schwangerschaft; Vorsicht bei Komb. mit AM, die Torsades de pointes auslösen können

NW. In der Einstellungsphase (h): M/D-Beschw., Erschöpfung, Schwindel, Kopfschmerzen, Gewichtsabnahme, Somnolenz, Stürze, Schlaflosigkeit

WW. Andere Cholinomimetika↑ – z.B. Pyridostigminbromid o. Donepezil – (G.↑); Anticholinergika↓ – z.B. Ipratropiumbromid o. Butylscopolaminiumbromid – (G.↓); die Herzfrequenz senkende AM – z.B. Digitoxin u. β-Blocker u. Verapamil u. Amiodaron – (Bradykardierisiko↑); AM, die Torsades de pointes auslösen können; CYP-3A4-Inhib.[1] (cholinerge NW.↑)

---

[1] s. S. XIII

Gemfibrozil

Lipidsenker

A. Abends (bzw. morgens u. abends)

D. 1 × tgl. 900 mg bis 2 × tgl. 600 mg

H. Anwendung, wenn ein Statin kontraindiziert ist o. nicht vertragen wird. Langfristige, regelmäßige Einnahme sowie cholesterinarme Diät erforderlich; bei Muskelschmerzen u. -schwäche Arzt aufsuchen. Estrogene können Lipidwerte erhöhen, gleichzeitige Gabe sorgfältig abwägen. Vorsicht bei hohem Alkoholkonsum.

KI. Kdr.; schwere Nierenfunktionsstör., Leberfunktionsstör., Gallenblasenerkr. mit u. ohne Gallensteine; Komb. mit Repaglinide; bekannte Photoallergie (Fibrate)

NW. M/D-Beschw. (sh-h), Kopfschmerzen u. Schwindel u. Müdigkeit (h), Hautreakt. (h); Muskelschmerzen u. -schwäche (s)

WW. Orale Antikoagulanzien↑, Antidiabetika↑ (bes. Repaglinide), weitere Lipidsenker (z. B. Lovastatin, Simvastatin, Pravastatin) erhöhen das Myopathie-Risiko, Colestyramin (G.↓) – 2 h Abstand halten; Bexaroten (Plasmakonz.↑)

Ginkgo-biloba-Extrakt

Pflanzliches Antidementivum

D. **Demenz:** 120–240 mg/d in mindestens 2 (-4) ED, (Trockenextrakt)
Periphere arterielle Verschlusskrankheit, Vertigo, Tinnitus: 120–160 mg/d in mindestens 2 (-3) ED, (Trockenextrakt)
Durchblutungsstör. der Beine: Besserung evtl. erst nach 6 Wo.
Chronische Hirnleistungsstör.: mind. 8 Wo. anwenden
Nach 12 Wo. sollte geprüft werden, ob eine Fortsetzung der Therapie gerechtfertigt ist

H. Schwindel u. Ohrgeräusche: nach 6–8 Wo. sind keine zusätzlichen Behandlungsvorteile zu erwarten

KI. Vorsicht bei Epilepsie – Gefahr von Krampfanfällen; keine Erfahr. bei depressiven Vestimmungen u. Kopfschmerzen, die nicht in Zusammenhang mit dementiellen Symptomen auftreten; keine ausreichenden Erfahr. bei Kdr. < 12 J.; keine ausreichenden Erfahr. in Schwangerschaft/Stillzeit

WW. ASS u. orale Antikoagulanzien (evtl. Blutungszeit verlängert)

Glibenclamid

Orales Antidiabetikum, Sulfonylharnstoff

A. Morgens (bzw. morgens u. abends) unzerkaut 30 min vor der Mahlzeit; regelmäßige Einnahme

D. Einschleichend dosieren; max. 10,5 (15) mg/d

H. Längere Nahrungskarenz, unzureichende Kohlenhydratzufuhr, Diarrhoe, Erbrechen, körperliche Überanstrengung u. Alkohol können zu Unterzuckerung führen. Bei Unterzuckerung (Schwitzen, Zittern, Unruhe, Sprech- u. Sehstör.) Zucker, stark zuckerhaltige Nahrung o. zuckerhaltiges Getränk zu sich nehmen. Pat. sollten stets 20 g Traubenzucker bei sich haben.; β-Blocker, zentral wirkende AM u. autonome Neuropathien können die Frühwarnzeichen einer Hypoglykämie abschwächen.

KI. Typ-I-Diabetes, acidotische Stoffwechsellage, Präcoma u. Coma diabeticum, schwere L/N-Funktionsstör., bekannte allerg. Reakt. auf Sulfonamide u. Probenecid; geplante Schwangerschaft

NW. Hypoglykämie (h), Gewichtszunahme (h), Photosensibilisierung bes. bei hellhäutigen u. lichtempfindlichen Patienten (g)

WW. Alkohol u. β-Blocker u. Clonidin u. H_2-Rezeptor-Antagonisten u. Reserpin (G.↑ oder G.↓). Salicylate u. ACE-Hemmer u. Antidepressiva u. Chinolone u. Clarithromycin u. Clofibrate u. Cumarin-Derivate (↑ oder ↓) u. Probenecid u. Sulfonamide (Cotrimoxazol) u. Tetracycline (alle G.↑).
Diuretika u. Corticoide u. Phenytoin u. Rifampicin u. Schilddrüsenhormone u. Phenothiazin-Derivate u. Gestagene u. Estrogene u. Sympathikomimetika (alle G.↓).
Weitere WW. s. Fachinfo

Diese Angaben sind nicht vollständig – beachten Sie bitte die Erläuterungen und Hinweise in Kapitel 2

Glimepirid

Orales Antidiabetikum, Sulfonylharnstoff

A. Einmalgabe unzerkaut unmittelbar vor dem Frühstück/während des Frühstücks o. vor/während der 1. Hauptmahlzeit; regelmäßige Einnahme

D. **Initial:** 1 mg/d
Erhaltungsdosis: 1–4 mg/d, max. 6 mg/d

H. Längere Nahrungskarenz, unzureichende Kohlenhydratzufuhr, Diarrhoe, Erbrechen, körperliche Überanstrengung u. Alkohol können zu Unterzuckerung führen. Bei Unterzuckerung (Schwitzen, Zittern, Unruhe, Sprech- u. Sehstör.) Zucker, stark zuckerhaltige Nahrung o. zuckerhaltiges Getränk zu sich nehmen. Pat. sollten stets 20 g Traubenzucker bei sich haben. β-Blocker u. Clonidin können die Frühwarnzeichen einer Hypoglykämie abschwächen

KI. Typ-I-Diabetes, Ketoazidose, Coma diabeticum, schwere L/N-Funktionsstör., bekannte allerg. Reakt. auf Sulfonamide, geplante Schwangerschaft

NW. Hypoglykämie, Sehstör. (vorrübergehend, bes. zu Th.-Beginn)

WW. Alkohol u. β-Blocker u. Clonidin u. H_2-Rezeptor-Antagonisten u. Reserpin (G.↑ oder G.↓). Salicylate u. ACE-Hemmer u. Allopurinol u. Fluoxetin u. MAO-Hemmer u. Sympatholytika u. Chinolone u. Fibrate u. Antikoagulanzien vom Cumarin-Typ (↑ oder ↓) u. Probenecid u. lang wirkende Sulfonamide (Cotrimoxazol) u. Tetracycline u. Fluconazol (G.↑).
Saluretika u. Thiazide u. Glucocorticoide u. Phenytoin u. Rifampicin u. Schilddrüsenhormone u. Phenothiazin-Derivate u. Gestagene u. Estrogene u. Sympathikomimetika G.↓).
Weitere WW. s. Fachinfo

Glyceroltrinitrat

Vasodilatator

A. Spray: bei Angina pectoris zur Verhütung eines Anfalls o. im Anfall 1–3 Sprühstöße in Abständen von ca. 30 Sekunden auf d. Zunge (nicht inhalieren); Spray vor d. A. nicht schütteln
Kapsel: zerbeißen u. Kps.-Inhalt möglichst lange im Mund wirken lassen; bei Nichtansprechen kann nach 10 min. die D. wiederholt werden, Kapselhülle kann geschluckt o. ausgespuckt werden
Tropfen: auf o. unter d. Zunge tropfen

D. Bei Angina pectoris im Anfall: 0,4–1,2 mg
Durchblutungsstör. der Herzkranzgefäße – Dauerbehandlung: 2–3 × tgl. 2,5–5 mg (Retard)

H. Glyceroltrinitratpflaster über Nacht bzw. in normalerweise anfallsfreier Zeit entfernen; zur Vermeidung einer Toleranzentwicklung tgl. nitratfreies Intervall v. 6–8 h erforderlich

KI. Akutes Kreislaufversagen, kardiogener Schock, Hypotonie (systol. < 90 mm Hg), Komb. mit Phosphodiesterasehemmern (z.B. Sildenafil, Tadalafil, Vardenafil); Vorsicht bei Pat. mit Asthma bronchiale (Hilfsstoff: Levomenthol, Pfefferminzöl); keine ausreichenden Erfahr. in Schwangerschaft/Stillzeit

NW. „Nitratkopfschmerz" (sh, meist in der Einstellungsphase), Flush, orthostatische Hypotension mit Benommenheit u. Reflextachycardie (h)

WW. Alkohol u. andere Vasodilatatoren u. Antihypertonika und β-Blocker u. Calciumkanalblocker u. Neuroleptika u. tricycl. Antidepressiva (blutdrucksenkende W.↑); Phosphodiesterasehemmer – z.B. Sildenafil, Tadalafil, Vardenafil – (Blutdruck↓ u. Kreislaufdepression, zum Teil mit Todesfolge); Dihydroergotamin↑, Heparin↓

Diese Angaben sind nicht vollständig – beachten Sie bitte die Erläuterungen und Hinweise in Kapitel 2

Haloperidol

Neuroleptikum, Dopamin-Antagonist, Butyrophenon

D. Individuell, ein- u. ausschleichende D. erforderlich
Initial: 1–10 mg/d, Steigerung auf max. 100 mg/d
Erhaltungsdosis: 3–15 mg/d

H. Antipsychotische. W. setzt erst nach 1–3 Wo., psychomotorisch dämpfende W. setzt sofort ein! Vor Th.-Beginn Schwangerschaftstest u. während d. Therapie schwangerschaftsverhütende Maßnahmen durchführen; bei dyskinetischen Anzeichen (bes. im lingualen u. digitalen Bereich) Arzt informieren. Tee, Kaffee o. Rauchen können die W. vermindern

KI. Kdr. < 3 J.; komatöse Zustände; Komb. mit AM, die das QT-Intervall verlängern, zu einer Hypokaliämie führen o. den hepatischen Abbau hemmen – z. B. Cimetidin u. Fluoxetin – ist zu vermeiden.

NW. Dyskinesien, Parkinsonoid, Akathisie; Müdigkeit; malignes neuroleptisches Syndrom (ss) (Anzeichen: hohes Fieber, Muskelstarre) – AM sofort absetzen u. Notarzt rufen
Agranulozytose (ss) – (Anzeichen: Fieber, Zahnfleisch- u. Mundschleimhautentzündungen, Halsschmerzen sowie grippeähnliche Symptome) – sofort Arzt aufsuchen, keine Selbstmedikation dieser Symptome

WW. Alkohol↑, zentral dämpfende AM↑, Antihypertonika↑, Dopamin-Agonisten↓, Dopamin-Antagonisten, z. B. Metoclopramid (NW.↑); Antikoagulanzien, Anticholinergika ↑, Lithium (neurotox. W. mgl.); Chinidin u. Buspiron u. Fluoxetin (H.↑); weitere WW. s. unter KI.

Hydrochlorothiazid

Diuretikum

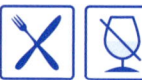

A. Um Nachtruhe nicht zu stören, nach Möglichkeit nicht am Abend einnehmen

D. **Initial:** 1x tgl. 12,5–25 mg/d, **Erhaltungsdosis:** 12,5–50 mg/d, max. 100 mg/d; nach Langzeitth. ausschleichend absetzen

H. Auf kaliumreiche Ernährung achten (z. B. Bananen, getrocknete Aprikosen); Verschlechterung von Zucker-, Blutfett- u. Harnsäurewerten mgl.; erhöhte Thrombosegefahr, bei Verstärkung d. Kurzsichtigkeit, bei ZNS- Stör., Vaskulitis o. Pankreatitis Th. abbrechen; kein ASS zur Schmerzth.

KI. Schwere L/N-Funktionsstör., Hypokaliämie, Hyponatriämie, Hypovolämie, Hypercalcämie, Gicht, bekannte Sulfonamid-Allergie

NW. (h, dosisabhängig): Müdigkeit, M/D-Beschw., Muskelkrämpfe, Herzrhythmusstör.; Mundtrockenheit; erhöhte Blutzuckerwerte; Gichtanfälle↑, Thromboseneigung↑

WW. Laxanzien (z. B. Anthranoide, Bisacodyl, Natriumpicosulfat) steigern Hypokaliämie; α- u. β-Blocker u. Calciumkanalblocker u. tricycl. Antidepressiva u. Schleifendiuretika u. ACE-Hemmer (verstärkte Blutdrucksenkung); Digitalisglykoside↑, Lithium↑, NSAR (Hy.↓), Antidiabetika↓, hochdosierte Salicylate (ZNS-Wirkung↑), Zytostatika (Tox.↑), Glucocorticoide (Tox.↑ infolge Hypokaliämie), Methyldopa (Hämolyse mgl.), β-Blocker (Hyperglykämierisiko)

Diese Angaben sind nicht vollständig – beachten Sie bitte die Erläuterungen und Hinweise in Kapitel 2

Hydrochlorothiazid 25 mg/Triamteren 50 mg

Diuretikum, Antihypertonikum

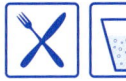 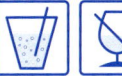

A. Um Nachtruhe nicht zu stören, nach Möglichkeit nicht am Abend einnehmen

D. **Ödeme:** Initial: morgens u. mittags je 1 bis max. 2 Tbl.
Erhaltungsdosis: 1/2 Tbl./d oder jeden 2. Tag 1 Tbl.
Hypertonie: Initial: 1–2 × tgl. 1 Tbl.
Erhaltungsdosis: 1/2–1 Tbl./d
Nach Langzeitth. ausschleichend absetzen

H. Verschlechterung von Zucker-, Blutfett- u. Harnsäurewerten mgl.;
erhöhte Thrombosegefahr. Bei Pat. unter Hy./T.-Th. kann d. zusätzliche Gabe eines ACE-Hemmers zu starker Blutdrucksenkung führen;
bei Auftreten von ausgeprägten ZNS-Stör., Vaskulitis, Verstärkung d.
Kurzsichtigkeit, Pankreatitis o. Cholezystitis Th. abbrechen

KI. Schwere L/N-Funktionsstör., Hyperkaliämie, therapieresistente Hypokaliämie, Hyperkalziämie, Hypovolämie, schwere Hyponatriämie,
bekannte Sulfonamidallergie

NW. (sh): Müdigkeit, Mundtrockenheit, Kreislaufstör.; Muskelkrämpfe,
Gichtanfälle; M/D- Beschw. (h); erhöhte Blutzuckerwerte u. Thromboseneigung

WW. Alkohol u. Barbiturate u. andere Antihypertonika u. tricycl. Antidepressiva u. Vasodilatoren (verstärkte Blutdrucksenkung); Glucocorticoide u. Laxanzien u. Furosemid (Hypokaliämie), Indometacin u.
ACE-Hemmer u. kaliumsparende AM u. Kaliumpräp. (Hyperkaliämie
mgl.), Digitalisglykoside↑, Lithium↑, NSAR (H./T.↓), Antidiabetika↓,
hochdosierte Salicylate (ZNS-W.↑), Zytostatika (Tox.↑), Methyldopa
(Hämolyse mgl.), β-Blocker (Hyperglykämierisiko), harnsäuresenkende AM ↓

Hydrocortison

Nichthalogeniertes Glucocorticoid

D. **Salbe:** 1–3 × tgl. dünn auftragen, nach Besserung nur noch 1 × alle 2–3 Tage anwenden; in der Selbstmedikation (bis 0,5 %) nur kurzfristig u. nicht großflächig anwenden
Lsg.: 3–4 × tgl. (1 %), ausschleichende D.
Tbl.: Individuell; Substitutionsbehandlung: 10–30 mg/d

H. **Salbe:** Bei A. im Genitalbereich kann es wegen der Hilfsstoffe zur Beeinträchtigung der Sicherheit von Kondomen kommen.
Bei längerfristiger lokaler A. in hoher Konz. oder auf großen Flächen syst. NW. u. WW. mgl.

KI. Strenge Indikationsstellung in d. Schwangerschaft, bes. im I. Trimenon, u. in d. Stillzeit (Ausnahme: Substitutionstherapie)
Lokal: Infektionen (Bakterien, Viren, Pilze), Rosacea, periorale Dermatitis, Vakzinationsreakt., A. im o. am Auge
Selbstmedikation: zusätzlich Kdr. < 6 J., A.-Dauer > 14 d, unter Okklusivbedingungen sowie in Körperfalten; I. Trimenon d. Schwangerschaft
Tbl.: Vorsicht bei M/D-Ulcera, schwerer Osteoporose, starker Hypertonie, Herzinsuffizienz, Glaukom, Diabetes, Infektionen, Tuberkulose in der Anamnese

NW. **Lokal:** nach Langzeit-A.: Hautatrophien, Striae, Teleangiektasien, Steroidakne, Hypertrichosis sowie syst. NW. (s. Prednisolon) mgl.
Tbl.: s. Prednisolon u. Fachinfo, bei Substitutionstherapie keine NW.

WW. s. Prednisolon u. Fachinfo

Diese Angaben sind nicht vollständig – beachten Sie bitte die Erläuterungen und Hinweise in Kapitel 2

Hydrotalcit

Antacidum

A. 1–2 h nach den Mahlzeiten u. vor dem Schlafengehen; Tbl. gründlich kauen, Susp. unverdünnt anwenden

D. Mehrmals tgl. 500–1000 mg; max. 6 g/d

H. Nicht mit säurehaltigen Getränken, z.B. Obstsäften o. Wein o. zitronensäurehaltigen BT, einnehmen (Aluminium-Aufnahme aus d. Darm↑); Meiden von reizenden, blähenden o. die Obstipation fördernden Speisen sowie von Kaffee, Nicotin u. Stress; bleiben die Beschw. länger als 2 Wo. o. treten häufiger auf – Abklärung durch den Arzt notwendig; in d. Schwangerschaft nur kurzfristig u. in möglichst geringer Dos. anwenden

KI. Hypophosphatämie; Vorsicht bei Nierenfunktionsstör.; keine ausreichenden Erfahr. bei Kdr. < 12 J.

NW. Weiche Stühle (bei hoher Dos.)

WW. Eisenpräp.↓, Gyrasehemmer↓ (z.B. Ofloxacin u. Ciprofloxacin), Herzglykoside↓, Tetracycline↓; grundsätzlich bei der Einnahme von weiteren AM 2 h Abstand halten

Ibuprofen

NSAR

D. Max. 2400 mg/d
Selbstmedikation: max. 1200 mg/d, Supp.: max. 1626 mg/d bei leichten bis mittelstarken Schmerzen, Fieber; max. 4 d
Niedrigste D. über kürzestmöglichen Zeitraum anwenden

H. Bei starken Schmerzen bes. im Oberbauch u./o. Schwarzfärbung d. Stuhls sofort Arzt aufsuchen. Erhöhung d. Herz- u. Hirninfarkt-Risikos mgl. u. Auslösung von Kopfschmerzen bei längerer A.; Komb. mit ASS als TAH meiden (Diclofenac anstelle I. empfohlen)

KI. Sgl. < 7 kg KG (6 Mon.), Supp. zu 60 mg: Sgl. < 6 kg KG (3 Mon); M/D-Ulcera, Blutungen, Blutbildungsstör., Asthma, Heuschnupfen, weitere allerg. Reakt., Nasenpolypen; Vorsicht – bes. in der Selbstmedikation – bei Verdacht auf M/D-Ulcera o. Darmentzündungen (M. Crohn o. Colitis ulcerosa), syst. Lupus erythematodes o. Mischkollagenosen, Porphyrien, Hypertonie u. Herzinsuffizienz, L/N-Funktionsstör., nach chirurgischen Operationen; Komb. mit anderen NSAR einschließlich selektiver COX-2-Hemmer vermeiden; keine ausreichenden Erfahr. im I. u. II. Trimenon der Schwangerschaft

NW. Dosisabhängig: M/D-Beschw., bes. bei älteren Pat. (sh-h), M/D-Ulcera (h-g), Kopfschmerzen u. Schwindel (h)

WW. Weitere NSAR u. Glucocorticoide u. SSRI (Risiko M/D-Blutungen↑), Methotrexat (Tox.↑), Ciclosporin (Nephrotox.↑), Lithium↑, Digoxin↑, Phenytoin↑, Diuretika u. Antihypertonika (Blutdruck↑), kaliumsparende Diuretika (Hyperkaliämierisiko↑), ACE-Hemmer↓ u. Sartane↓ (Risiko Nierenfunktionsstör.↑), Antikoagulanzien↑, Sulfonylharnstoff-Antidiabetika↑, TAH wie ASS↓, Zidovudine, Tacrolimus (Nephrotox.↑)

Imipramin

Tricyclisches Antidepressivum

A.   Bei Enuresis Einnahme d. Dosis am Nachmittag o. am frühen Abend

D.   Ein- u. ausschleichend, 50–150 mg/d
Berechnet als Imipramin-HCl

H.   Vor Kindern geschützt aufbewahren; Eintritt der sedierenden W.
nach wenigen Stunden, Eintritt der stimmungsaufhellenden W. nach
1–3 Wo.

KI.   Kdr. < 5 J.; akute Delirien, akute Harnretention, akuter Myocardinfarkt, Prostatahypertrophie, Ileus, unbehandeltes Engwinkelglaukom, Pylorusstenose; akute Vergiftungen mit Alkohol, Schlaf- o.
Schmerzmitteln sowie Psychopharmaka; Komb. mit MAO-Hemmern
(14 d Behandlungspause), Stillzeit; strenge Indikationsstellung in d.
Schwangerschaft, bes. im I. Trimenon

NW.   (h): Benommenheit, Schwindel, Tremor, Mundtrockenheit, Sehstör.,
Schwitzen, Obstipation, Gewichtszunahme, Hypotonie u. Tachykardie

WW.   Alkohol↑ (I.↑), zentral dämpfende AM ↑, Sympathomimetika↑, anticholinerg wirkende AM↑, Clonidin ↓, α-Methyldopa↓, Antiarrhyth-
mika↑, MAO-Hemmer, Serotonin-Wiederaufnahme-Hemmer (I.↑),
Neuroleptika (I.↑), Methylphenidat u. Cimetidin (I.↑), Estrogene (I.↓),
Phenytoin↑ u. Barbiturate u. Carbamazepin↑ (I.↓); orale Antikoagu-
lanzien↑

Indometacin

NSAR

D. **Oral:** 2–3 × tgl. 25–50 mg oder 1–2 × tgl. 75 mg (Retard), max. 200 mg/d (kurzfristig)
Rektal: 1–3 × tgl. 50 mg oder 1 × tgl. 100 mg
Niedrigste D. über kürzestmöglichen Zeitraum anwenden

H. Bei starken Schmerzen bes. im Oberbauch u./o. Schwarzfärbung des Stuhls sofort Arzt aufsuchen. Erhöhung des Herz- u. Hirninfarkt-Risikos mgl. u. Auslösung von Kopfschmerzen bei längerer A.

KI. M/D-Ulcera, allerg. Reakt. o. M/D-Blutungen nach Anwendung von ASS u. anderen NSAR, Blutungen, ungeklärte Blutbildungs- u. Gerinnungsstör., schwere Herzinsuffizienz; Komb. mit anderen NSAR einschließlich selektiver COX-2-Hemmer; besondere ärztl. Überwachung bei Asthma, Heuschnupfen, weiteren allerg. Reakt., Nasenpolypen; keine ausreichenden Erfahr. bei Kdr. u. Jgl., bzw. bei Kdr. < 14 J. (Supp.); strenge Indikationsstellung im I. u. II. Trimenon d. Schwangerschaft

NW. M/D-Beschw., bes. bei älteren Pat. (sh), zentralnervöse Stör. (sh), Depression (h), Tinnitus (h)

WW. Alkohol; weitere NSAR u. TAH (wie ASS) u. SSRI u. Glucocorticoide (Risiko M/D-Blutungen↑), Methotrexat (Tox.↑), Ciclosporin (Nephrotox.↑), Lithium↑, Digoxin↑, Phenytoin↑, Diuretika u. Antihypertonika (Blutdruck↑), kaliumsparende Diuretika (Hyperkaliämierisiko↑), Triamteren (Nierenversagen mgl.), ACE-Hemmer↓ u. Sartane↓ (Risiko Nierenfunktionsstör.↑), Antikoagulanzien↑, Sulfonylharnstoff-Antidiabetika↑, Penicilline (Ausscheidung verzögert), Furosemid (I.-Ausscheidung beschleunigt), Diflunisal (I.-Plasmaspiegel↑)

Insulin

Antidiabetikum

A. Regelmäßig im vom Arzt festgelegten Hautbereich s.c. anwenden; empfohlenen Spitz-Ess-Abstand beachten

D. Individuell entsprechend d. diabetischen Stoffwechsellage/Blutzuckerwerte
Allgem.: 0,3–0,8 I.E. Insulin/kg KG/d, 1 I.E. Normalinsulin senkt d. Blutzucker um 30–50 mg/dl (1,7–2,8 mmol/l)
Während d. Schwangerschaft D. besonders gut anpassen.
Insulinglulisin: W.-Eintritt sofort, W.-Dauer 2–3 h
Insulinlispro: W.-Eintritt sofort, W.-Dauer 2–5 h
Insulinaspart: W.-Eintritt sofort, W.-Dauer 3–5 h
Normal-Insulin (human): W.-Eintritt nach 10–15 min, W.-Dauer ca. 5–8 h
Intermediär-/Komb. Insulin (human): W.-Eintritt nach 0,5–2 h, W.-Dauer 2–24 h
Insulindetemir: W.-Eintritt nach 1,5 h, W.-Dauer 12–24 h
Insulinglargin: W.-Eintritt nach 1,5–3 h, W.-Dauer 24 h

H. Kühllagerung (nicht einfrieren!); in Gebrauch befindliche Fertigspritze, Ampulle bzw. Pen bis zu 4 bzw. 6 Wo. außerhalb d. Kühlschrankes (bei max. +25 bzw. 30 °C) lagern; direkte Lichteinwirkung vermeiden.
Bei Unterzuckerung (Schwitzen, Zittern, Unruhe) Traubenzucker zuführen (bei Bewusstlosigkeit Glucagon) und dann KH essen; β-Blocker können d. Frühwarnzeichen einer Hypoglykämie abschwächen

KI. Hypoglykämie (gilt nicht für Insulindetemir u. Insulinglargin); zur A. bei Kindern u. in der Schwangerschaft/Stillzeit s. Fachinfo

NW. Ödeme u. Sehstör. (zu Therapiebeginn und in der Regel vorübergehend), Hypoglykämie; Lipoatrophie o. Lipohypertrophie an den Einstichstellen (Einstichstelle ständig wechseln!)

WW. **Insulinbedarf↓:** Alkohol, Salicylate, orale Antidiabetika, MAO-Hemmer, β-Blocker, ACE-Hemmer
Insulinbedarf↑: Glucocorticoide, Schilddrüsenhormone, Sympathomimetika, Danazol

Interferon beta–1a/1b

Immunmodulator, Zytokin (Multiple Sklerose)

A. Injektion unter aseptischen Bedingungen vornehmen. Bei jeder Applikation Injektionsstelle wechseln (Risiko von Nekrosen an der Injektionsstelle↓)

H. Empfängnisfähige Frauen sollten geeignete kontrazeptive Maßnahmen treffen. Jedes Anzeichen von Depression o. Selbstmordgedanken sowie Hautläsionen mit Schwellung o. Flüssigkeitsabsonderung an der Injektionsstelle sind sofort dem Arzt mitzuteilen. Fiebersenkende Analgetika können das Auftreten grippeähnlicher Symptome vermindern. Der Zustand von Patienten mit Herzerkr. (z.B. Herzinsuffizienz, Angina pectoris) kann sich zu Beginn d. Therapie verschlechtern, sie sind sorgfältig zu überwachen.

KI. Schwere depressive Stör. u./o. Suizidneigung, dekompensierte Leberinsuffizienz (Beta-1B); Vorsicht bei Pat. mit Krampfanfällen in d. Anamnese. Keine ausreichenden Erfahr. bei Kdr. < 12 J.

NW. Bes. in der Einstellungsphase grippeähnliche Symptome (sh -Fieber, Schüttelfrost, Kopf-, Muskel- u. Gelenkschmerzen, Übelkeit, Schwitzen); Reakt. an der Injektionsstelle (sh); viele weitere NW. s. Fachinfo

WW. **Interferon Beta-1A:** Vorsicht bei AM mit geringer therapeutischer Breite, deren Clearance stark vom Cytochrom-P450-System der Leber abhängt (z.B. Antiepileptika, tri- u. tetracyclische Antidepressiva sowie MAO-Hemmer – Dos. u. Leberwerte kontrollieren)
Interferon Beta-1B: Vorsicht bei AM mit geringer therapeutischer Breite, deren Clearance stark vom Cytochrom-P450-System der Leber abhängt (z.B. Antiepileptika); Vorsicht bei AM mit Wirkung auf das hämatopoetische System; keine Erfahr. mit anderen Immunmodulatoren (außer Corticosteroide o. ACTH)

Diese Angaben sind nicht vollständig – beachten Sie bitte die Erläuterungen und Hinweise in Kapitel 2

Ipratropiumbromid

Broncholytikum, Antiarrhythmikum, Anticholinergikum

A. FTA: kurz vor den Mahlzeiten
Inh.: nicht in d. Augen gelangen lassen (Akkommodationsstör.)
DA: Sprühdose vor Gebrauch schütteln

D. DA: bei Bedarf 1–2 Sprühstöße (zu 20 µg), max. 12 Sprühstöße/d;
Abstand von 2 h zwischen d. Hüben einhalten; bei ansteigendem
Bedarf ist wegen der Gefahr einer Exazerbation des Asthmas der Arzt
aufzusuchen
FTA: 2–3 × tgl. 10–15 mg
Inh.-Kps.: 3 × tgl. 200 µg, max. 1600 µg/d
Berechnet als Ipratropium-Br

H. Kinder sollten nur unter Aufsicht von Erw. inhalieren. **Kps. sind zum
Inhalieren bestimmt!**

KI. Engwinkelglaukom, Blasenentleerungsstör. mit Restharnbildung
FTA: (zusätzlich) Kdr. u. Jgl.; Megacolon, mech. Stenosen im M/D-
Bereich, Obstipation infolge Darmatonie, Tachyarrhythmie;
strenge Indikationsstellung in d. Schwangerschaft, bes. im I. Trimenon, u. in d. Stillzeit

NW. Kopfschmerzen (h), Schwindel (h), Husten (h), Mundtrockenheit (h),
Obstipation (h)

WW. β-Sympathomimetika (I.↑), Xanthine (I.↑), Anticholinergika (I.-
NW.↑)
FTA: Dopaminantagonisten, z.B. Metoclopramid (Motilität d. M/D-
Traktes↓); Parkinsonmittel u. Chinidin u. tri- u. tetracyclische Anti-
depressiva u. Neuroleptika (anticholinerge W.↑)

Irbesartan

Antihypertonikum, Angiotensin-II-Antagonist

A. Regelmäßige Einnahme

D. 1 × tgl. (75)-150 mg; max. 300 mg/d

H. Blutdrucksenkung wird im Wesentlichen nach 4–6 Wo. erreicht. Bei Pat. mit schwarzer Hautfarbe wirkt I. schwächer.

KI. Keine ausreichenden Erfahr. im I. Trimenon d. Schwangerschaft; begrenzte Erfahr. bei Kdr. u. Jgl.; bes. Vorsicht bei Pat. kurz nach der Nierentransplantation, mit schweren Nierenfunktionsstör. bzw. Herzinsuffizienz

NW. (h): orthostatische Hypotonie, M/D-Beschw., Schwindel, Erschöpfung

WW. Kalium-Präparate u. kaliumsparende Diuretika u. Heparin (Hyperkaliämie); Antihypertonika, z.B. β-Blocker u. Calciumkanalblocker u. Diuretika (verstärkter Blutdruckabfall); Lithium (L.-NW.↑), NSAR u. COX-2-Hemmer u. ASS > 3 g/d (I.↓), ACE-Hemmer (Nierenfunktionsstör.↑)

Diese Angaben sind nicht vollständig – beachten Sie bitte die Erläuterungen und Hinweise in Kapitel 2

Isosorbiddinitrat

Vasodilatator

A. **Anfallskupierung:** Tbl. zerkauen u. im Mund belassen bzw.
Spray 1–3 Sprühstöße in Abständen von 30 Sekunden auf d. Zunge
(nicht inhalieren)

D. **Anfallskupierung:** 5–10 mg als Tbl. o. 1,25–3,75 mg als Spray
Prophylaxe: 1–2 × tgl. 20–40 mg (Tbl.) o. 20–120 mg/d (Retard); nicht
plötzlich, sondern ausschleichend absetzen!

H. Zur Vermeidung einer Toleranzentwicklung täglich nitratfreies Intervall von 6–8 h erforderlich

KI. Akutes Kreislaufversagen, kardiogener Schock, Hypotonie (systolisch
< 90 mm Hg), Komb. mit Phosphodiesterasehemmern (z. B. Sildenafil,
Tadalafil, Vardenafil); keine ausreichenden Erfahr. in Schwanger-
schaft/Stillzeit

NW. „Nitratkopfschmerz" (sh, meist in der Einstellungsphase), Flush,
orthostatische Hypotension mit Benommenheit u. Reflextachycardie
(h)

WW. Alkohol und andere Vasodilatatoren u. Antihypertonika u. β-Blocker
u. Calciumkanalblocker u. Neuroleptika u. tricycl. Antidepressiva
(blutdrucksenkende W.↑); Phosphodiesterasehemmer – z. B. Sildenafil, Tadalafil, Vardenafil – (Blutdruck↓ u. Kreislaufdepression, zum
Teil mit Todesfolge); Dihydroergotamin↑

Isosorbidmononitrat

Vasodilatator

A. Tbl. unzerkaut einnehmen

D. 2 (-3) × tgl. 20 mg o. 1 (-2) × tgl. 40 mg (Tbl.); 1 × tgl. 40–100 mg (Retard); einschleichende D.

H. Zur Vermeidung einer Toleranzentwicklung täglich nitratfreies Intervall von 6–8 h erforderlich; nicht zur Anfallskupierung d. Angina pectoris geeignet

KI. Akutes Kreislaufversagen, kardiogener Schock, Hypotonie (systol. < 90 mm Hg), Komb. mit Phosphodiesterasehemmern (z. B. Sildenafil, Tadalafil, Vardenafil); keine ausreichenden Erfahr. in Schwangerschaft/Stillzeit

NW. „Nitratkopfschmerz" (sh, meist in der Einstellungsphase), Flush, orthostatische Hypotension mit Benommenheit u. Reflextachycardie (h)

WW. Alkohol und andere Vasodilatatoren u. Antihypertonika u. β-Blocker u. Calciumkanalblocker u. Neuroleptika u. tricycl. Antidepressiva (blutdrucksenkende W.↑); Phosphodiesterasehemmer – z. B. Sildenafil, Tadalafil, Vardenafil – (Blutdruck↓ u. Kreislaufdepression, zum Teil mit Todesfolge); Dihydroergotamin↑

Diese Angaben sind nicht vollständig – beachten Sie bitte die Erläuterungen und Hinweise in Kapitel 2

Isotretinoin

Aknemittel (syst. Therapie)

A. Niedrige Dosen: 1 × tgl.; höhere Dosen: verteilt über den Tag

D. 0,5–1,0 mg/kg KG/d; Gesamtdosis pro Behandlungszyklus 120 – 150 mg/kg KG; Therapiedauer ca. 16–24 Wo.; zwischen einem weiteren Behandlungszyklus sollte ein Intervall von 8 Wo. liegen

H. Während u. 5 Wo. nach Th. kein Blut spenden. AM mit niemandem teilen (bes. nicht mit Frauen), unbenutzte Kps. an Apotheke zurückgeben. Frauen im gebärfähigen Alter müssen über das hohe teratogene Risiko bei Schwangerschaft informiert sein. Besondere Abgabekontrolle für Frauen im gebärfähigen Alter: a) Rezept nur 7 d gültig. b) Abgabe nur 30-d-Vorrat. Eine wirksame u. konsequente Kontrazeption (mit mindestens einer, vorzugsweise 2 sich ergänzenden Methoden incl. einer Barrieremethode) 4 Wo. vor, während u. 4 Wo. nach Th. ist unerlässlich. Schwangerschaftsausschluss durch Arzt/Labor vor, alle 4 Wo. während u. 5 Wo. nach d. Therapie. Meldepflicht einer Schwangerschaft unter I.-Th. an BfArM u. Hersteller. Vorübergehende Verschlechterung der Akne zu Th.-Beginn u. nächtliche Visus-Probleme, z.B. beim Aufofahren mgl. Vorsicht bei Pat. mit psychischen Vorerkr.

KI. **Schwangerschaft/Stillzeit; Frauen im gebärfähigen Alter** (Ausnahme: bei zwingender Indikation, sofern alle Bedingungen d. Schwangerschafts-Verhütungsprogramms erfüllt werden – s. unter H.); Leberfunktionsstör., stark erhöhte Blutfettwerte, Hypervitaminose A; Komb. mit Tetracyclinen; Kdr. < 12 J.

NW. Austrocknung von Haut u. Schleimhäuten (sh), Dermatitis (sh), Blutbildungsstör. (sh), Kopfschmerzen (h), Muskel- u. Gelenkschmerzen (sh), Erhöhung der Leber- u. Blutfettwerte (sh)

WW. Vitamin A (Erscheinungen einer Hypervitaminose A), Tetracycline (Schädelinnendruck↑),

Itraconazol

Antimykotikum

D. **Nagelmykose:** 2 × 200 mg/d über eine Wo., danach 3 Wo. Pause (Finger: 2 × wdh./Fuß: 3 × wdh.)
Pityriasis versicolor: 1 × 200 mg/d 7 Tage

H. Dos. und Therapiedauer sind vom Arzt konkret festzulegen, sind diese dem Pat. nicht bekannt, ist eine Rückfrage zwingend; Eintritt einer Schwangerschaft sollte bis 4 Wo. nach Therapieende verhindert werden

KI. Leberfunktionsstör., Komb. mit Terfenadin, Dofetilid, Mizolastin, Chinidin, Pimozid, CSE-Hemmern – z.B. Simvastatin, Atorvastatin u. Lovastatin – Triazolam u. Midazolam (oral); Vorsicht bei Herzinsuffizienz u. Komb. mit Calciumkanalblockern; keine Erfahr. bei Kdr.
Nagelmykose: Kdr. u. Jgl.

NW. M/D-Beschw. (h), Leberfunktionsstör. (h), Hautausschlag (h), Infektionen der Atemwege (g)

WW. Antacida (I.-Resorpt.↓) – 2 h Abstand halten; H_2-Blocker u. Protonenpumpeninhibitoren (I.-Resorpt.↓) – Einnahme mit einem kohlensäurehaltigen Getränk; CYP-3A4-Inhib.[1]↑ (I.↑), CYP-3A4-Induk.[1] (I.↓); orale Antikoagulanzien↑, Ciclosporin u. Tacrolimus (Tox.↑); Ergotalkaloide↑; Calciumkanalblocker wie Dihydropyridine u. Verapamil (NW.↑); Sildenafil u. Tadalafil (NW. mgl.); Trimetrexat u. Vinca-Alkaloide u. Busulfan u. Ciclosporin u. Tacrolimus u. Digoxin u. Dexamethason u. Methylprednisolon u. Alprazolam u. Buspiron (alle Abbau↓); weitere WW. siehe unter KI.

---

[1] s. S. XIII

Diese Angaben sind nicht vollständig – beachten Sie bitte die Erläuterungen und Hinweise in Kapitel 2

Johanniskraut–Extrakt

Pflanzliches Psychopharmakon, Antidepressivum

D. bis 900 mg Trockenextrakt/d

H. Patient muss wegen möglicher WW. nach bestehender Medikation befragt werden, Wirkungseintritt verzögert (nach 4–6 Wo.). Wenn die Beschw. länger als 4 Wo. bestehen o. sich verstärken – Arzt aufsuchen. Intensive UV-Bestrahlung (lange Sonnenbäder, Höhensonne, Solarium) meiden

KI. Schwere depressive Episoden; Komb. mit Ciclosporin o. Indinavir o. anderen Proteasehemmstoffen o. Tacrolimus o. Irinotecan o. anderen Zytostatika o. anderen Antidepressiva; bekannte Lichtüberempfindlichkeit; keine ausreichenden Erfahr. in Schwangerschaft/Stillzeit; keine Erfahr. bei Kdr. < 12 J.

NW. Photosensibilisierung (bes. bei hellhäutigen Personen)

WW. Hormonelle Kontrazeptiva↓ (Zwischenblutungen mgl.), Digoxin↓, Theophyllin↓, Verapamil↓, Simvastatin↓, Midazolam↓, tricycl. Antidepressiva↓ (z. B. Amitiptylin, Nortriptylin); Paroxetin u. Sertralin u. Trazodon (Serotinin-Syndrom mgl.); photosensibilisierende AM (phototox. NW.↑), orale Antikoagulanzien↓ (z. B. Phenprocoumon, Warfarin), Immunsuppressiva↓, Anti-HIV-AM↓, Zytostatika↓

Kaliumchlorid

Kalium-Substitutionsmittel

D. Individuell gemäß Kaliumwert im Serum; nicht mehr als 100–150 mmol K^+/Tag

H. Vor u. während der Th. Kontrolle der Elektrolyte, des Säure-Basen-Status, des Herzrhythmus u. – bes. bei älteren Pat. – der Nierenfunktion. Bei obstruktiven Veränderungen im Verdauungstrakt sind flüssige Kaliumzubereitungen zu empfehlen. Einnahme nicht im Liegen.

KI. Dehydratation, Nierenfunktionsstör., Hyperkaliämie, Morbus Addison, Sichelzellanämie, saure Stoffwechselentgleisungen – z. B. diabetische Azidose, Adynamia episodica hereditaria

NW. Hyperkaliämie (g), M/D-Beschw. (g); Ulcerationen u. Stenosen in allen Darmabschnitten (auch Ösophagus) durch feste Kaliumsalzpräparate (Tabl., Dragees u. Retardformen) mgl., auch Perforationen – bei schwerem Erbrechen, starken Bauchschmerzen u. M/D-Blutungen AM sofort absetzen u. Arzt aufsuchen

WW. Herzglykoside↓, Aldosteronantagonisten u. kaliumsparende Diuretika u. ACE-Hemmer u. Angiotensin-II-Antagonisten u. NSAR (Hyperkaliämie-Risiko↑); Anticholinergika (gastrointestinale NW.↑)

Diese Angaben sind nicht vollständig – beachten Sie bitte die Erläuterungen und Hinweise in Kapitel 2

Kaliumiodid

Schilddrüsentherapeutikum

D. **Prophylaxe d. Iodmangelstruma:** 100–200 µg Iodid/d
Euthyreote Strumatherapie: 300–500 µg Iodid/d

H. In der Schwangerschaft/Stillzeit erhöhter Iodbedarf (200 µg Iodid/d)

KI. Iodüberempfindlichkeit, manifeste Hyperthyreose, latente Hyperthyreose bei Dos. > 150 µg Iodid/d, autonomes Adenom sowie diffuse Autonomien der Schilddrüse bei Dos. von 300–1000 µg Iodid/d; Dermatitis herpetiformis Duhring; Schwangerschaft/Stillzeit (Tbl. zu 2000 µg)

NW. Bei Vorliegen größerer autonomer Areale der Schilddrüse u. tgl. Iodidgaben > 150 µg kann eine Hyperthyreose manifest werden. Bei Iodüberempfindlichkeit: Fieber, Hautausschlag, Augenreizungen, Reizhusten, Durchfall o. Kopfschmerzen – Einnahme beenden

WW. Thyreostatika (strumigene W.), Lithium (strumigene W. u. Hypothyreosen mgl.), kaliumsparende Diuretika (bei höherer Dos. von Kaliumiodid Hyperkaliämie mgl.)

Ketotifen

Mastzellstabilisator, Antiasthmatikum, Antihistaminikum

A. Regelmäßige Einnahme, Langzeitbehandlung, Wirkungseintritt nach 8–12 Wo., nicht zur Anfallsbehandlung

D. **Initial:** abends 1 mg, nach 3–4 d Steigerung auf 2 × tgl. 1 mg, (max. 2 × tgl. 2 mg)
AT.: 2 × tgl. 1 Tr.

H. **AT** (außer EDO): weiche Kontaktlinsen erst 15 min nach Applikation wieder einsetzen

KI. Strenge Indikationsstellung in Schwangerschaft/Stillzeit

NW. Müdigkeit (sh), Kopfschmerzen u. Schwindel (h), Mundtrockenheit u. Übelkeit (h); bes. bei Kdr. zentralnervöse Stör.
AT: Irritationen der Augen (h), Keratitis punctata (h)

WW. Alkohol↑, zentral dämpfende AM↑, orale Antidiabetika (Thrombozytenabfall mgl.)

Knoblauchzwiebel–Pulver

Pflanzliches Mittel zur Prophylaxe der Arteriosklerose

D.   3 × tgl. 300–400 mg

H.   K. kann das Risiko postoperativer Blutungen erhöhen. Eine Senkung des Blutdrucks sowie eine Veränderung des Geruchs von Haut u. Atemluft mgl.

KI.   Blutgerinnungsstör. im Sinne einer vermehrten Blutungsneigung; keine ausreichenden Erfahr. in Schwangerschaft/Stillzeit; keine Erfahr. bei Kdr. < 12 J.

WW. Antihypertonika↑, Antikoagulanzien↑, Indinavir u. andere HIV-Protease-Hemmer↓

Lactulose

Laxans

A. Bei chron. Obstipation nach dem Frühstück einnehmen; Granulat bzw. Sirup kann in Wasser o. anderen Flk. aufgelöst bzw. verdünnt eingenommen werden; Wirkungseintritt nach 2–10 h; bei ungenügender D. erster Stuhlgang erst nach 24–48 h mgl.

D. Erw.: 1–2 × tgl. 5–10 g
Kdr.: 1–2 × tgl. 3–6 g

H. **Für Diabetiker:** L. kann zum Süßen von Getränken u. Speisen verwendet werden; herstellungsbedingt sind geringe Mengen verdaulicher KH (Fructose, Galactose, Lactose) enthalten
L. kann in Schwangerschaft/Stillzeit angewendet werden

KI. Darmverschluss, Vorsicht bei akut-entzündlichen M/D-Erkr. u. Stör. d. Wasser-/Elektrolythaushaltes

NW. **In der Einstellungsphase:** leichte Bauchschmerzen (sh) u. Blähungen (sh)
Bei hoher Dosierung: M/D-Beschw. u. Stör. im Elektrolythaushalt (Natrium- u. Kalium-Ausscheidung↑)

WW. **Bei längerfristiger Einnahme hoher Dosen:** Corticosteroide u. kaliuretische Diuretika u. Amphotericin B (Kalium-Verlust↑), Herzglykoside↑

Lamotrigin

Antiepileptikum

A. Regelmäßige Einnahme, Langzeitbehandlung; Tbl. kann zerkaut o. in Wasser aufgeschlemmt werden

D. **Monotherapie:** Initial: 1 × tgl. 25 mg für 14 d, danach 1 × tgl. 50 mg für weitere 14 d, Steigerung alle 1–2 Wo. um max. 100 mg. Erhaltungsdosis: 100–200 mg/d in 1–2 ED
Komb.-Th.: s. Fachinfo
ausschleichende D. notwendig

H. Nicht ohne ärztlichen Rat absetzen. Suizidrisiko leicht erhöht.

KI. Strenge Indikationsstellung in Schwangerschaft/Stillzeit; keine Erfahr. bei Kdr. < 2 J.

NW. Hautausschlag (sh) – sofort Arzt informieren; Kopfschmerzen (sh), Sehstör. (sh), Reizbarkeit u. Schlaflosigkeit u. Schläfrigkeit u. Schwindel u. Tremor (h); M/D-Beschw. (h), Glieder- u. Rückenschmerzen (h)

WW. Paracetamol (L.↓), hormonelle Kontrazeptiva (L.↓, Verminderung d. kontrazeptiven W. mgl.), Phenytoin (L.↓), Carbamazepin (NW.↑) (L.↓), Oxcarbazepin (NW.↑), Phenobarbital (L.↓), Primidon (L.↓), Valproinsäure (L.↑, Hautausschläge↑); Rifampicin (L.↓)

Lansoprazol

Ulcustherapeutikum, Protonenpumpenhemmer

A. 1 × tgl. morgens einnehmen, bei H. pylori 2 × tgl. morgens u. abends

D. 30 mg/d, max. 60 mg/d (keine Erfahr. bei Th.-Dauer > 12 Mon.)

KI. Komb. mit Atazanavir; keine ausreichenden Erfahr. in Schwanger-schaft/Stillzeit; keine Erfahr. bei Kdr.

NW. Kopfschmerzen (h), Schwindel (h), M/D-Beschw. (h), Mundtrockenheit (h), Urticaria (h), Müdigkeit (h)

WW. Azolantimykotika↓; Antacida u. Sucralfat (L.↓) – mind. 1 h Abstand halten; Digoxin↑, Theophyllin↓, Tacrolimus (L.↑), Fluvoxamin (L.↑), CYP-3A4-Induk.[1], z.B. Johanniskraut u. Rifampicin (L.↓), Atazana-vir↓

---

[1] s. S. XIII

Diese Angaben sind nicht vollständig – beachten Sie bitte die Erläuterungen und Hinweise in Kapitel 2

Leflunomid

Immunsuppressivum, Antirheumatikum – Basistherapeutikum

D. **Initial:** 1 × tgl. 100 mg für 3 d
Erhaltungsdosis: bei rheumatoider Arthritis 1 × tgl. 10 – 20 mg,
bei Psoriasis-Arthritis: 1 × tgl. 20 mg

H. W. tritt erst nach 4 – 6 Wo. ein und kann sich während der nächsten
4 – 6 Mon. noch steigern. Regelmäßige Blutdruck-, Blutbild- u.
Leberwertkontrollen vor, während u. nach der Behandlung notwendig. Lange HWZ des aktiven Metaboliten.
Zuverlässige Kontrazeption erforderlich: **Frauen** während und bis 2 J.
nach Therapie bzw. nach „Auswaschverfahren" (s. Fachinfo), **Männer**
während der Therapie bzw. bei Kinderwunsch „Auswaschverfahren"
anwenden. Vor Th.-Beginn Schwangerschaft ausschließen.

KI. L/N-Funktionsstör., schwerer Immundefekt (z. B. AIDS), eingeschränkte Knochenmarkfunktion/Blutbildungsstör., schwere Infektionen, schwere Hypoproteinämie; Vorsicht bei Komb. mit hepato- o.
hämatotox., antirheumatischen Basistherapeutika, z. B. Methotrexat
(Auswaschverfahren erforderlich)
keine Erfahr. bei Kdr. u. Jgl. < 18 J.

NW. (h): M/D-Beschw., Entzündungen der Mundschleimhaut, Kopfschmer-
zen, Schwindel, Parästhesie, Appetitlosigkeit, Haarausfall, Pruritus,
Sehnenscheidenentzündung; Leukopenie. Bei Atemnot, Cyanose u.
Ödemen Arzt aufsuchen.

WW. Alkohol (hepatotox. NW.↑), andere antirheumatische Basistherapeutika u. weitere hepato- o. hämatotox. AM (schwere NW. mgl., Auswaschverfahren notwendig), Rifampicin; AM, die über CYP-2C9
(außer NSAR) metabolisiert werden, wie Phenytoin, Phenprocoumon,
Warfarin, Tolbutamid; attenuierte Lebendimpfstoffe; Colestyramin u.
Aktivkohle (L.↓)

Lercarnidipin

Antihypertonikum, Calciumkanalblocker

A. Regelmäßige Einnahme

D. 1 × tgl. 10 mg,
schrittweise Steigerung auf 1 × tgl. 20 mg mgl.
Berechnet als Lercarnidipin-HCl

H. Nicht ohne ärztlichen Rat absetzen, nicht mit Grapefruitsaft einnehmen. Max. Blutdrucksenkung nach 2 Wo.

KI. Instabile Angina pectoris, akuter Herzinfarkt innerhalb der ersten 4 Wo., schwere L/N-Funktionsstör.; unbehandelte kongestive Herzinsuffizienz; gebärfähige Frauen ohne wirksame Verhütung; weitere KI. s. Fachinfo; keine Erfahr. bei Kdr. u. Jgl.

NW. (g): Flush, periphere Ödeme, Tachykardie, Kopfschmerzen, anfängliche Verschlechterung einer Angina pectoris mgl.

WW. Alkohol (L.↑), β-Blocker (L.↓ – Dosisanpassung erforderlich), Midazolam (L.-Resorpt.↑), Digoxin↑, Cimetidin > 800 mg/d (L.↑); Ciclosporin ↑ (L.↑ – Ciclosporin 3 h nach L. einnehmen), CYP-3A4-Inhib.[1] (L.↑), CYP-3A4-Induk.[1] (L.↓); Terfenadin, Amiodaron, Chinidin; Simvastatin (S.-Resorpt.↑ – L. morgens u. S. abends einnehmen)

---

[1] s. S. XIII

Diese Angaben sind nicht vollständig – beachten Sie bitte die Erläuterungen und Hinweise in Kapitel 2

Levodopa/Benserazid

Parkinsonmittel/Dopa-Decarboxylasehemmer

A. Langzeitbehandlung, regelmäßige Einnahme; bei Restless-Legs-Syndrom: Einnahme 30 min vor d. Schlafen gehen

D. Einschleichend, bis 800 mg L-Dopa/d, verteilt auf mind. 4 ED

H. Nicht ohne ärztlichen Rat absetzen. Leichte Rotfärbung des Urins mgl.
Patienten sollten sorgfältig auf psychische Veränderungen u. Depression mit u. ohne Suizidtendenz überwacht werden. Bei Übelkeit kein Metoclopramid, eventuell Domperidon; Stör. d. Labortests auf Harnsäure u. Glucose mgl. Ausscheidungen in Urin, Speichel u. Schweiß können Flecken verursachen, die in frischem Zustand auszuwaschen sind.

KI. Patienten < 25 J.; dekompensierte endokrine (z.B. Schilddrüse), renale, hepatische u. kardiale Erkr.; Psychosen, Knochenmarkserkr., Engwinkelglaukom, medikamentös bedingtes Parkinson-Syndrom; Komb. mit MAO-Hemmern (s. Fachinfo) u. reserpinhaltigen AM

NW. Bes. bei Th.-Beginn Appetitminderung u. Übelkeit (h) – L. mit etwas Nahrung o. Flüssigkeit einnehmen; Halluzinationen (h), Unruhe u. Verstimmungen (h), motorische Stör. (h), gesteigerte Libido

WW. Proteinreiche Nahrung u. eisensulfathaltige AM (L.-Resorpt.↓), Vitamin B6 in hohen Dosen (L.↓); Sympathomimetika↑ (L.↑), Reserpin (L.↓), Neuroleptika (L.↓), Opioide (L.↓), MAO-Hemmer (s. Fachinfo); Metoclopramid (L.-Resorpt. ↑)

Levodopa/Carbidopa

Parkinsonmittel/Dopa-Decarboxylasehemmer

A. Langzeitbehandlung, regelmäßige Einnahme

D. Einschleichend, Steigerung auf 700–1000 mg L-Dopa/d, verteilt auf mind. 3–4 ED

H. Nicht ohne ärztlichen Rat absetzen; Stör. d. Labortests auf Harnsäure u. Glucose mgl,; Pat. sollten sorgfältig auf psychische Veränderungen u. Depression mit u. ohne Suizidtendenz überwacht werden. Bei Übelkeit kein Metoclopramid, eventuell Domperidon

KI. Psychosen, Engwinkelglaukom, medikamentös bedingtes Parkinson-Syndrom; Komb. mit MAO-Hemmer (s. Fachinfo); keine Erfahr. bei Kdr. u. Jgl.; nur in Ausnahmefällen vorsichtig unter strenger ärztlicher Aufsicht bei endokrinen, renalen, hepatischen u. kardialen Erkr. u.w. siehe Fachinfo

NW. M/D- Beschw. (sh), Dyskinesien (sh), Unruhe (sh), Halluzinationen u. depressive Verstimmungen (h), Palpitationen (h), orthostatische Dysregulation (h), gesteigerte Libido

WW. Proteinreiche Nahrung u. eisensulfathaltige AM (L.-Resorpt.↓), Sympathomimetika↑, Reserpin (L.↓), Neuroleptika (L.↓), Opioide (L.↓), Phenytoin (L.↓), Metoclopramid (L.-Resorpt.↑), antidopaminerg wirkende AM (L↓); MAO-Hemmer (s. Fachinfo)

Levonorgestrel NOTFALLKONTRAZEPTIVUM

Gestagen
(für die Anwendung als Kontrazeptivum gelten andere Angaben s. Fachinfo)

A. Sobald wie mgl. – vorzugsweise innerhalb von 12 h – nach einem ungeschützten Geschlechtsverkehr und nicht später als 72 h danach

D. 1500 µg als Einmaldosis

H. Anwendung nicht angezeigt im Fall einer bereits vorbestehenden Schwangerschaft. Bei verspäteter o. abnormer Blutung o. wenn eine Schwangerschaft aus anderen Gründen vermutet wird, ist eine Schwangerschaft auszuschließen. Notfallkontrazeption kann keine regelmäßige Kontrazeptionsmethode ersetzen! Nach Notfallkontrazeption eine Barrieremethode zur Verhütung anwenden, bis die nächste reguläre Monatsblutung einsetzt. Keine wiederholte A. innerhalb desselben Menstruationszyklus. Bei Erbrechen innerhalb von 3 h nach L.- Einnahme soll sofort eine weitere Dosis eingenommen werden. Schwere Malabsorptionssyndrome (z. B. M. Crohn) können die Wirksamkeit von L. einschränken.

KI. Nicht empfohlen bei Kdr., bei bestehendem Risiko einer ektopischen Schwangerschaft (W. nicht gesichert) u. bei schweren Leberfunktionsstör.

NW. Spannungsgefühl in d. Brust (sh-h), Schmier- u. unregelmäßige Blutungen (sh-h); Hautausschlag u. Urticaria u. Pruritus (sh), Ödeme (sh); M/D-Beschw. (sh-h), Kopfschmerzen (sh), Müdigkeit (sh), Schwindel (sh)

WW. Barbiturate einschließlich Primidon u. Phenytoin u. Carbamazepin u. Rifabutin u. Rifampicin u. Griseofulvin u. Ritonavir u. Johanniskraut (L.↓), Ciclosporin (Tox.↑)

Levothyroxin–Natrium

Schilddrüsenhormon

A. Mindestens 30 min vor d. Frühstück, unzerkaut, regelmäßige Einnahme

D. Einschleichende D.; 1 × tgl. 25–300 µg

H. Konsequente Fortsetzung der Therapie in Schwangerschaft und Stillzeit, Sojaprodukte können die Resorpt. vermindern

KI. Unbehandelte Hyperthyreose, unbehandelte adrenale u. hypophysäre Insuffizienz; akuter Myokardinfarkt, akute Myokarditis, akute Pankarditis; in Schwangerschaft/Stillzeit keine Komb. mit Thyreostatika

NW. **Bei Überdosierung:** Tachykardie, Palpitationen, Unruhe, Gewichtsabnahme, Durchfall, Erbrechen, Muskelkrämpfe u. -schwäche, Fieber, Hyperhydrosis, Kopfschmerzen, Menstruationsstör.

WW. Antazida u. Eisenpräp. u. Calciumcarbonat u. Sucralfate (L.-Resorpt.↓) – 2 h Abstand halten, orale Antikoagulanzien↑, Antidiabetika↓, Colestyramin (L.↓) – 5 h Abstand halten, Sertralin u. Chloroquin/Proguanil (L.↓); CYP-3A4-Induk.[1] (L.↓), Estrogene (L.-Bedarf ↑), Protease-Inhib. (L.-Wirkungsverlust); Propylthiouracil u. Glucocorticoide u. β-Blocker; Amiodaron u. iodhaltige Kontrastmittel (Hypo- o. Hyperthyreose mgl.); Salicylate u. Dicumarol u. Furosemid (hohe Dosen) u. Clofibrat u. Phenytoin (Thyroxin-Plasmaspiegel↑)

---

[1] s. S. XIII

Diese Angaben sind nicht vollständig – beachten Sie bitte die Erläuterungen und Hinweise in Kapitel 2

Lisinopril

Antihypertonikum, Mittel gegen Herzinsuffizienz, ACE-Hemmer

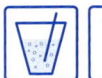

A. Regelmäßige Einnahme

D. Initial: 1 × tgl. 2,5–5 mg morgens; nach 2–3 Wo. Steigerung auf 1 × tgl. 10–20 mg/d, max. 80 mg/d; vorsichtige, einschleichende D. bei Pat. unter Diuretika-Th. (Gefahr übermäßiger Blutdrucksenkung)

H. Nicht ohne ärztlichen Rat absetzen; in der Selbstmedikation Paracetamol zur Schmerzth. empfehlen, wirksame Kontrazeption bei Frauen notwendig. Pat. mit schwarzer Hautfarbe neigen häufiger zu Ödemen.

KI. Zustand nach Nierentransplantation, schwere Nierenfunktionsstör., akuter Myocardinfarkt, Angioödem, Hypotonie (systol. < 100 mg Hg); Vorsicht bei Desensibilisierungsth. (Insektengifte), Hämodialyse o. Apherese (anaphyl. Reakt.); weitere KI. s. Fachinfo; keine Erfahr. bei Kdr.

NW. (h): Trockener Reizhusten, Kopfschmerzen, Schwindel, M/D-Beschw.; Quincke-Ödem im Gesicht (s) – kann lebensbedrohlich sein, AM sofort absetzen u. Arzt aufsuchen

WW. Alkohol↑, ASS in höherer D. (L.↓), Kalium-Präp. u. kaliumsparende Diuretika (Hyperkaliämie), Kochsalz (L.↓), Antihypertonika (Blutdruck↓), Allopurinol u. Zytostatika u. Immunsuppressiva u. Procainamid (Leukopenierisiko↑), Lithium↑, orale Antidiabetika u. Insulin (Hypoglykämierisiko↑), NSAR (L.↓), Diuretika (L.↑), tricycl. Antidepressiva u. Antipsychotika (Hypotonierisiko)

Lithium

Psychopharmakon

A. Langzeittherapie; nicht im Liegen einnehmen; bei Einmalgabe ca. 30 min vor dem Schlafengehen einnehmen

D. Individuell, einschleichend, langsame D.-Reduktion (Rezidivgefahr)

H. Der L.-Serumspiegel sollte bei ca. 0,5–1,2 mmol/l liegen, voller Th.-Erfolg kann mitunter nach 6–12 Mon. eintreten; vor Th.-Beginn Schwangerschaft ausschließen, wirksame Kontrazeption bei Frauen notwendig. Auf ausreichende Kochsalz- u. Flüssigkeitszufuhr achten (bes. bei Diäten)

KI. Schwere Herzfunktionsstör., schwere Nierenfunktionsstör., ausgeprägte Hyponatriämie, M. Addison, Asthma (mentholhaltige Tbl.); keine Erfahr. bei Kdr. < 12 J.

NW. In der Einstellungsphase: feinschlägiger Tremor, Übelkeit, Durst u. vermehrte Harnausscheidung, Muskelschwäche, Durchfall
Bei Langzeittherapie: Gewichtszunahme, Hypothyreose, euthyreote Struma u. Dermatosen; weitere NW. s. Fachinfo
Polyurie u. Durchfälle u. ein grobschlägiger Tremor sind Zeichen einer beginnenden Überdosierung – AM absetzen u. Arzt aufsuchen

WW. NSAR (L.↑), Diuretika (L.↑), Neuroleptika (NW. ↑); Antiepileptika u. tricycl. Antidepressiva u. Methyldopa (L.↑), Iodverbindungen (strumigene W.↑), Acetazolamid (L.↓), Calciumkanalblocker (L.-Tox.↑), ACE-Hemmer u. Angiotensin-II-Antagonisten (L.↑), Theophyllin u. Pentoxifyllin (L.↓); Metronidazol u. Steroide (L. ↑); MAO-Hemmer u. SSRI u. Triptane (Serotonin-Syndrom); Tetracycline (L.↑ u. L.↓)

Diese Angaben sind nicht vollständig – beachten Sie bitte die Erläuterungen und Hinweise in Kapitel 2

Loperamid

D. **Erw.:** akut: initial 4 mg, dann nach jedem ungeformten (weichen) Stuhl 2 mg; max. 12 mg/d (Selbstmedikation)
max. 16 mg (ärztliche Verordnung)
chron.: 4 mg/d
Kdr. > 8 J.: akut: initial u. nach jedem ungeformten (weichen) Stuhl 2 mg; max. 8 mg/d
Berechnet als Loperamid-HCl

H. Absetzen, bei Durchfall länger als 48 h; wegen Flk.-/Salzverlust gesüßten Tee, Saft, Salzgebäck, klare Brühe zu sich nehmen; ohne ärztliche Verordnung nicht länger als 2 d einnehmen, bzw. absetzen bei Obstipation, aufgetriebenem Leib o. Ileus

KI. Kdr. < 2 J., Kdr. < 8 J. (Kps.); Ileus, Megacolon; keine ausreichenden Erfahr. in Schwangerschaft/Stillzeit
Selbstmedikation (zusätzlich zu beachten): Durchfall mit Fieber u./o. blutigem Stuhl, Durchfall während/nach Antibiotika-Einnahme, chron. Durchfall, akuter Schub einer Colitis ulcerosa, Leberfunktionsstör., aufgetriebener Leib, Obstipation; Kdr. < 12 J.

NW. Kopfschmerzen (g)

WW. Chinidin u. Verapamil u. Ketoconazol (Atemdepression mgl.), Ritonavir

Loratadin

H$_1$-Antihistaminikum

D. **Erw. u. Kdr. > 12 J.:** 10 mg/d, max. 6 Mon.
Kdr. > 30 kg KG: 10 mg/d, max. 2 Wo.
Kdr. < 30 kg KG: 5 mg/d, max. 2 Wo.
Bei schweren Lebererkr. mit 1 × tgl. 5 mg o. jeden 2. Tag 10 mg
beginnen u. Dos. schrittweise erhöhen

KI. Keine Erfahr. bei Kdr. < 2 J.; Vorsicht bei schwerer Leberfunktionsstör.

NW. Schläfrigkeit (h)
Kdr.: Kopfschmerzen (h), Nervosität (h), Müdigkeit (h)

Diese Angaben sind nicht vollständig – beachten Sie bitte die Erläuterungen
und Hinweise in Kapitel 2

Lorazepam

Tranquilizer, Benzodiazepin

A. Als Hypnotikum nicht auf vollen Magen (verzögerter Wirkungs-eintritt)

D. 0,5–2,5 mg/d; ausschleichende D.

H. Sturzgefahr bei älteren Patienten; Überhangeffekte am Morgen nach abendlicher Gabe mgl.; Dosis sollte so gering u. Th.-Dauer so kurz wie mgl. sein
Cave: Abhängigkeit, Entzugssyndrom

KI. Abhängigkeitsanamnese; strenge Indikationsstellung bei Kdr. u. Jgl. < 18 J.; Vorsicht bei akuten Vergiftungen mit Alkohol, Schlaf- o. Schmerzmitteln sowie Psychopharmaka, bei Schlafapnoe-Syndrom, obstruktiven Atemwegserkr., Myasthenia gravis, spinalen u. zerebel-laren Ataxien

NW. Müdigkeit (sh), Verwirrtheit (h), Depression (h), Schwindel (h), Muskelschwäche (h); bei „paradoxer" Reakt. – z.B. akuten Erregungs-zuständen – AM absetzen

WW. Alkohol↑ (L.↑), zentral wirksame AM↑ (auch Antiallergika, z.B. Diphenhydramin (L.↑), Muskelrelaxanzien↑, Valproinsäure (L.↑), Theophyllin (L.↓), Clozapin (Atemdepression mgl.)

Lormetazepam

Hypnotikum, Benzodiazepin

A. 30 min vor dem Schlafengehen einnehmen

D. 0,5–2 mg/d; ausschleichende D.

H. Sturzgefahr bei älteren Patienten; Überhangeffekte am Morgen nach abendlicher Gabe mgl.; Dosis sollte so gering u. Th.-Dauer so kurz wie mgl. sein
Cave: Abhängigkeit, Entzugssyndrom

KI. Kdr. u. Jgl. (Ausnahmen vgl. Fachinfo); akute Vergiftungen mit Alkohol, Schlaf- o. Schmerzmitteln sowie Psychopharmaka; AM-, Drogen-, Alkoholabhängigkeit, Myasthenia gravis, Schlafapnoe-Syndrom, obstruktive Atemwegserkr.

NW. Kopfschmerzen (h), Angst (h), Miktionsstör. (h), Müdigkeit (h), Konzentrationsschwäche (h); bei „paradoxer" Reakt. – z.B. akuten Erregungszuständen – AM absetzen

WW. Alkohol↑ (L.↑), zentral wirksame AM↑ (auch Antiallergika, z.B. Diphenhydramin (L.↑), Muskelrelaxanzien↑

Diese Angaben sind nicht vollständig – beachten Sie bitte die Erläuterungen und Hinweise in Kapitel 2

Losartan

Antihypertonikum, Angiotensin-II-Antagonist

D. 1–2 × tgl. 50 mg o. 1 × tgl. 100 mg Losartan-Kalium

H. Blutdrucksenkung setzt langsam nach 3–6 Wo. ein. Wirksame Kontrazeption bei Frauen notwendig

KI. Schwere L/N-Funktionsstör., schwere Herzinsuffizienz u. schwere Herzrhythmusstör., Hypotonie (systol. < 90 mm Hg), akuter Myokardinfarkt, instabile Angina pectoris, Schlaganfall o. transitorische ischämische Attacke binnen 3 Mon. zuvor; begrenzte Erfahr. bei Kdr.; Vorsicht bei Pat. mit angioneurotischen Ödem; weitere KI. s. Fachinfo; Vorsicht bei Komb. mit Antikoagulanzien

NW. (h): Dyspnoe, Schwindel, orthostatische Hypotonie

WW. Kaliumpräp. u. kaliumsparende Diuretika u. Heparin (Hyperkaliämie); Antihypertonika – z.B. β-Blocker u. Calciumkanalblocker u. Diuretika (verstärkter Blutdruckabfall), Rifampicin u. Fluconazol (Plasmakonz. d. aktiven Metaboliten↓), Antikoagulanzien↑, Lithium↑, NSAR u. COX-2-Hemmer (L.↓, Nierentox.↑)

Lovastatin

Lipidsenker, Cholesterol-Synthese-Enzymhemmer

A. Abends (bzw. morgens u. abends)

D. Initial (10)-20 mg/d, Steigerung bis 80 mg/d mgl.; Dosisanpassung in Intervallen von mindestens 4 Wo.

H. Grapefruitsaft meiden; langfristige, regelmäßige Einnahme sowie cholesterinarme Diät erforderlich; bei Muskelschmerzen, -krämpfen o. -schwäche Arzt aufsuchen; wirksame Kontrazeption bei Frauen notwendig. Vor geplanten Operationen sollte L. einige Tage vorher abgesetzt werden. Vorsicht bei hohem Alkoholkonsum

KI. Alkoholkrankheit, Leberfunktionsstör., Myopathie; Komb. mit potenten CYP-3A4-Inhib. (z.B. Itraconazol, Ketoconazol, HIV-Protease-Inhibitoren, Clarithromycin, Erythromycin u. Nefazodon) u. Amiodaron; keine Erfahr. bei Kdr.

NW. M/D-Beschw. (h), Muskelschmerzen u. -krämpfe (s)

WW. Orale Antikoagulanzien (Prothrombinzeit verlängert); Ciclosporin, Danazol, Fibrate, Fusidinsäure, Nefazodon, Nikotinsäurederivate, Makrolid-Antibiotika, Antimykotika vom Azol-Typ u. HIV-Protease-Inhibitoren erhöhen das Myopathie-Risiko, Komb. mit Amiodaron u. Verapamil (L. in höherer Dosierung) erhöht das Myopathie-Risiko; Colestyramin u. Colestipol (L.↓) – 4 h Abstand halten

Diese Angaben sind nicht vollständig – beachten Sie bitte die Erläuterungen und Hinweise in Kapitel 2

Magaldrat

A. 1–2 h nach d. Mahlzeiten u. vor dem Schlafengehen; Tbl. gründlich kauen o. lutschen, Susp. unverdünnt o. mit Flüssigkeit einnehmen u. vor Gebrauch schütteln!

D. Mehrmals tgl. 800 mg (KTA) o. 800–1600 mg (Susp.), max. 6400 mg/d

H. Nicht mit säurehaltigen Getränken, z.B. Obstsäften o. Wein o. zitronensäurehaltigen BT, einnehmen (Aluminium-Aufnahme aus d. Darm↑); Meiden von reizenden, blähenden o. die Obstipation fördernden Speisen, Kaffee, Nicotin o. Stress; bleiben d. Beschw. unter d. Th. länger als 2 Wo. o. treten häufiger auf – Abklärung durch den Arzt notwendig; in d. Schwangerschaft nur kurzfristig u. in möglichst geringer D. anwenden; Suspension vor Frost geschützt aufbewahren

KI. Vorsicht bei Nierenfunktionsstör.; keine ausreichenden Erfahrungen bei Kdr. < 12 J.

NW. Weiche Stühle (sh)

WW. Eisenpräp.↓, Gyrasehemmer↓ (z.B. Ofloxacin u. Ciprofloxacin), Tetracycline↓; grundsätzlich bei der Einnahme von weiteren AM 2 h Abstand halten

Magnesiumhydrogenaspartat

Magnesium-Substitutionsmittel

D. tgl. 121,5 – 364,5 mg Magnesium (5–15 mmol)
bei chron. Magnesiummangel: Einnahme mind. 4 Wo.

H. Bei Durchfall Tagesdos. reduzieren o. das AM vorübergehend
absetzen

KI. Schwere Nierenfunktionsstör., Calcium-Magnesium-Ammonium-
phosphat-Steindiathese, AV-Block; Vorsicht bei Nierenfunktionsstör.,
Exsikkose

NW. Weiche Stühle, Müdigkeitserscheinungen bei hochdosierter u. Langzeit-A. (Hinweis auf erhöhten Magnesium-Spiegel)

WW. Eisen↓ u. Tetracycline↓ u. Natriumfluorid↓ u. Calcium u. Phosphat
(M.↓) – 2 bis 3 h Abstand halten, Aminoglykosid-Antibiotika (Verschlechterung der neuromuskulären Funktion), Aminochinoline↓ u.
Nitrofurantoin↓ u. Penicillamin↓ (M. ↓), Chinidin, Digitalisglykosi-
de↓, Sympathomimetika↓

Diese Angaben sind nicht vollständig – beachten Sie bitte die Erläuterungen
und Hinweise in Kapitel 2

Mebendazol

Anthelminthikum

D. **Madenwürmer:** 1 × tgl. 100 mg über 3 d, Wdh. nach 2–4 Wo.
Spul-, Peitschen-, Hakenwürmer, Mischbefall: morgens u. abends je 100 mg über 3 d
Bandwürmer, Zwergfadenwürmer: morgens und abends je 200–300 mg über 3 d
Hundebandwürmer, Trichine: besondere D.

H. Fettreiche Kost verbessert Wirkstoffresorption. Auf Körperhygiene, Sanierung d. Umgebung u. Behandlung d. Kontaktpersonen achten. Während d. Behandlung sollte von männlichen u. weiblichen Patienten eine wirksame Empfängnisverhütung vorgenommen werden.

KI. **Tbl. zu 100 mg:** Vorsicht bei Leberfunktionsstör., keine Erfahr. bei Kdr. < 2 J.
Tbl. zu 500 mg: Kdr. < 14 J.; Leberfunktionsstör.

NW. Bei Patienten mit hoher Parasitenlast können M/D-Beschw. auftreten

WW. Metronidazol (Tox.↑)
Tbl. zu 100 mg: Cimetidin (M.↑, Verzögerung des M.-Abbaus)
Tbl. zu 500 mg: Senkung des Insulinbedarfs, Cimetidin (M.↑)

Medazepam

Tranquilizer, Benzodiazepin

D. 10–30 mg/d, max. 60 mg/d; 0,5 h vor dem Schlafengehen, nicht auf vollen Magen; ausschleichende D.

H. Sturzgefahr bei älteren Patienten; Überhangeffekte am Morgen nach abendlicher Gabe mgl.; Dosis sollte so gering u. Th.-Dauer so kurz wie mgl. sein
Cave: Abhängigkeit, Entzugssyndrom

KI. Kdr. u. Jgl. (Ausnahmen vgl. Fachinfo); AM-, Drogen-, Alkoholabhängigkeit; Myasthenia gravis; Stillzeit, strenge Indikationsstellung in d. Schwangerschaft; Vorsicht bei Schlafapnoe-Syndrom u. akuten Vergiftungen mit Alkohol, Schlaf- o. Schmerzmitteln sowie Psychopharmaka

NW. Müdigkeit (h), Konzentrationsschwäche (h), Schwindel (h), Kopfschmerzen (h), Verwirrtheit (h); bei „paradoxer" Reakt. – z.B. akuten Erregungszuständen – AM absetzen

WW. Alkohol↑ (M.↑), zentral wirksame AM↑ (auch Antiallergika, z.B. Diphenhydramin (M.↑), Cimetidin (M.↑), Disulfiram (M.↑), Omeprazol (M.↑), Muskelrelaxanzien↑, Theophyllin (M.↓), Levodopa↓, Phenytoin↑ (M.↓), Phenobarbital (M.↓)

Diese Angaben sind nicht vollständig – beachten Sie bitte die Erläuterungen und Hinweise in Kapitel 2

Mefloquin

Malariamittel

D. **Prophylaxe:** 250 mg/Wo. stets am gleichen Wochentag; erste Dosis 1 Wo. (bei erstmaliger A. auch 2–3 Wo.) vor Eintreffen im Malariagebiet, weitere Einnahme in wöchentlichen Abständen bis 4 Wo. nach Verlassen des Malariagebietes. Wenn die Einnahme der 1. Dosis eine Woche vor Einreise nicht mgl. ist: 1 × tgl. 250 mg an 3 aufeinanderfolgenden Tagen, danach in wöchentlichen Abständen 250 mg
Therapie: 20–25 mg/kg KG in 2–3 ED

H. Bei psychischen Veränderungen während der prophylaktischen A. (z. B. Angst o. Verwirrtheit) AM absetzen u. Arzt aufsuchen. Eine wirksame Empfängnisverhütung sollte bei Frauen bis 3 Mon. nach A. von Mefloquin gewährleistet sein. Expositionsprophylaxe (Moskitonetz, Repellentien, helle Kleidung, mückensichere Räume) zusätzlich notwendig

KI. Epilepsie (Ausnahme: kurative Behandlung bei zwingender medizinischer Indikation), psychiatrische Stör.; Komb. mit Chinin, Chinidin u. Chloroquin; Stillzeit; strenge Indikationsstellung im I. Trimenon der Schwangerschaft; keine Erfahr. bei Sgl. < 3 Mon. u. < 5 kg KG

NW. M/D-Beschw., Schwindel, Schlafstör., Akkommodationsstör., Kopfschmerzen

WW. Orale Typhusschutzimpfung (3 d Abstand zu M.), β-Blocker u. Antiarrhythmika u. Calciumantagonisten u. Antihistaminika o. H_1-Blocker u. tricycl. Antidepressiva u. Phenothiazine (Arrhythmierisiko↑); Chinin u. Chinidin u. Chloroquin (Krampfrisiko↑ u. EKG-Veränderungen); Valproinsäure↓, Carbamazepin↓, Phenytoin↓

Meloxicam

D. 1 × tgl. 7,5 bis max. 15 mg

H. Bei starken Oberbauchbeschw. o. Schwarzfärbung d. Stuhls sofort Arzt aufsuchen

KI. Kdr. < 15 J.; M/D-Ulcera o. -Blutungen, allerg. Reakt. (z. B. Asthma o. Hautreaktion) o. M/D-Blutungen nach Anwendung von ASS o. anderen NSAR; schwere L/N-Funktionsstör., Blutungen o. erhöhte Blutungsneigung, schwere Herzinsuffizienz

NW. M/D-Beschw. (h), M/D-Blutungen (g), Kopfschmerzen (h), Hautreakt. (h), Ödeme (h)

WW. COX-2-Hemmer u. Thrombolytika u. TAH (wie ASS) u. weitere NSAR/ Salicylate in hohen Dosen u. Corticosteroide u. SSRI (Risiko M/D-Blutungen↑), Methotrexat (Tox.↑), Ciclosporin (Nephrotox.↑), Lithium↑, Diuretika↓ u. ACE-Hemmer↓ u. Sartane↓ (Risiko Nierenfunktionsstör.↑), weitere Antihypertonika (Blutdruck↑), orale Antikoagulanzien↑

Diese Angaben sind nicht vollständig – beachten Sie bitte die Erläuterungen und Hinweise in Kapitel 2

Melperon

Neuroleptikum, Butyrophenon

D. Individuell, max. 400 mg/d Melperon-HCl, verteilt auf mehrere ED

H. Tee, Kaffee u. Milch können d. Wirkung vermindern; bei dyskinetischen Anzeichen Arzt informieren

KI. Kdr. < 12 J.; schwere Leberfunktionsstör., akute Intoxikationen u. komatöse Zustände mit zentral dämpfenden AM und Alkohol; Komb. mit AM, die das QT-Intervall verlängern, zu einer Hypokaliämie führen o. den hepatischen Abbau hemmen – z. B. Cimetidin u. Fluoxetin – ist zu vermeiden

NW. Dyskinesien, Parkinsonoid, Akathisie; Müdigkeit, Hypotonie u. Tachykardie; Agranulozytose (s) – (Anzeichen: Fieber, Zahnfleisch- u. Mundschleimhautentzündungen, Halsschmerzen sowie grippeähnliche Symptome) – sofort Arzt aufsuchen, keine Selbstmedikation dieser Symptome; malignes neuroleptisches Syndrom (s) – (Anzeichen: hohes Fieber, Muskelstarre) – AM sofort absetzen u. Notarzt rufen

WW. Alkohol (M.↑), zentral dämpfende AM↑ (M.↑), Antihypertonika↑, Anticholinergika↑, Levodopa↓, Metoclopramid (NW.↑), weitere WW. s. unter KI.

Memantin

Antidementivum, NMDA-Antagonist

A. Regelmäßige Einnahme

D. **Initial:** 1 × tgl. 5 mg morgens, wöchentliche Steigerung um 5 mg
Erhaltungsdosis: max. 20 mg/d
Berechnet als Memantin-HCl

H. Bei Ernährungsumstellung (z. B. normale Kost auf streng vegetarisch)
Arzt informieren. Vor geplanter Narkose Unverträglichkeit von
Memantin u. Ketamin beachten

KI. Keine Erfahr. bei Kdr. u. Jgl.

NW. (h): Schwindel, Kopfschmerzen, Müdigkeit, Obstipation

WW. Antazida (massive Anwendung: M.-Plasmaspiegel↑); Dextro-
methorphan u. Phenytoin u. Amantadin (Risiko einer pharmakotox.
Psychose); Nicotin u. Ranitidin u. Chinin u. Chinidin u. Cimetidin
(erhöhte Plasmaspiegel);
Wirkungsverstärkung aller Parkinsonmittel mgl.: Dopaminerge
Agonisten↑ (z. B. L-Dopa, Bromocriptin, Pergolid); zentral wirksame
Anticholinergika↑ (z. B. Biperiden, Metixen);
Neuroleptika↓ u. Barbiturate u. Dantrolen u. Baclofen (Dosis-
anpassung); orale Antikoagulanzien (engmaschige INR- Kontrolle);
Ketamin (M.↑), Hydrochlorothiazid

Diese Angaben sind nicht vollständig – beachten Sie bitte die Erläuterungen
und Hinweise in Kapitel 2

Mesalazin

Antiphlogistikum, Darmmittel

A. Tbl.: 1 h vor dem Essen
Klysmen u. Rektalschaum: abends vor d. Schlafengehen anwenden
Granulat: unzerkaut mit reichlich Flüssigkeit schlucken

D. Tbl.: **Akut:** 1,5–3,0 g/d (bei Morbus Crohn – 4,5 g/d);
Rezidivprophylaxe: 3 × tgl. 500 mg
Supp.: 3 × tgl. 250–500 mg
Klysmen: 1 × tgl. 1–4 g

KI. Schwere L/N-Funktionsstör., M/D-Ulcera, Überempfindlichkeit gegen
Salicylate, krankhaft erhöhte Blutungsneigung; keine ausreichenden
Erfahr. in Schwangerschaft/Stillzeit; Anwendungsbeschränkungen
für Kdr. u. Jgl. s. Fachinfo

WW. Sulfonylharnstoff-Antidiabetika↑, Glucocorticoide, orale Antikoagu-
lanzien↑ (gastrointestinale Blutungsgefahr↑), Spironolacton↓, Furo-
semid↓, Rifampicin↓, Methotrexat (Tox.↑), Probenecid↓

Metamizol (Novaminsulfon)

Analgetikum, Antipyretikum, Spasmolytikum

D. Bis 4 × tgl. 500–1000 mg
Berechnet als Metamizol-Na 1 H_2O

H. Dauergebrauch vermeiden!

KI. Sgl. < 3 Mon. o. < 5 kg KG; Analgetika-Intoleranz, Blutbildungsstör.;
Knochenmarkfunktionsstör., Porphyrien;
Vorsicht bei Asthma – bes. bei gleichzeitig bestehenden Nasenpolypen, allerg. Reakt. auf andere Stoffe, Alkoholintoleranz (erhöhtes
Risiko anaphylaktischer Reaktion); strenge Indikationsstellung im
II. Trimenon der Schwangerschaft

NW. Rotfärbung d. Urins mgl., Überempfindlichkeitsreakt. (Schock,
Agranulozytose, Hautreakt., Analgetika-Asthma); Schock (ss) u.
Agranulozytose (ss) lebensbedrohlich (Anzeichen für Agranulozytose: entzündliche Schleimhautveränderungen, z.B. im Mund- u.
Halsbereich, Fieber, Halsschmerzen) – sofort Arzt aufsuchen, keine
Selbstmedikation dieser Symptome; psychiatrische Stör. mgl.

WW. Ciclosporin↓; orale Antikoagulanzien (Wirkungsverstärkung mgl.),
Chlorpromazin (schwere Hypothermie mgl.)

Diese Angaben sind nicht vollständig – beachten Sie bitte die Erläuterungen
und Hinweise in Kapitel 2

Metformin

Orales Antidiabetikum, Biguanid

A. Gleichmäßig über den Tag verteilt einnehmen; regelmäßige Einnahme

D. Einschleichende D., 500 bis max. 3000 mg/d Metformin-HCl

H. Diät einhalten, Körpergewicht normalisieren, körperliche Überanstrengung meiden. Bei Komb. mit Insulin o. Sulfonylharnstoffen kann es zu Unterzuckerungen kommen. Muskelkrämpfe in Verbindung mit Verdauungsstör. (wie Abdominalbeschw.) sowie schwere Asthenie können Anzeichen einer beginnenden Lactatazidose sein.

KI. L/N-Funktionsstör., schwere Herz-Erkr., Alkoholismus, schwere Infektionen, Dehydratation, hypoxische Zustände, Ketoazidose, Präkoma diabeticum; i.v.-Gabe von iodhaltigen Kontrastmitteln; 48 h vor geplanten chirurgischen Operationen

NW. Meist in der Einstellungsphase u. vorrübergehend: M/D-Beschw. (sh); bei Verdacht auf Lactatazidose (ss – azidotische Dyspnoe mit Abdominal-Beschw. u. Hypothermie) Therapie sofort abbrechen u. Arzt aufsuchen

WW. Alkohol, iodhaltige Kontrastmittel; Glucocorticoide u. Sympathikomimetika u. Diuretika (Blutzucker↑), ACE-Hemmer (Blutzucker↓)

Methocarbamol

Myotonolytikum

D. Initial: 4 × tgl. 1500 mg; max. 10 × tgl. 750 mg.
A. nicht länger als 30 Tage

KI. Komatöse Zustände, Patienten mit ZNS-Erkr., Myasthenia gravis;
keine Erfahr. bei Kdr. < 12 J.

NW. Kopfschmerzen (g)

WW. Alkohol u. zentral wirksame AM↑ (M.↑), Pyridostigminbromid↓

Diese Angaben sind nicht vollständig – beachten Sie bitte die Erläuterungen
und Hinweise in Kapitel 2

Methotrexat

Antirheumatikum/Basistherapeutikum, Zytostatikum, Antimetabolit

A. Abendliche Einnahme 1 × wöchentlich, möglichst nicht zu den Mahlzeiten

D. 1 × **wöchentlich** bis 20 mg (max. 30 mg), einschleichende D.; Tumortherapie vgl. Fachinfo

H. Auf reichliche Flüssigkeitszufuhr achten; wenig, am besten kein Alkohol; übermäßigen Genuss koffeinhaltiger Getränke vermeiden (M.↓). Eine wirksame Empfängnisverhütung sollte – auch bei der Behandlung des männlichen Partners – während u. bis 6 Mon. nach d. Therapie gewährleistet sein. Tgl. Inspektion d. Mundhöhle u. d. Rachens auf Schleimhautveränderungen.
Unterbrechung d. Therapie u. Arztkonsultation bei: Diarrhoe, Ulcerationen d. Mundschleimhaut, trockenem Reizhusten, Hämatemesis, Schwarzfärbung d. Stuhls o. Blut im Stuhl, Gefäßentzündungen, herpetiformen Hautveränderungen, allergischen Reakt. o. Fieber; Impfungen mit Lebendvakzinen vermeiden. Die Gabe von Fol- o. Folinsäure ca. 24–48 h nach M.-Therapie kann die Tox. verringern.

Kl. L/N-Funktionsstör., Blutbildungsstör., akute Infektionen, Immundefizienz, Stomatitiden, M/D-Ulcera, erhöhter Alkoholkonsum

NW. Bei Dosierung bis 30 mg pro Wo.: Blutbildungsstör. (sh), M/D-Beschw. (sh); Schleimhautentzündungen/-ulcerationen im Mund, Rachen u. M/D-Trakt (mit Blutungen); L/N-Funktionsstör., Exantheme (h), Erytheme (h), Juckreiz (h), Lungenkomplikationen, Menstruationsstör., Haarausfall, Zunahme d. Rheumaknoten, Herpes zoster, Vaskulitis, herpetiforme Hauteruptionen, ZNS-Stör., allerg. Reakt., Fieber, Immunsuppression

WW. Alkohol u. NSAR u. Salicylate u. Coxibe (M.-Tox.↑); orale Kontrazeptiva (M.↑), Phenytoin u. Tranquilizer u. Barbiturate u. Tetracycline u. Sulfonamide u. Cotrimoxazol u. ACE-Hemmer u. Erythrozytenkonzentrate (M.-Tox.↑); Theophyllin (Plasmaspiegel↑), Azathioprin u. Sulfasalazin u. Retinoide u. Leflunomid (Hepatotox.↑); Protonenpumpenblocker (M.↑)

Methylphenidat

Mittel gegen hyperkinetische Stör. bzw. Aufmerksamkeitsdefizit/Hyperaktivitäts-stör. (ADHS) bei Kindern und gegen Narkolepsie, zentrales Stimulans

A. Bei Einnahme nach 16 Uhr Schlafstör. mgl.; RTA: morgens, unabhängig von d. Mahlzeiten

D. **Hyperkinetische Stör. bzw. ADHS bei Kdr.:** Einschleichend 1–2 × tgl. 5 mg; individuell, max. 60 mg/d in 2–3 ED.; RTA: 1 × tgl. 18 (-54) mg morgens
Bei ausbleibender W. nach 4 Wo. absetzen.
Bei Besserung können Absetzversuche sinnvoll sein.
Narkolepsie bei Erw.: 10–60 mg/d (max. 80 mg/d) verteilt auf 2–3 ED.
D. eventuell mit medikationsfreien Intervallen, z. B. in d. Schulferien bzw. an arbeitsfreien Tagen.
Berechnet als Methylphenidat-HCl

H. Einsatz im Rahmen eines therapeutischen Gesamtkonzeptes.
Bei starken anorektischen Effekten Einnahme 1 h nach den Mahlzeiten.
Cave: bei chron. nicht bestimmungsgemäßem Gebrauch psychische Abhängigkeit mgl., bei Absetzen sorgfältige Überwachung erforderlich.
Regelmäßige Blutdruckkontrolle. Bei Kdr. regelmäßige Längen- u. Gewichtskontrolle. Frauen im gebärfähigen Alter müssen während der Th. eine zuverlässige Verhütungsmethode anwenden.
Bei ADHS: Stehen die Symptome mit akuten Stressreakt. in Verbindung, ist M. im Allgemeinen nicht indiziert

KI. H/K-Erkr., akuter Schlaganfall, Glaukom, Hyperthyreose, Depression, Magersucht, Psychosen, Tics in der (Familien-)Anamnese, Tourette-Syn-drom, Prostatahypertrophie mit Restharnbildung, Phäochromozytom; AM-, Drogen- o. Alkoholabhängigkeit, Komb. mit MAO-Hemmern

NW. (h): Kopfschmerzen, Müdigkeit, Schwindel, Unruhe, Gewichtsabnahme, Rhythmusstör., M/D-Beschw., Arthralgien, Fieber, allerg. Hautreakt.;
bei Erw. mit Narkolepsie (sh): Konzentrationsmangel, Schwitzen

WW. Alkohol, sympathomimetisch wirkende AM (adrenerge Krisen mgl.), Amantadin u. Guanethidin; MAO-Hemmer u. Neuroleptika; orale Anti-koagulanzien u. Phenobarbital u. Phenytoin u. Primidon u. tricycl. Anti-depressiva u. SSRI (Dosisreduktion dieser AM); Carbamazepin (M.↓)

Diese Angaben sind nicht vollständig – beachten Sie bitte die Erläuterungen und Hinweise in Kapitel 2

Methylprednisolon

Nichthalogeniertes Glucocorticoid

A. Zirkadiane Th.: TD einmalig morgens zwischen 6–8 Uhr unzerkaut einnehmen

D. **Initial:** 12–160 mg/d
Erhaltungsdosis: allgem. 4–12 (-16) mg/d, ausschleichende D. bei Einnahme über 2 Wo.

H. Nicht ohne ärztlichen Rat absetzen; viel Bewegung, bewusste Ernährung (bevorzugt Obst, bes. Bananen, Gemüse, Milch, wenig Fett u. KH, Salz meiden); tgl. Gewichtskontrolle
Bei Ulcus-Anamnese ggf. Antacida einnehmen

KI. s. Prednisolon u. Fachinfo

NW. **Bei kurzfristiger A. (bis 10 d):** geringe NW.
Bei längerfristiger A. sind in unterschiedlicher Ausprägung regelmäßig zu erwarten: Herabsetzung der Infektresistenz, Maskierung von Entzündungen, Hautstreifen, Hautatrophien, Muskelatrophie, Osteoporose, Glaukom, Katarakt, Stimmungsschwankungen, Appetitsteigerung, Manifestation einer latenten Epilepsie, M/D-Ulcera, Vollmondgesicht, Stammfettsucht, verminderte Glukosetoleranz, Diabetes, Natriumretention mit Ödembildung, vermehrte Kaliumausscheidung, Wachstumsverzögerung bei Kdr., Stör. d. Sexualhormonsekretion, Hypertonie, Blutbildveränderungen
Bei längerfristiger lokaler A.: syst. NW. mgl. sowie Hautatrophien u.w.

WW. s. Prednisolon u. Fachinfo

Metildigoxin

Herzglykosid

A. In der Erhaltungstherapie regelmäßig und zur gleichen Tageszeiten einnehmen

D. Individuell; mittlere Erhaltungsdosis 0,15 mg/d Metildigoxin; sorgfältige Dosisüberwachung in d. Schwangerschaft

H. Ärztliche Dosierung einhalten; geringe therapeutische Breite

Kl. I.v.-Gabe von Calciumpräp.; Kammertachykardie, Hypokali- o. magnesiämie, Hypercalciämie; weitere Kl. s. Fachinfo; Vorsicht bei fortgeschrittener Niereninsuffizienz

NW. Übelkeit (h), Erbrechen (h), Arrhythmien u. Stör. d. Farbsehens (Gelb/Grün-Bereich) sind Zeichen einer Überdosierung (beobachtet bes. bei Patienten > 70 J., obgleich die Wirkstoffkonz. im Serum im therapeutischen Bereich liegt)

WW. Laxanzien (Anthranoide, Bisacodyl, Natriumpicosulfat) u. kaliumausscheidende Diuretika u. Glucocorticoide u. Salicylate u. Lithium u. Benzylpenicillin u. Amphothericin B u. Carbenoxolon u. ACTH (M.↑), Calciumkanalblocker vom Nifedipin- u. Verapamiltyp u. Captopril u. Antiarrhythmika u. Itraconazol (M.↑); β-Blocker (Bradykardie↑); kaliumspiegelerhöhende AM – z.B. Triamteren u. Kaliumsalze – (M.↓); Rifampicin u. Phenytoin (M.↓), Johanniskraut-Präp. (M.↓); keine i.v.-Gabe von Calciumpräp.

Metoclopramid

Peristaltikanreger, Antiemetikum, D$_2$-Antagonist

D. **Tbl./Tr.:** 3–4 × tgl. 10 mg Metoclopramid-HCl
REK.: 1 × tgl. 30 mg Metoclopramid-HCl · 1H$_2$O
Rektal: 3–4 × tgl. 10 mg Metoclopramid

Kl. Kdr. < 2 J., Kdr. < 14 J. (Tbl./Kps), Kdr. u. Jgl. (REK); Darmverschluss, Darmdurchbruch, M/D-Blutungen, Epilepsie, extrapyramidalmotorische Stör., z. B. M. Parkinson; Phäochromozytom, prolaktinabhängige Tumore, **REK (zusätzlich):** schwere Leberfunktionsstör., Nierenfunktionsstör.; strenge Indikationsstellung im II./III. Trimenon d. Schwangerschaft

NW. Diarrhoe, Müdigkeit, Kopfschmerz, Schwindel
Bei starker innerer Unruhe oder bei Krampferscheinungen im Kopf-, Hals-, Schulterbereich – dyskinetisches Syndrom (ss), vorwiegend bei Kdr. – AM absetzen u. Arzt aufsuchen

WW. Resorption von anderen AM wird verändert: Alkohol u. zentral dämpfende AM u. Paracetamol u. Levodopa u. verschiedene Antibiotika (Resorpt.↑); Digoxin u. Cimetidin (Resorpt.↓), Anticholinergika (M.↓); Neuroleptika u. Serotonin-Wiederaufnahmehemmer (extrapyramidale Reakt. mgl.); Lithium↑

Metoprolol

β-Rezeptorenblocker

A. Regelmäßige Einnahme

D. 50–200 mg/d Metoprololtartrat, bzw. 24–190 mg/d Metoprololsucci-
nat, ein- u. ausschleichende D. erforderlich

H. Nicht ohne ärztlichen Rat absetzen! Diabetiker darauf hinweisen,
dass die Frühwarnzeichen einer drohenden Unterzuckerung durch
Metoprolol maskiert werden können; Kontaktlinsenträger informieren, dass die Augen eventuell trockener werden

KI. Asthma, Hypotonie (systol. < 90 mm Hg), Bradykardie (< 50/min);
Komb. mit MAO-Hemmern (Ausnahme MAO-B-Hemmer), i. v.-Gabe
von Calciumkanalblockern vom Verapamil- u. Diltiazemtyp u. anderer Antiarrhythmika; 48–72 h vor dem Geburtstermin; strenge Indikationsstellung in Schwangerschaft/Stillzeit; Vorsicht bei Desensibilisierungsth., Pat. mit Psoriasis bzw. schwerer Leberfunktionsstör.;
keine Erfahr. bei Kdr.; weitere KI. s. Fachinfo

NW. **In der Einstellungsphase:** Müdigkeit (sh), Schwindel (sh), Kopfschmerzen (sh), M/D-Beschw. (h); kalte Extremitäten (h), Atemnot (h), Verschlechterung der Blutfettwerte mgl.

WW. Antidiabetika (Hypoglykämierisiko↑); Calciumkanalblocker vom
Verapamil- u. Diltiazem-Typ u. andere antiarrhythmisch wirkende
AM (Reizleitungsstör. u. Minderung der Herzkraft), MAO-Hemmer,
tricycl. Antidepressiva u. Phenothiazine u. Diuretika u. Vasodilatoren
u. Prazosin u. andere Antihypertonika (verstärkter Blutdruckabfall),
zentral wirksame Antihypertonika (Rhythmusstör.), Digitalisglyko-
side↑, Indometacin u. Rifampicin (M.↓), Cimetidin (M.↑), Sympatho-
mimetika↓

Metronidazol

Chemotherapeutikum

D. **Oral:** 0,2 bis max. 2 g/d in 2–3 ED
Vaginal: 1 × tgl. 100 mg vor dem Schlafengehen
Nicht länger als 10 d anwenden (mutagenes/karzinogenes Risiko im
Tierversuch)
Gel/Creme: 2 × tgl. dünn auftragen für 6–12 Wo.

H. Auch bei vaginaler A. auf mgl. Alkoholunverträglichkeit hinweisen!
Bei Trichomoniasis ist auch die Behandlung des Partners angezeigt.
Gel/Creme: Kontakt mit Augen o. Schleimhaut vermeiden. Während
d. Behandlung Sonnen- o. UV-Bestrahlung d. betroffenen Haut vermeiden.

KI. Vorsicht bei schweren Leberfunktionsstör., Blutbildungsstör., Erkr. d.
Nervensystems – zentral o. peripher; strenge Indikationsstellung im
II./III. Trimenon der Schwangerschaft u. in d. Stillzeit

NW. Bei oraler/vaginaler A.: M/D-Beschw. (h), metallischer Geschmack (h),
Stomatitis (h), Appetitlosigkeit (h), Dunkelfärbung d. Urins (Stoff-
wechselprodukt ohne Krankheitswert) (h), bei lang anhaltenden,
schweren Durchfällen – Arzt aufsuchen
Gel/Creme: trockene Haut (h), Hautreizung (h)

WW. Alkohol (Unverträglichkeitsreakt.), hormonelle Kontrazeptiva↓, orale
Antikoagulanzien↑, Phenytoin (M. ↓), Phenobarbital (M.↓), Disulfiram (erhöhtes Psychose-Risiko), Lithium↑, Cimetidin (M.↑)

Midodrin

Antihypotonikum, α-Sympathomimetikum

A. Bei Einnahme nach 16 Uhr Einschlafstör. mgl.

D. Einschleichend auf 2–3 × tgl. 2,5 mg, Dos.-Änderung in 3 tägigen Abständen, max. 3 × tgl. 10 mg Midodrin-HCl

H. Tr. enthalten Alkohol

KI. Hypotone Kreislaufregulationsstör. mit hypertoner Reakt. im Stehtest, Hypertonie, Thyreotoxikose, Phäochromozytom, Engwinkelglaukom, Blasenentleerungsstör., KHK, schwere Herzerkr., Gefäßerkr., keine Erfahr. bei Kdr. < 12 J.;
Vorsicht bei Diabetes, schweren Nierenfunktionsstör., Cor pulmonale

NW. Parästhesien (h), Gänsehaut (h), Kältegefühl (h)

WW. Sympathomimetisch wirksame AM – z.B. auch tricycl. Antidepressiva, Schilddrüsenhormone, MAO-Hemmer – u. Antihistaminika (M.↑), Reserpin (M.↑), Atropin (Herzfrequenz↑); α- u. β-Blocker (Blutdruck wird unkontrollierbar), Herzglykoside (Herzrhythmusstör.)

Diese Angaben sind nicht vollständig – beachten Sie bitte die Erläuterungen und Hinweise in Kapitel 2

Minoxidil (zur Anwendung auf der Kopfhaut)

Mittel gegen androgenetische Alopezie

A. **Männer:** Lsg. auf den trockenen Tonsurbereich der Kopfhaut auftragen.
Frauen: Lsg. auf die betroffenen, trockenen Kopfhautstellen auftragen.
Nach der Anwendung Hände waschen, Kontakt mit Augen u. Schleimhäuten meiden. Kopfhaut und Haare erst nach 4 h anfeuchten.

D. **Männer:** Morgens und abends 1 ml einer 5%igen Lsg. mind. 8 Wo., bei fehlender W. nach 4 Mon. Therapieabbruch.
Frauen: Morgens und abends 1 ml einer 2%igen Lsg., mind. 3–4 Mon., bei fehlender W. nach 8 Mon. Therapieabbruch.

KI. Frauen (5%ige Lsg.); plötzlicher o. ungleichmäßiger Haarausfall, Anwendung anderer AM auf d. Kopfhaut; Vorsicht bei H/K-Erkr., Hypertonie; keine Erfahr. bei Kdr. u. Jgl.

NW. Pruritus (h), bei Blutdruckerniedrigung o. Brustschmerzen, beschleunigtem Herzschlag, Schwächegefühl o. Schwindel, anhaltender Rötung o. Reizung d. Kopfhaut AM absetzen u. Arzt aufsuchen

WW. Dermatika o. Mittel, die die Hautresorption verstärken, periphere Vasodilatatoren (orthostatische Hypotonie mgl.)

Mirtazapin

Tetracyclisches Antidepressivum

A. Wenn schlafanstoßende W. erwünscht ist, als Einmaldosis abends vor dem Schlafengehen einnehmen; Eintritt d. antidepressiven W. nach ca. 1–2 Wo.

D. Ein- u. ausschleichend, 15–45 mg/d; initial 15 oder 30 mg (die höhere D. sollte abends eingenommen werden)

H. Bei Auftreten einer Gelbsucht o. grippeähnlicher Symptome (z.B. Fieber, Zahnfleisch-, Mundschleimhautentzündung u./o. Halsschmerzen) als Zeichen einer akuten Knochenmarkdepression AM absetzen u. Arzt aufsuchen; Schmelztabl. auf die Zunge legen

KI. Komb. mit MAO-Hemmern (14 d Behandlungspause); keine ausreichenden Erfahr. in Schwangerschaft/Stillzeit; Kdr. u. Jgl. < 18 J.

NW. (h): Müdigkeit, Schwindel, Kopfschmerzen, verstärkter Appetit u. Gewichtszunahme, Ödeme

WW. Alkohol↑, serotonerge AM – z.B. SSRI (Serotonin-Syndrom mgl.), CYP-3A4-Inhib.[1] (M.↑), CYP-3A4-Induk.[1] (M.↓); Cimetidin (M.↑), Benzodiazepine (sedierende W.↑), MAO-Hemmer (schwere NW.), orale Antikoagulanzien

---

[1] s. S. XIII

Diese Angaben sind nicht vollständig – beachten Sie bitte die Erläuterungen und Hinweise in Kapitel 2

Mizolastin

H$_1$-Antihistaminikum

D.   1 × tgl. 10 mg

KI.   Schwere Leberfunktionsstör., Hypokaliämie, Herzerkr., QT-Verlängerung, Herzrhythmusstör.; Komb. mit syst. wirkenden Azolantimykotika, Makrolidantibiotika, Klasse I/III-Antiarrhythmika u. anderen
AM, die d. QT-Intervall verlängern; keine ausreichenden Erfahr. im
II./III. Trimenon d. Schwangerschaft

NW.   M/D-Beschw. (h), Müdigkeit (oft vorrübergehend) u. Kopfschmerzen
u. Schwindel (h), Appetitsteigerung (h)

WW.   Azolantimykotika (z.B. Ketoconazol) u. Makrolidantibiotika – z.B.
Erythromycin (M.-Plasmakonz.↑); Klasse I/III-Antiarrhythmika – z.B.
Chinidin, Propafenon, Amiodaron, Sotalol (Herzrhythmusstör.); Vorsicht bei starken Hemmstoffen von Cytochrom P 450, z.B. Cimetidin
u. Nifedipin u. Ciclosporin

Moclobemid

Antidepressivum, Reversibler MAO-Hemmer Typ A

D. 2 × tgl. 75–150 mg, max. 600 mg/d; ein- und ausschleichende D. erforderlich

H. Größere Mengen tyraminreicher Nahrungsmittel (z. B. reifen Käse o. Rotwein) meiden. Cave Suizidtendenz zu Th.-beginn

KI. Akute Verwirrtheitszustände, Phäochromozytom; Komb. mit Selegilin, Clomipramin u. Serotoninwiederaufnahmehemmern, z. B. Fluoxetin u. Fluvoxamin; Komb. mit anderen Antidepressiva, Buspiron, Dextromethorphan, Pethidin, Tramadol u. Triptanen
Keine Erfahr. bei Kdr. u. Jgl.; keine ausreichenden Erfahr. in Schwangerschaft/Stillzeit

NW. (sh): Schlafstör., Schwindel, Kopfschmerzen, Übelkeit u. Mundtrockenheit

WW. Sympathomimetika↑, Opiate, z. B. Pethidin↑, Codein↑, Dextromethorphan↑ u. Tramadol↑; Cimetidin (M.↑), Triptane, Selegilin; tricyclische Antidepressiva, z. B. Clomipramin (schwere NW.); Serotonin-Wiederaufnahmehemmer, z. B. Fluoxetin u. Fluvoxamin; Buspiron

Diese Angaben sind nicht vollständig – beachten Sie bitte die Erläuterungen und Hinweise in Kapitel 2

Molsidomin

Koronartherapeutikum

A. Tbl. in regelmäßigen Abständen, unzerkaut einnehmen

D. 2–3 × tgl. 1–4 mg bis max. 3 × tgl. 8 mg (Retard)

H. Keine Toleranzentwicklung; nicht zur Anfallskupierung d. Angina pectoris geeignet

KI. Akutes Kreislaufversagen, Hypotonie (systol. < 100 mm Hg); Komb. mit Phosphodiesterasehemmern (z. B. Sildenafil, Tadalafil, Vardenafil); keine ausreichenden Erfahr. in Schwangerschaft/Stillzeit

NW. Kopfschmerzen (h)

WW. Alkohol u. andere Vasodilatatoren u. Antihypertonika u. β-Blocker u. Calciumkanalblocker (blutdrucksenkende W.↑); Phosphodiesterasehemmer – z. B. Sildenafil, Tadalafil, Vardenafil – (Blutdruck↓ u. Kreislaufdepression, zum Teil mit Todesfolge)

Montelukast

Antiasthmatikum, Leukotrien-Rezeptorantagonist

A. Regelmäßige Einnahme, auch bei Beschwerdefreiheit; inhalative u. orale Glucocorticoide nicht absetzen o. reduzieren; FTA unabhängig von d. Mahlzeiten, KTA 1 h vor o. 2 h nach d. Mahlzeiten einnehmen; Granulat nicht zum Verdünnen in Flk. geeignet, in Brei einrühren o. direkt in den Mund geben

D. **Erw.:** 1 × tgl. 10 mg (vor dem Schlafengehen)
Kdr. 6–14 J.: 1 × tgl. 5 mg (vor dem Schlafengehen)
Kdr. 1/2–5 J.: 1x tgl. 4 mg (vor dem Schlafengehen)

H. Nicht zur Akutbehandlung geeignet! Nur in Komb. mit anderen Antiasthmatika

KI. Keine ausreichenden Erfahr. in Schwangerschaft/Stillzeit; keine Erfahr. bei Kdr. < 6 Mon., begrenzte Erfahr. bei Kdr. zwischen 6 u. 12 Mon.

NW. **Bei Kdr.:** Durchfall (h), Kopfschmerzen (h), Exanthem (h)
Bei Erw.: Kopfschmerzen (h), abdominelle Schmerzen (h)

WW. Phenytoin u. Phenobarbital u. Rifampicin (M.↓)

Diese Angaben sind nicht vollständig – beachten Sie bitte die Erläuterungen und Hinweise in Kapitel 2

Morphinsulfat

Opioid-Analgetikum

A. Bei chronischen Schmerzen Anwendung nach Zeitplan. **Retardformen unzerteilt und unzerkaut einnehmen!**

D. Individuell, schrittweise Dosisanpassung; ggf. 2 × tgl. 60–200 mg Morphinsulfat (Retard)

H. Eine wirksame Empfängnisverhütung sollte bei Behandlung von Männern und Frauen gewährleistet sein. In der Einstellungsphase ist, bes. in Verbindung mit Alkohol, Fahruntauglichkeit gegeben **Cave:** Entzugssyndrom

KI. Kdr. < 12 J. (Retardformen zu 100 u. 200 mg); Ileus, akutes Abdomen; Vorsicht bei Krankheitszuständen, bei denen eine Dämpfung des Atemzentrums vermieden werden muss, z. B. Asthma; Anwendung in der Schwangerschaft nur in begründeten Ausnahmefällen, keine ausreichenden Erfahr. bei Kdr. < 12 J. (Retardformen sowie Supp. zu 20 u. 30 mg)

NW. Stimmungsveränderungen (sh) u. weitere psychische Stör. (h), Obstipation (bei Dauerth.) sowie – dosisabhängig – Übelkeit u. Mundtrockenheit, weitere M/D-Beschw. (h), Blasenentleerungsstör. (h), Schwitzen u. Urticaria u. Pruritus (h), Kopfschmerzen u. Schwindel (h)

WW. Alkohol u. zentral dämpfende AM (M.-NW. – bes. Atemdepression, Sedierung), AM mit anticholinerger W.↑, Cimetidin (M.-Plasmaspiegel↑), Muskelrelaxanzien↑, MAO-Hemmer (14 d Behandlungspause), Rifampicin (M.↓)

Moxonidin

Antihypertonikum, α_2-Rezeptoragonist/Imidazolin-Rezeptoragonist

A. Regelmäßige Einnahme

D. Einschleichend, initial: morgens 0,2 mg; frühestens nach 3 Wo. steigern (Gefahr orthostat. Dysregulation) bis max. 0,6 mg/d verteilt auf 2 ED

H. Nicht ohne ärztlichen Rat absetzen (gefährliche Blutdruckspitzen mgl.)! Blutdruckmessung im Sitzen u. Stehen. Bei Unterbrechung der Komb.-Th. von Mo. u. β-Blocker – zuerst langsam β-Blocker absetzen, danach langsam Mo.

KI. Bradykardie (< 50/min), schwere L/N-Funktionsstör., Angioödem, schwere KHK, instabile Angina pectoris, Herzinsuffizienz (NYHA IV); weitere KI. s. Fachinfo; keine Erfahr. bei Kdr. u. Jgl. < 16 J.

NW. **In der Einstellungsphase:** Kopfschmerzen (sh), Müdigkeit (sh), Mundtrockenheit (sh), Schwindel (sh), Schlafstör. (h), M/D-Beschw. (h)

WW. Alkohol, weitere blutdrucksenkende AM (verstärkter Blutdruckabfall mgl.), tricycl. Antidepressiva↑, Sedativa↑, Tranquilizer↑, Hypnotika↑

Diese Angaben sind nicht vollständig – beachten Sie bitte die Erläuterungen und Hinweise in Kapitel 2

Naftidrofuryl

Durchblutungsförderndes Mittel, Antidementivum

A. Regelmäßige, längerfristige Anwendung

D. 3 × tgl. 200 mg Naftidrofuryloxalat

H. Möglichst Rauchen einstellen und Übergewicht vermeiden!

KI. Schwere H/K-Erkr. (z.B. akuter Herzinfarkt, Herzinsuffizienz, Hypotonie < 90 mm Hg systol.), arterielle Blutungen, frischer hämorrhagischer Insult, Leberfunktionsstör., Neigung zu cerebralen Krampfanfällen, Hyperoxalurie o. calciumhaltige Nierensteine, keine ausreichenden Erfahr. in Schwangerschaft/Stillzeit, weitere KI. s. Fachinfo

NW. M/D-Beschw. (sh), Appetitlosigkeit (sh); Kopfschmerzen (h), Schlaflosigkeit (h), Schwindel (h), Urtikaria (h)

WW. Antihypertonika↑, β-Blocker↑, Antiarrhythmika↑

Naproxen

NSAR

A. Bei empfindlichem Magen zum Essen einnehmen

D. 500–1250 mg/d, max. ED: 1000 mg
Selbstmedikation: max. 3 × tgl. 200–250 mg, ältere Pat. max. 2 × tgl. 200–250 mg; ohne ärztl. Rat nicht länger als 4 d
Niedrigste D. über kürzestmöglichen Zeitraum anwenden

H. Bei starken Schmerzen bes. im Oberbauch u./o. Schwarzfärbung des Stuhls sofort Arzt aufsuchen. Erhöhung des Herz- u. Hirninfarktrisikos mgl. u. Auslösung von Kopfschmerzen bei längerer A.

KI. Kdr. < 11 J. (FTA zu 200/250 mg), Kdr. u. Jgl. < 18 J. (FTA/Supp. zu 500 mg); Asthma u. Hautreakt u. M/D-Ulcera u. M/D-Blutungen nach A. von ASS/NSAR; M/D-Ulcera, Blutungen, Blutbildungsstör.; Asthma, Heuschnupfen, andere allerg. Reakt., Nasenpolypen, schwere Herzinsuffizienz, schwere L/N- Funktionsstör.; Schwangerschaft III. Trimenon/erste Wochen nach der Geburt. Vorsicht – bes. in der Selbstmedikation – bei Verdacht auf M/D-Ulcera o. Darmentzündungen (M. Crohn o. Colitis ulcerosa), syst. Lupus erythematodes u. Mischkollagenose, Porphyrien, Hypertonie, nach chirurgischen Operationen; Komb. mit anderen NSAR einschließlich selektiver COX-2-Hemmer, strenge Indikationsstellung im I. u. II. Trimenon d. Schwangerschaft u. in d. Stillzeit

NW. M/D-Beschw., bes. bei älteren Pat. (sh), Schwindel u. Kopfschmerzen u. a. zentralnervöse Stör. (h), Überempfindlichkeitsreakt. (h), Seh- u. Hörstör. (h), Ödeme (h)

WW. Weitere NSAR einschließlich Salicylate u. Glucocorticoide u. SSRI (Risiko M/D-Blutungen↑), Methotrexat (Tox.↑), Ciclosporin (Nephrotox.↑), Lithium↑, Digoxin↑, Phenytoin↑, Diuretika u. Antihypertonika (Blutdruck↑), kaliumsparende Diuretika u. Kaliumsalze (Hyperkaliämierisiko↑), ACE-Hemmer↓ u. Sartane↓ (Risiko Nierenfunktionsstör.↑); Antikoagulanzien↑

Diese Angaben sind nicht vollständig – beachten Sie bitte die Erläuterungen und Hinweise in Kapitel 2

Naratriptan

(ärztlich verordnet) Migränetherapeutikum, Serotonin-Rezeptoragonist, 5HT$_1$-Agonist

A. So früh wie mgl. nach Beginn des Migräne-Kopfschmerzes, N. ist aber auch zu einem späteren Zeitpunkt wirksam

D. 2,5 mg; frühestens nach 4 h weitere 2,5 mg, max. 5 mg/24 h

H. Bei Nichtansprechen auf N. keine 2. Dosis, sondern mit ASS o. Paracetamol und Metoclopramid weiterbehandeln; N. ist nicht zur Migräneprophylaxe geeignet

KI. Herzerkr., periphere vasculäre Erkr., transitorische ischämische Attacke o. Schlaganfall in d. Anamnese, Hypertonie, schwere L/N-Funktionsstör.; Komb. mit Ergotamin, Ergotamin-Derivaten (einschließlich Methysergid), Sumatriptan u. anderen 5HT$_1$-Agonisten; Sulfonamid-Allergie; keine Erfahr. bei Kdr. < 12 J., keine Erfahr. bei Pat. > 65 J.; strenge Indikationsstellung in d. Schwangerschaft, Stillen bis 24 h nach A. vermeiden

NW. Enge u. Hitzegefühl im Brust- u. Halsbereich (h), Übelkeit (h); Schwindel und Schläfrigkeit (h), bei heftigen Schmerzen im Brustkorb, Engegefühl mit Ausstrahlung in d. Halsbereich sofort Arzt informieren

WW. Johanniskraut (NW.↑), Ergotamin u. andere 5HT$_1$-Agonisten (Gefahr von Koronarspasmen↑) – mind. 24 h Abstand halten; SNRI u. SSRI (Risiko Serotoninsyndrom↑)

Naratriptan (Selbstmedikation)

Migränetherapeutikum, Serotonin-Rezeptoragonist, 5HT₁-Agonist

A. Unzerkaut, so früh wie mgl. nach Beginn der Migräne

D. 1 × 2,5 mg; nur wenn es eine Besserung bereits gegeben hat, die Kopf-schmerzen jedoch wiederkommen, frühestens nach 4 h eine weitere Dosis von 2,5 mg; max. 5 mg in 24 h

H. Nur bei eindeutiger Migräne. Die Sicherheit und Wirksamkeit von N. bei der Behandlung der Aura wurde bisher nicht nachgewiesen. Bei Beschw. > 24 h, veränderter Ausprägung u. Häufigkeit der Symptome, bei Kopf-schmerzen, die sich auf die Rückseite des Kopfes beschränken, vier o. mehr Attacken/Mon., plötzlichen Hautausschlägen, bei erstmaligen Beschw. von Pat. > 50 J. ist ein Arzt zu konsultieren. Ohne Beurteilung der Risikofaktoren für eine Herz-Erkr. soll N., bes. bei Männern > 40 J. u. Frauen in d. Postmenopause, nicht angewendet werden. Risikofaktoren sind: erhöhter Cholesterinspiegel, Rauchen o. Nikotinersatztherapie, deut-liches Übergewicht, Diabetes sowie eine Herzkrankheit vor d. 60. Lebens-jahr bei Verwandten ersten Grades. Frauen mit Migräne, die orale Kontra-zeptiva einnehmen, haben ein erhöhtes Schlaganfall-Risiko.

KI. Kdr. u. Jgl.; Pat. > 65 J.; Hypertonie u. a. H/K-Erkr., Schlaganfall o. ischä-mische Attacke in d. Anamnese, L/N-Funktionsstör.; Komb. mit Ergotamin u. -derivaten/Methysergid sowie 5-HT₁-Rezeptoragonisten, Sulfonamid-Allergie; atypische Symptome wie motorische Schwäche auf einer Körper-seite, Doppeltsehen, unbeholfenen u. unkoordinierten u. anfallsartigen Bewegungen, Tinnitus, Bewusstseinsstör., Migräne mit Augenmuskel-schwäche; keine ausreichenden Erfahr. in Schwangerschaft; Stillen bis 24 h nach A. vermeiden

NW. Übelkeit u. Erbrechen (h), Kribbeln u. Schwindel u. Schläfrigkeit u. Hitze-gefühl (h); Schmerzen u. Engegefühl im Brustkorb – bei intensiven Beschw. Arzt konsultieren

WW. Ergotamin u. -derivate/Methysergid o. 5-HT₁-Agonisten (Koronarspasmen mgl., mind. 24 h Abstand halten); AM, die aktiv renal ausgeschieden wer-den (Wirkungsverstärkung dieser AM mgl.), Johanniskraut (NW.↑); SNRI u. SSRI (Risiko Serotoninsyndrom↑)

Diese Angaben sind nicht vollständig – beachten Sie bitte die Erläuterungen und Hinweise in Kapitel 2

Natriumfluorid

Kariesprophylaktikum, Osteoporosemittel

A. **Zur Kariesprophylaxe:** Tbl. abends nach dem Zähneputzen langsam lutschen o. bei Sgl. zerdrückte Tbl. mit Nahrung, Wasser o. Tee verabreichen

D. **Zur Kariesprophylaxe:** 1 × tgl. 0,25 mg (< 3 J.), 0,5 mg (3 bis < 6 J.), 1 mg (ab 6 J. bis Erwachsenenalter); in den ersten 12 Lebensjahren möglichst konsequent anwenden
Berechnet als Fluorid-Ionen; bei Dosierungsempfehlung sonstige Fluoridaufnahme durch Nahrungsmittel beachten (z. B. fluoridiertes Speisesalz, Trink-, Mineral- o. Tafelwasser)
Bei Osteoporose: bis 80 mg/d, kontinuierliche o. intermittierende Behandlung, vgl. Fachinfo

H. **Tbl. zu 25 u. RTA zu 40 mg:** Milch und Milchprodukte im Abstand von 2–3 h. Frauen im gebärfähigen Alter dürfen das AM nur bei gleichzeitigem sicheren Kontrazeptionsschutz anwenden.

KI. **Tbl. zu 25 u. RTA zu 40 mg:** Kdr. u. Jgl. im Wachstumsalter; schwere L/N-Funktionsstör., Osteomalazie u. weitere KI. s. Fachinfo

NW. **Tbl. zu 25 u. RTA zu 40 mg** nach längerer A.: Gelenkbeschw. (sh)
Bis 1 mg: Bei Überdosierung in den ersten 6–8 Lebensjahren Zahnfluorose o. Knochenaufbaustör. mgl.

WW. Aluminium-, calcium- o. magnesiumhaltige AM (Fluoridresorpt.↓) – 2 h Abstand halten

Natriumpicosulfat

Laxans

A. Nur kurzfristig anwenden; abends einnehmen; Wirkungseintritt nach 10–12 h

D. **Erw.:** 1 × 5–10 mg
Kdr. > 4 J.: 1 × 2,5–5 mg (nur auf ärztliche Anordnung)

H. Einmalige Anwendung, langfristige Maßnahmen wie ballaststoffreiche Kost u. ausreichende Flüssigkeitszufuhr sowie körperliche Bewegung sollten der Th. vorausgehen o. sie unterstützen; bei chron. Verstopfung sollte eine Abklärung durch den Arzt erfolgen

KI. Kdr. < 4 J.; Darmverschluss, Darmobstruktion, akut-entzündliche M/D-Erkr., akute, operativ zu behandelnde Bauchschmerzen, schwere Dehydratation; keine ausreichenden Erfahr. in Schwangerschaft u. Stillzeit

NW. Bei längerdauernder u. hochdosierter A.: Darmträgheit, Elektrolytverluste (Stör. der Herzfunkt., Muskelschwäche)

WW. Kaliuretische Diuretika u. Glucocorticoide (Kalium-Verlust↑), Herzglykoside↑, Antibiotika (N.↓)

Diese Angaben sind nicht vollständig – beachten Sie bitte die Erläuterungen und Hinweise in Kapitel 2

Nebivolol

β-Rezeptorenblocker

A. Regelmäßige Einnahme, vorzugsweise zur selben Tageszeit

D. 1 × tgl. 5 mg; max. 10 mg/d (bei chron. Herzinsuffizienz)
Patienten > 65 J.: initial 1 × tgl. 2,5 mg

H. Blutdrucksenkung nach 1–2 Wo., optimale Wirkung gelegentlich erst nach 4 Wo.
Nicht ohne ärztl. Rat absetzen! Diabetiker darauf hinweisen, dass die Frühwarnzeichen einer drohenden Unterzuckerung durch Nebivolol maskiert werden können; Kontaktlinsenträger informieren, dass die Augen eventuell trockener werden

KI. Hypotonie (systol. < 90 mm Hg), Bradykardie (< 60/min. vor Therapiebeginn), Asthma, schwere Durchblutungsstör., Leberfunktionsstör.; i. v.-Gabe von Verapamil u. Diltiazem; strenge Indikationsstellung in Schwangerschaft u. Stillzeit; keine Erfahr. bei Kdr.; Vorsicht bei Desensibilisierungsth. u. Pat. mit Psoriasis; weitere KI. s. Fachinfo

NW. (h): Müdigkeit, Schwindel, Kopfschmerzen, M/D-Beschw.; kalte Extremitäten, Dyspnoe, Ödeme

WW. Calciumkanalblocker vom Verapamil- u. Diltiazem-Typ u. Antiarrhythmika der Klasse I (Reizleitungsstör. u. Minderung der Herzkraft), zentral wirksame Antihypertonika↑, Antidiabetika (Hypoglykämierisiko↑), Hydrochlorothiazid (N.↑), Amiodaron↑, Sympathomimetika↓

Nicotin

Entwöhnungsmittel

D. **Kaugummi:** 2–4 mg/h, max. 64 mg/d; langsame Dosisreduktion
TTS: tgl. 1 Pflaster morgens auf die Haut kleben (ggf., s. Fachinfo, abends vor d. Schlafengehen wieder entfernen); 17,5 mg/35 mg/52,5 mg = bei ca. 10/20/30 Zigaretten tgl., danach Reduktion

H. Bei Behandlungsbeginn mit TTS das Rauchen völlig einstellen! Kaugummi auch zur Rauchreduktion geeignet. Das Kaugummi langsam mit Pausen kauen (ca. 30 min); keine zuckerhaltigen Kaugummis vor o. während der Kaugummi-A. kauen (N.-Resorpt.↓); Kaugummi vor Kindern geschützt aufbewahren; Pflaster nicht zerschneiden

KI. Kdr.; Nichtraucher u. Gelegenheitsraucher, kurz zurückliegender Myokardinfarkt, Angina pectoris, schwere Herzrhythmusstör., akuter Schlaganfall; Vorsicht bei schweren Durchblutungsstör., schwerer Herzinsuffizienz, Vasospasmen, schwerer Hypertonie, L/N-Funktionsstör., M/D-Ulcera, Hyperthyreose, insulinabhängigem Diabetes, cerebrovaskulärer Insuffizienz, Phäochromozytom
TTS (zusätzlich): chron. generalisierte Hauterkr. (z. B. Psoriasis, chron. Dermatitis, Urtikaria)
Begrenzte Erfahr. bei Jgl.

NW. Kopfschmerzen (h), Schwindel (h), M/D-Beschw. (h);
Kaugummi: Reizungen im Mund u. Hals (sh)
TTS: Hautreakt. an der Applikationsstelle (h)

WW. Nach Einstellung des Rauchens können einige AM, z. B. Theophyllin, Tacrin, Clozapin, Ropirinol sowie möglicherweise z. B. Imipramin, Olanzapin, Clomipramin, Fluvoxamin stärker wirksam sein; eine Dosisreduktion kann für α- und β-Blocker, eine Dosiserhöhung für Sympathomimetika, z. B. Salbutamol, erforderlich sein; Insulin↑, Flecainid↓, Pentazocin↓

Diese Angaben sind nicht vollständig – beachten Sie bitte die Erläuterungen und Hinweise in Kapitel 2

Nifedipin

Calciumkanalblocker

A. Regelmäßige Einnahme; falls rascher Wirkungseintritt notwendig ist, Kps. zerbeißen und Inhalt herunterschlucken bzw. Drg. zerkauen und herunterschlucken, Wdh. frühestens nach 30 min.; Retardformen nicht teilen

D. 3 × tgl. 5–20 mg, stufenweise Erhöhung bis max. 60 mg/d; langwirkende, retardierte Darreichungsform bevorzugen u. 1–2 × tgl. einnehmen (in Abständen von 12 h, nicht weniger als 4 h); ein- u. ausschleichende D. beachten

H. Nicht ohne ärztlichen Rat absetzen; nicht mit Grapefruitsaft einnehmen; Lichtempfindlichkeit von N. bei Bereitstellung v. Tr. u. Tbl. beachten

KI. Akuter Herzinfarkt innerhalb der ersten 4 Wo., instabile Angina pectoris, H/K-Schock, Aortenstenose; Komb. mit Rifampicin; keine Erfahr. bei Kdr.

NW. Kopfschmerzen (sh), Knöchelödeme (sh), Flush (h), Erythem (h), Schwindel (h), Übelkeit (h); anfängliche Verschlechterung der Angina pectoris mgl.

WW. Cimetidin (N.↑), Digoxin↑, Theophyllin↑, Antihypertonika u. Diuretika u. β-Blocker u. Nitropräp. u. Molsidomin u. tricycl. Antidepressiva (verstärkte Blutdrucksenkung mgl.); Quinopristin u. Dalfopristin (N.↑); Valproinsäure (N.↑), Vincristin (NW.↑), Tacrolimus↑, CYP-3A4-Inhib.[1] (N.↑), CYP-3A4-Induk.[1] (N.↓)

---

[1] s. S. XIII

Nimodipin

Calciumkanalblocker, Antidementivum

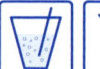

A. Regelmäßige Einnahme

D. **Bei zerebraler Insuffizienz:** 3 × tgl. 30 mg

H. Nicht ohne ärztlichen Rat absetzen; nicht mit Grapefruitsaft einnehmen

KI. Schwere Leberfunktionsstör.; Komb. mit Rifampicin o. Phenobarbital o. Phenytoin o. Carbamazepin; Vorsicht bei Hypotonie (systol. < 100 mm Hg); keine ausreichenden Erfahr. bei Kdr. u. Jgl.

NW. Hypotonie (h), Vasodilatation (h)

WW. Cimetidin (N.↑), blutdrucksenkende AM↑; CYP-3A4-Induk.[1] (N.↓), CYP-3A4-Inhib.[1] (N.↑)

---

[1] s. S. XIII

Diese Angaben sind nicht vollständig – beachten Sie bitte die Erläuterungen und Hinweise in Kapitel 2

Nisoldipin

Calciumkanalblocker

A. Regelmäßige Einnahme, vorzugsweise beim Frühstück u. zum Abendessen, Manteltbl. mindestens 0,5 h vor den Mahlzeiten unzerkaut u. zur gleichen Tageszeit

D. 2 × tgl. 5–10 mg; stufenweise Erhöhung auf TD von 2 × 20 mg; ausschleichende D.

H. Nicht ohne ärztlichen Rat absetzen; nicht mit Grapefruitsaft einnehmen

KI. Akuter Herzinfarkt innerhalb der ersten 4 Wo., instabile Angina pectoris, H/K-Schock, Aortenstenose, schwere Leberfunktionsstör.; Komb. mit Azol-Antimykotika u. Phenytoin u. Rifampicin; keine Erfahr. bei Kdr.; Vorsicht bei Pat. mit schwerer Hypotonie (systol. < 90 mm Hg), bei dekompensierter Herzinsuffizienz u. Einnahme von β-Blockern

NW. Kopfschmerzen (sh), Knöchelödeme (sh), Flush (h), Tachykardie (h), Schwindel (h), Dyspnoe (h), Übelkeit (h); anfängliche Verschlechterung der Angina pectoris mgl.

WW. Cimetidin (N.↑), Digoxin↑; Antihypertonika u. tricycl. Antidepressiva u. Valproinsäure u. Diuretika u. β-Blocker (verstärkte Blutdrucksenkung mgl.!); Quinupristin/Dalfopristin (N.↑); CYP-3A4-Inhib.[1] (N.↑), CYP-3A4-Induk.[1] (N.↓)

---

[1] s. S. XIII

Nitrazepam

Hypnotikum, Benzodiazepin

A. Bei Durchschlafstör. 20–30 min vor dem Schlafengehen einnehmen

D. Abends 2,5–5 mg, max. 10 mg/d, ausschleichende D.

H. Sturzgefahr bei älteren Patienten, Überhangeffekte am Morgen nach abendlicher Gabe mgl.; Dos. sollte so gering u. Th.-Dauer so kurz wie mgl. sein
Cave: Abhängigkeit, Entzugssyndrom

KI. AM-, Drogen-, Alkoholabhängigkeit, akute Vergiftungen mit Alkohol, Schlaf- o. Schmerzmitteln sowie Psychopharmaka; Myasthenia gravis, obstruktive Atemwegserkr., schwere Leberfunktionsstör., Schlafapnoe-Syndrom, spinale u. zerebellare Ataxien; Stillzeit, strenge Indikationsstellung in d. Schwangerschaft

NW. Müdigkeit (h), Konzentrationsschwäche (h), Verwirrtheit (h), Kopfschmerzen (h), Schwindel (h); bei „paradoxer" Reakt. – z. B. akuten Erregungszuständen – AM absetzen

WW. Alkohol↑ (N.↑), zentral wirksame AM↑ (auch Antiallergika, z. B. Diphenhydramin (N.↑), Cimetidin (N.↑), Omeprazol (N.↑), Muskelrelaxanzien↑, orale Kontrazeptiva (N.↑), Makrolidantibiotika – z. B. Erythromycin (N.↑)

Diese Angaben sind nicht vollständig – beachten Sie bitte die Erläuterungen und Hinweise in Kapitel 2

Nitrendipin

Calciumkanalblocker

A. Regelmäßige Einnahme, Tbl. unzerkaut einnehmen

D. 1 × tgl. 20 mg (morgens) oder 2 × tgl. 10 mg (morgens u. abends); stufenweise Erhöhung auf 40 mg/d mgl.

H. Nicht ohne ärztl. Rat absetzen; nicht mit Grapefruitsaft einnehmen

KI. Akuter Herzinfarkt innerhalb d. ersten 4 Wo., instabile Angina pectoris, H/K-Schock, Aortenstenose, Hypotonie (systol. < 90 mm Hg); Vorsicht bei Pat. mit dekompensierter Herzinsuffizienz; i.v.-Gabe von β-Blockern; keine Erfahr. bei Kdr.

NW. Flush (h), Erythem (h), Kopfschmerzen (h), Knöchelödeme (g), Tachykardie (g), anfängliche Verschlechterung der Angina pectoris mgl.

WW. Cimetidin (N.↑), Digoxin↑; Antihypertonika u. Diuretika u. β-Blocker (verstärkte Blutdrucksenkung mgl.!); Valproinsäure (N.↑); Amiodaron u. Chinidin (negativ inotrope W.↑), Prazosin (schwere Hypotonie mgl.), CYP-3A4-Inhib.[1] (N.↑), CYP-3A4-Induk.[1] (N.↓)

---

[1] s. S. XIII

Nitrofurantoin

Chemotherapeutikum, Urologikum

A. Rezidivtherapie: nach dem letzten abendlichen Wasserlassen

D. **Akuttherapie:** 3–4 × tgl. 100 mg (d.h. alle 8 bzw. 6 h) oder 2–3 × tgl. 100 mg (Retard) für 7–10 Tage
Rezidivtherapie: abends 100 mg oder 1–2 × tgl. 100 mg (Retard) für ca. 6 Mon.

H. Bräunliche Urinfärbung ist harmlos

KI. Sgl. < 3 Mon., Kdr. (AF zu 100 mg); L/N-Funktionsstör., Polyneuropathien/Polyneuritis, hämolytische Anämie; strenge Indikationsstellung (dosisabhängig) im I. u. II. Trimenon d. Schwangerschaft

NW. Schwindel (sh), Appetitlosigkeit (sh), M/D-Beschw. (sh), allerg. Reakt. (sh); Kopfschmerzen (h), Lungenreakt. (h) – bes. nach Langzeitth. (über 6 Mon.) – nur teilweise reversibel; beim Auftreten von potentiell lebensbedrohlichen NW. wie Atemnot, Husten, Exanthemen, Cholestase o. Polyneuropathien – AM absetzen u. Arzt aufsuchen

WW. Antacida (N.↓), hormonelle Kontrazeptiva↓, Gyrasehemmer↓, Probenecid u. Sulfinpyrazon (N.↑, N.-NW.↑), Metoclopramid (N.↓), Atropin u. Propanthelin (N.↑), Diphenylhydantoin↓, keine Komb. mit Penicillinen

Diese Angaben sind nicht vollständig – beachten Sie bitte die Erläuterungen und Hinweise in Kapitel 2

Norethisteron

Gestagen

H. Die Th. ist nicht empfängnisverhütend. Absetzen bei erstmaligen migräneartigen o. ungewöhnlich starken Kopfschmerzen, akuten Seh- o. Hörstörungen, Anzeichen von Venenerkr. o. thromboembolischen Prozessen, Gelbsucht, Zunahme epileptischer Anfälle, eingetretener Schwangerschaft o. starkem Blutdruckanstieg; Rauchen erhöht d. Thrombose-Risiko
Cave: Stimmveränderungen bes. bei Frauen mit Sing- o. Sprechberufen beachten

KI. Bei Amenorrhoe nur nach Ausschluss einer Schwangerschaft; vaginale Blutungen ungeklärter Ursache, schwere Lebererkr., verhaltener Abort, Blasenmole, Schwangerschaftsikterus o. -pruritus sowie Herpes gestationis in d. Anamnese

NW. Zwischenblutungen (h), thromboembolische Komplikationen (s)

WW. Antidiabetika (Veränderung der KH-Toleranz), Barbiturate u. Hydantoine u. Antibiotika – z.B. Rifampicin, Ampicillin, Tetracycline – (N.↓)

Norfloxacin

Chemotherapeutikum, Gyrasehemmer, Chinolon

D. Morgens u. abends 400 mg; Therapiedauer 7–10 d, bei Cystitis 3 d

H. Therapie nicht vorzeitig abbrechen; nicht zusammen mit Milch u. Milchprodukten einnehmen; Coffeinwirkung hält länger an. Diabetiker sollen Blutzuckerwerte bes. überwachen (Hypoglykämierisiko↑). N. soll wegen mangelnder W. bei komplizierten Nierenbeckenentzündungen nicht mehr verordnet werden.

KI. Kdr. u. Jgl. vor Abschluss d. Wachstums; bekannte Allergie o. Sehnenerkr. durch Chinolone; Vorsicht bei Epilepsie

NW. M/D-Beschw. (h), Kopfschmerzen, Schwindel, Schlafstör., Depressionen, Tendopathien, z. B. Achillessehnenentzündung; bei Sehnenschmerzen o. -entzündungen o. lang anhaltenden, schweren Durchfällen Arzt aufsuchen

WW. Milch u. Antacida u. Eisen u. Zink (N.-Resorpt.↓) – 2 h Abstand halten; hormonelle Kontrazeptiva↓, NSAR (Krampfanfälle), Theophyllin↑, orale Antikoagulanzien↑, Glibenclamid↑, Nitrofurantoin↓ (Nor.↓), Ciclosporin↑

Diese Angaben sind nicht vollständig – beachten Sie bitte die Erläuterungen und Hinweise in Kapitel 2

Noscapin

A. Tropfen nicht unverdünnt einnehmen

D. **Erw.:** 3 × tgl. 25 mg, max. 150 mg/d
Kdr. 3–12 J.: Saft: 3 × tgl. 25 mg, Tr.: bis 6 × tgl. 11,5 mg

KI. Produktiver Husten; keine ausreichenden Erfahr. bei Kdr. < 6 Mon. sowie im II. u. III. Trimenon d. Schwangerschaft

NW. Kopfschmerzen u. Benommenheit (h)

WW. Alkohol, zentral dämpfende AM, Sekretolytika (Sekretstau), orale Antikoagulanzien↑

Nystatin

Antimykotikum

D. **Tbl.:** 3 × tgl. 500 000–1 Mio I. E. nach der Mahlzeit einnehmen.
Susp.: Sgl. u. Kkdr.: 4 × tgl. 50 000–100 000 I. E., Kdr. u. Erw.: 4 × tgl.
50 000–150 000 I. E.; bei Mundsoor nach d. Essen
Salbe/Creme: übliche Behandlungsdauer 2 Wo.
Ovula: 1 × tgl. 100 000 I. E. vor dem Schlafengehen einführen, bei
starken Beschw. 2 × tgl.
Eine gleichzeitige Th. des Partners mit N.-Creme kann notwendig
sein.

H. Soorbeläge vor A. abtupfen, Th. mindestens 2 Tage nach Abklingen
der Symptome fortführen. Bei A. im Genitalbereich kann es wegen
der Hilfsstoffe zur Beeinträchtigung der Sicherheit von latexhaltigen
Kondomen o. Diaphragmen kommen.

KI. Tbl./Susp.: Syst. Mykosen (orale Zubereitungen nicht geeignet)

NW. Tbl./Susp.: M/D.-Beschw. (h)

Diese Angaben sind nicht vollständig – beachten Sie bitte die Erläuterungen
und Hinweise in Kapitel 2

Ofloxacin

Chemotherapeutikum, Gyrasehemmer, Chinolon

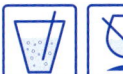

D. 2 × tgl. 100–200 (- 400) mg o. 1 × tgl. morgens bis 400 mg, Therapiedauer 7–10 d, bei Cystitis 3 d

H. Therapie nicht vorzeitig abbrechen; nicht zusammen mit Milch u.
Milchprodukten einnehmen; Coffeinwirkung hält länger an. Diabetiker sollen Blutzuckerwerte bes. überwachen (Hypoglykämierisiko↑).

KI. Kdr. u. Jgl. vor Abschluss d. Wachstums; bekannte Allergie o.
Sehnenerkr. durch Chinolone, Epilepsie

NW. M/D-Beschw., Kopfschmerzen, Schwindel, Schlafstör., Depressionen,
psychotische Reakt. (bis hin zur Selbstgefährdung) mgl.;
Tendopathien, z. B. Achillessehnenentzündung; bei Sehnenschmerzen
o. -entzündungen o. lang anhaltenden, schweren Durchfällen Arzt
aufsuchen

WW. Milch u. Antacida u. Eisen u. Zink (O.-Resorpt.↓) – 2 h Abstand halten; hormonelle Kontrazeptiva↓; NSAR (z. B. Fenbufen) u. Theophyllin (Krampfanfälle mgl.); Probenecid u. Cimetidin u. Furosemid u.
Methotrexat (NW.↑); orale Antikoagulanzien↑, Glibenclamid↑, Antiarrhythmika Kl. IA u. III u. tricycl. Antidepressiva u. Makrolide
(Herzrhythmusstör.)

Olanzapin

Antipsychotikum

D. 5–20 mg/d, ausschleichende D. erforderlich

H. Wirkungseintritt erst nach mehreren Tagen bis einigen Wo.
Bei Demenz nicht empfohlen, da NW., Mortalität u. das Risiko eines cerebrovaskulären Zwischenfalls erhöht sind.

KI. Engwinkelglaukom; Stillzeit, keine ausreichenden Erfahr. in d. Schwangerschaft u. bei Kdr.; Vorsicht bei Pat. mit Krampfanfällen in d. Anamnese u. Parkinsonerkr.

NW. Schläfrigkeit (sh), Gewichtszunahme (sh), Schwindel (h), Akathisie u. Parkinsonismus u. Dyskinesien (h); Mundtrockenheit u. Verstopfung (h), erhöhte Glukosespiegel (h), orthostatische Hypotonie (h), Ödeme (h); malignes neuroleptisches Syndrom (ss)
Bei Demenz (sh): Stürze, Pneumonie, Lethargie, Erythem, visuelle Halluzinationen u. Harninkontinenz, s. unter **H.**

WW. Alkohol, zentral dämpfende AM, Carbamazepin (O.↓), Fluvoxamin (O.↑), Valproat (NW.↑ u. Neutropenie mgl.), Lithium (NW.↑)

Diese Angaben sind nicht vollständig – beachten Sie bitte die Erläuterungen und Hinweise in Kapitel 2

Omeprazol

Ulcustherapeutikum, Protonenpumpenhemmer

D. 1 × tgl. 10–20 (-40) mg

KI. Kdr. < 2 J., Kdr. (40 mg), Komb. mit Atazanavir; keine Komb.-Therapie mit Clarithromycin bei L/N-Funktionsstör.; bei Komb. mit Clarithromycin keine gleichzeitige Einnahme von Terfenadin o. Carbamazepin; keine ausreichenden Erfahr. in Schwangerschaft/Stillzeit

NW. Kopfschmerzen (h), M/D-Beschw. (h), Müdigkeit (h), Schwindel (h)

WW. Vitamin B12↓, Johanniskraut (O.↓), Diazepam↑, Phenytoin↑, orale Antikoagulanzien↑, Erythromycin u. a. Makrolidantibiotika↑ (O.↑), Azolantimykotika↓, Digoxin↑, Atazanavir↓

Ondansetron

A. Schmelztabletten auf der Zunge zergehen lassen und hinunterschlucken

D. Chemotherapie mit Cyclophosphamid, Doxorubicin, Carboplatin – o. Strahlentherapie: alle 12 h (morgens und abends) 8 mg, erste Dosis 1–2 h vor der Chemotherapie/Bestrahlung/Operation einnehmen

KI. Kdr. < 2 J.; Stillzeit; strenge Indikationsstellung in d. Schwangerschaft; Vorsicht bei schwerer Beeinträchtigung d. Darmmotilität

NW. Kopfschmerzen (sh), Flush (h), Obstipation (h)

WW. CYP-3A4-Inhib.[1] (O.↓), Tramadol↓

---

[1] s. S. XIII

Diese Angaben sind nicht vollständig – beachten Sie bitte die Erläuterungen und Hinweise in Kapitel 2

Opipramol

Tricyclisches Antidepressivum

D. 200 mg/d (morgens u. mittags 50 mg, abends 100 mg), max. 3 × tgl. 100 mg, allgemein nach 1–2 Mon. langsam absetzen
Berechnet als Opipramol-2HCl

H. Da die Besserung der Stimmungslage allmählich erfolgt, AM mindestens 2 Wo. regelmäßig einnehmen. Für Kdr. u. Jgl. < 17 J. nicht empfohlen. Suizidgefahr beachten.

KI. Akute Delirien, akuter Harnverhalt, Prostatahypertrophie, unbehandeltes Engwinkelglaukom, Ileus, höhergradiger AV-Block o. Reizleitungsstör., akute Intoxikationen mit zentral dämpfenden AM u. Alkohol; Komb. mit MAO-Hemmern; Stillzeit; strengste Indikationsstellung in d. Schwangerschaft, bes. im I. Trimenon

NW. (h, bes. zu Th.-Beginn): Müdigkeit, Mundtrockenheit, verstopfte Nase, Hypotonie u. orthostatische Dysregulation

WW. Alkohol↑ (0.↑), zentral dämpfende AM↑, Anticholinergika↑; Barbiturate u. Antiepileptika (0.↓), Neuroleptika (0.↑), MAO-Hemmer (schwere NW. – 14 d Behandlungspause), Serotonin-Wiederaufnahme-Hemmer, z. B. Fluoxetin (0.↑), β-Blocker, Antiarrhythmika

Orlistat

Antiadipositum, Lipasehemmer

D. Bis 3 × tgl. 120 mg
Selbstmedikation: bis 3 × tgl. 60 mg, max. 6 Mon. Wenn nach 12 Wo. keine Gewichtsreduktion eintritt, Arzt o. Apotheker fragen.

H. Fettarme u. hypokalorische Kost, die reich an Obst und Gemüse ist, empfohlen, sowie die Verteilung der Aufnahme von Fett, KH und Eiweiß auf jeweils 3 Hauptmahlzeiten (etwa 15 g Fett pro Mahlzeit); falls eine Mahlzeit ausgelassen wird oder kein Fett enthält, keine Einnahme von O. Zusätzlich 1 × tgl. ein Multivitaminpräparat vor dem Schlafengehen einnehmen; bei rektalen Blutungen Arzt aufsuchen; zusätzliche Kontrazeptionsmaßnahmen empfohlen, um dem im Falle von schwerer Diarrhoe mgl. Versagen oraler Kontrazeptiva vorzubeugen; ggf. Dosisanpassung bei Komb. mit Antidiabetika, Antihypertonika o. Lipidsenkern

KI. Chron. Malabsorptionssyndrom, Cholestase, Stillzeit; keine Erfahr. bei Kdr. u. Jgl., älteren Pat. sowie L/N-Funktionsstör.; Vorsicht bei Schwangerschaft
Zusätzlich Kps. zu 60 mg: Schwangerschaft, Komb. mit Ciclosporin o. oralen Antikoagulanzien

NW. Bes. nach fettreichen Mahlzeiten: Stuhldrang, Flatulenz, Abgang öligen Sekrets sowie ölige o. fettige Stühle (sh); vermehrter Stuhlgang (sh-h), Stuhlinkontinenz (h), Beklemmungen (h)
Zusätzlich Kps. zu 120 mg: Bauchschmerzen/-beschw. (sh-h), Rektumbeschw. (h), Kopfschmerzen (sh), Influenza (sh), Infektionen d. Atemwege (sh-h), Harnwegsinfektion (h), Hypoglykämie (sh – bei adipösen Typ-2-Diabetikern), Angstgefühl (h)

WW. Vitamin A, D, E u. K u. β-Carotin (Resorpt.-Verringerung mgl.); orale Antikoagulanzien (INR bzw. Quickwert überwachen); Acarbose (keine Erfahr.); Ciclosporin↓, Amiodaron (Dosisüberwachung)

Diese Angaben sind nicht vollständig – beachten Sie bitte die Erläuterungen und Hinweise in Kapitel 2

Oseltamivir

Grippemittel, Virustatikum

A. So früh wie mgl. innerhalb 48 h nach Auftreten der Grippesymptome/Kontakt mit einer infizierten Person

D. **Therapie jeweils über 5 d: Erw. u. Jgl. ab 13 J. o. Kdr. > 40 kg KG:** 2 × tgl. (morgens und abends) 75 mg; **Kdr. > 23–40 kg KG:** 2 × tgl. 60 mg; **Kdr. > 15–23 kg KG:** 2 × tgl. 45 mg; **Kkdr. > 1 J. u. < 15 kg KG:** 2 × tgl. 30 mg
Postexpositions-Prophylaxe jeweils über 10 d: Erw. u. Jgl. ab 13 J. o. Kdr. > 40 kg KG: 1 × tgl. 75 mg; **Kdr. > 23–40 kg KG:** 1 × tgl. 60 mg; **Kdr. > 15–23 kg KG:** 1x tgl. 45 mg; **Kkdr. > 1 J. u. < 15 kg KG:** 1 × tgl. 30 mg
Prophylaxe während einer Influenzaepidemie in der Bevölkerung: 1 × tgl. 75 mg – jeweils über einen Zeitraum bis zu 6 Wo.

H. Die Anwendung von O. ist kein Ersatz für eine Grippeschutz-Impfung, die A. ist nur dann indiziert, wenn das Influenzavirus in d. Bevölkerung auftritt.

KI. Keine ausreichenden Erfahr. bei Kdr. < 1 J.
Keine ausreichenden Erfahr. bei Pat. mit schlechtem o. instabilem Gesundheitszustand, chron. kardialen u./o. respiratorischen Erkr., immunsupprimierten Pat. sowie in Schwangerschaft/Stillzeit

NW. Bisher bekannt: M/D-Beschw. (h, meist vorübergehend), Kopfschmerzen (h)

WW. Probenecid (O.↑), Chlorpropamid u. Methotrexat u. Phenylbutazon u. w. (Einfluss auf die tubuläre Sekretion mgl.)

Oxazepam

Tranquilizer, Benzodiazepin

A. Als Hypnotikum nicht auf vollen Magen (verzögerter Wirkungseintritt)

D. Max. 60 mg/d; ausschleichende D.

H. Sturzgefahr bei älteren Pat.; Überhangeffekte am Morgen nach abendlicher Gabe mgl.; Dos. sollte so gering u. Th.-Dauer so kurz wie mgl. sein
Cave: Abhängigkeit, Entzugssyndrom

KI. AM-, Drogen-, Alkoholabhängigkeit, akute Vergiftungen mit Alkohol, Schlaf- o. Schmerzmitteln sowie Psychopharmaka; Stillzeit, strenge Indikationsstellung in d. Schwangerschaft; keine ausreichenden Erfahr. bei Kdr. u. Jgl.; Vorsicht bei Schlafapnoe-Syndrom, Myasthenia gravis

NW. Müdigkeit (h), Konzentrationsschwäche (h), Schwindel (h), Kopfschmerzen (h), Verwirrtheit (h); bei „paradoxer" Reakt. – z.B. akuten Erregungszuständen – AM absetzen

WW. Alkohol↑ (O.↑), zentral wirksame AM↑ (auch Antiallergika, z.B. Diphenhydramin (O.↑); Muskelrelaxanzien↑

Diese Angaben sind nicht vollständig – beachten Sie bitte die Erläuterungen und Hinweise in Kapitel 2

Oxilofrin

Antihypotonikum, α-, β-Sympathomimetikum

A. Bei starken morgendlichen Beschw. 15–30 min vor d. Aufstehen; bei Einnahme nach 16 Uhr Einschlafstör. mgl.

D. 2–3 × tgl. 16–32 mg Oxilofrin-HCl

Kl. Herzrhythmusstör., Hypertonie, Engwinkelglaukom, schwere organische Herzerkr., Thyreotoxikose, Phäochromozytom

Oxybutynin

Anticholinergikum, urologisches Spasmolytikum

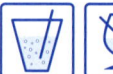

A. Tbl. unzerkaut

D. Individuell; initial 7,5 mg/d, Erhaltungsdosis 7,5 – 15 (max. 20) mg/d in 2–3 (max. 4) ED
Retard: 5–10 mg (max. 20) mg/d, einschleichend
Berechnet als Oxybutynin-HCl

H. Bei Kdr. < 5 J., (retard: < 6 J.) nicht empfohlen. Einschränkung der Speichelsekretion bei langfristiger Th. kann Erkr. d. Mundhöhle begünstigen. Kontrolle d. Augeninnendrucks empfohlen. Vorsicht bei Pat. mit Fieber o. bei hoher Umgebungstemperatur (Hitzschlag mgl.)

KI. Engwinkelglaukom, Myasthenia gravis, obstruktive Uropathie, Harnwegs- und M/D-Stenosen, Darmatonie u. Ileus, schwere Colitis ulcerosa o. toxisches Megacolon; Tachyarrhythmie, Cerebralsklerose

NW. Mundtrockenheit (sh), M/D-Beschw. (sh-h), Schläfrigkeit (sh), Schwindel (h), Mydriasis u. Verschwommensehen (h), Hautrötung (h), Miktionsbeschw. (h)

WW. Anticholinergica o. AM mit anticholinerger W. – z.B. Amantadin u. andere Parkinsonmittel, Antihistaminika, Neuroleptika, Chinidin, tricycl. Antidepressiva, Atropin – (O.↑); Metoclopramid u. Domperidon (M/D-Motilität↓); CYP-3A4-Inhib.[1] (O.↑ mgl.); bedingt durch die Minderung der M/D-Motilität sind Resorpt.-Stör. anderer AM mgl.

---

[1] s. S. XIII

Diese Angaben sind nicht vollständig – beachten Sie bitte die Erläuterungen und Hinweise in Kapitel 2

Oxymetazolin

Vasokonstriktor, α-Sympathomimetikum

D. Rhinologika:
Erw. (0,05 %): 2–3 × tgl. 1 Sprühstoß/1–2 Tr.
Kkdr. (0,025 %): 2–3 × tgl. 1 Sprühstoß
Sgl. (0,01 %): 2–3 × tgl. 1 Tr., ab 5. Lebens-Wo. 2–3 × tgl. 1–2 Tr.
in jede Nasenöffnung
Ophthalmikum (0,025 %) ab 6 J.: 2–4 × tgl. 1 Tr.
Berechnet als Oxymetazolin-HCl

H. Nur kurzfristig anwenden (max. 5–7 d). In der Selbstmedikation bei
Sgl. u. Kkdr. vorsichtig dosieren; AT: Kontakt mit Kontaktlinsen vermeiden

KI. Rhinologika: Rhinitis sicca; Vorsicht bei chron. Schnupfen, erhöhtem
Augeninnendruck, schweren H/K-Erkr., Phäochromozytom, Hyperthyreose, Diabetes u. Komb. mit MAO-Hemmern u. anderen blutdrucksteigernden AM sowie bei Schwangerschaft/Stillzeit
AT: (zusätzliche Kl.): Engwinkelglaukom, Kdr. < 6 J.

NW. Rhinologika: reaktive Hyperämie (h), Schleimhauttrockenheit
Bei Langzeit-A.: chron. Nasenverstopfung, Schädigung d. Nasenschleimhautepithels (eventuell irreversibel)
Bei topischer A. systemische W. mgl. mit Hypertonie (g), Tachykardie
u. Palpitationen (g)

WW. MAO-Hemmer (bei Rhinolog. nur irreversibler MAO-Hemmer Tranylcypromin) u. tricyclische Antidepressiva (Blutdruckerhöhung mgl.)

Pankreatin

A. Regelmäßig zu jeder Mahlzeit einnehmen bis zum Abklingen der Beschw.

D. Allgem. 20 000–40 000 E. Lipase-Anteil pro Mahlzeit

H. Bei Schluckproblemen kann die Kps. geöffnet u. der Inhalt unzerkaut, eventuell mit etwas Nahrung vermischt, eingenommen werden

Kl. Akute Pankreatitis, akute Schübe chron.-rezidivierender Pankreatitis; keine ausreichenden Erfahr. in Schwangerschaft/Stillzeit

NW. Bauchschmerzen (h)

Pantoprazol

Ulkustherapeutikum, Protonenpumpenhemmer

A. Unzerkaut u. unzerbrochen 1 h vor dem Frühstück

D. 1 × tgl. 20–40 mg (-80 mg)

KI. Komb. mit Atazanavir; keine ausreichenden Erfahr. in Schwanger-
schaft/Stillzeit; keine Erfahr. bei Kdr.
Tbl. zu 40 mg: L/N-Funktionsstör. (Helicobacter-Komb.-Therapie)

NW. Kopfschmerzen (h), M/D-Beschw. (h)

WW. Azolantimykotika↓, Atazanavir↓

Paracetamol

Analgetikum, Antipyretikum

A. Tbl. unzerkaut. Die Einnahme nach den Mahlzeiten verzögert die Wirkung.

D. Allgem.: **10–15 mg/kg KG als ED**
Max. 60 mg/kg KG als TD verteilt auf 3–4 ED im Abstand von 6–8 h (insbesondere auf die Einhaltung der TD ist zu achten)

H. In der Selbstmedikation nur wenige Tage und nicht in erhöhter Dos. anwenden. Packungen, die mehr als 10 g enthalten, unterliegen der Rezeptpflicht. Bei hohem Fieber, Anzeichen einer Sekundärinfektion und Anhalten der Symptome über 3 d Arzt konsultieren. Blutzuckermessung mittels Glucose-Oxidase-Peroxidase wird beeinflusst.

KI. Schwere Leberfunktionsstör.; Vorsicht bei L/N-Funktionsstör., chron. Alkoholmissbrauch, Gilbert-Syndrom; Vorsicht bei Langzeitanwendung in Komb. mit oralen Antikoagulanzien; während der Schwangerschaft nicht über einen längeren Zeitraum, in höheren Dosen o. in Komb. mit anderen AM anwenden. Bei Neugeborenen < 3 kg KG nur auf ärztliche Anweisung anwenden.

NW. Nierenschädigung nach längerer Einnahme und Überdosierung

WW. Alkohol u. Antiepileptika (z.B. Carbamazepin u. Phenytoin) u. Rifampicin u. weitere potentiell hepatotox. AM (Gefahr von Leberschäden↑); Metoclopramid (P.-Wirkungseintritt bei Tbl./Saft beschleunigt), Antikoagulanzien (W.-Verstärkung bei wiederholter Einnahme > 1 Wo.), Zidovudin (Neutropenierisiko↑), Salicylamide (P.↑)

Diese Angaben sind nicht vollständig – beachten Sie bitte die Erläuterungen und Hinweise in Kapitel 2

Paroxetin

Antidepressivum, selektiver Serotonin-Wiederaufnahmehemmer (SSRI)

A. 1 × tgl. morgens mit dem Frühstück

D. 10 – 40 mg/d; max. 60 mg/d; ein- u. ausschleichend dosieren

H. Erhöhte Suizidgefahr, vor allem in d. ersten Behandlungswochen u. bei jungen Erw. (18 – 29 J.) – sorgfältige Überwachung notwendig. Bei Komb. mit Antidiabetika evtl. D. anpassen.

KI. Komb. mit MAO-Hemmern (Behandlungspause: 2 Wo. nach irreversiblen o. 24 h nach reversiblen MAO-Hemmer bzw. 1 Wo. vor MAO-Hemmern keine P.-Einnahme); Komb. mit Thioridazin o. Pimozid Bei Kdr. u. Jgl. nicht empfohlen (Suizidgefahr, Feindseligkeit); strenge Indikationsstellung in d. Schwangerschaft, bes. im I. Trimenon

NW. M/D-Beschw. (sh-h), Stör. der Sexualfunkt. (sh), zentralnervöse Stör. (h) – z.B. Schwindel u. Schläfrigkeit u. Schlaflosigkeit u. Appetitlosigkeit, Schwitzen (h), Gewichtszunahme (h), erhöhte Cholesterinwerte (h); Serotoninsyndrom (s) u. malignes neuroleptisches Syndrom mgl. (s – Anzeichen: hohes Fieber, Muskelstarre) AM sofort absetzen

WW. Alkohol; Dextrometorphan; ASS u. NSAR u. COX2-Hemmer u. Clozapin u. Phenothiazin u. tricycl. Antidepressiva u. TAH (Blutungsneigung↑); serotonerge AM – z.B. MAO-Hemmer u. L-Tryptophan u. Triptane u. Tramadol u. Linezolid u. andere SSRI u. Lithium u. Johanniskraut – (Risiko Serotoninsyndrom↑ – rasch schwankende Vitalparameter, Verwirrtheit bis Koma); Pimozid↑ (Verlängerung QT-Intervall); Thioridazin u. Risperidon u. Atomoxetin u. Propafenon u. Flecainid u. Metoprolol (Plasmakonz.↑); Procyclidin↑, orale Antikoagulanzien↑; CYP-3A4-Inhib.[1] (P. niedrig dosieren); Antacida u. Magensäuresekretions- u. Protonenpumpenhemmer (P.-Susp.↓)

---

[1] s. S. XIII

Pentaerythrityltetranitrat

Vasodilatator

D. 2–3 × tgl. 50–80 mg (max. 300 mg/d), ausschleichende D.

H. Nicht ohne ärztlichen Rat absetzen. Nicht zur Anfallskupierung d. Angina pectoris geeignet!

KI. Akutes Kreislaufversagen, kardiogener Schock, Hypotonie (systol. < 90 mm Hg)., akuter Myokardinfarkt; Komb. mit Phosphodiesterase-hemmern (z.B. Sildenafil, Tadalafil, Vardenafil); keine ausreichenden Erfahr. in Schwangerschaft/Stillzeit

NW. **In der Einstellungsphase:** Schläfendruck u. Kopfschmerzen (h); Flush (g), Schwäche, orthostat. Dysregulation (g)

WW. Alkohol u. andere Vasodilatatoren u. Antihypertonika u. β-Blocker u. Calciumkanalblocker u. Neuroleptika u. tricycl. Antidepressiva (blut-drucksenkende W.↑); Phosphodiesterasehemmer – z.B. Sildenafil, Tadalafil, Vardenafil – (Blutdruck↓ u. Kreislaufdepression, zum Teil mit Todesfolge); Dihydroergotamin↑

Pentoxifyllin

Hämorheologikum, durchblutungsförderndes AM

D. 3 × tgl. 400 mg (Retard) oder 2 × tgl. 600 mg (Retard)

KI. Akuter Herzinfarkt, Blutungen, Netzhautblutungen, hämorrhagische Diathese, M/D-Ulcera; keine ausreichenden Erfahr. in d. Schwangerschaft

NW. M/D-Beschw. (h), Flush (h), Überempfindlichkeitsreakt. mit angioneurotischem Ödem, Verkrampfung d. Bronchialmuskulatur bis zu anaphylaktischem Schock (ss) – bei den ersten Anzeichen AM sofort absetzen und Arzt aufsuchen

WW. Antihypertonika↑, Antikoagulanzien↑, Theophyllin↑, Antidiabetika↑, Cimetidin↑ (P.↑)

Pentoxyverin

Antitussivum

D. Kkdr. 2–3 J.: 1–2 × tgl. 1 Supp. zu 8 mg
Kkdr. 2–5 J. (Tr./Saft): TD 0,5–1 mg/kg KG
Kdr. 6–14 J. (Tr./Saft): TD 1–2 mg/kg KG
Jgl. u. Erw. (Tr./Saft): 3–4 × tgl. 20–30 mg

H. Nicht länger als 2 Wo. anwenden.

KI. Kkdr. < 2 J., Ateminsuffizienz, ZNS-Depression, Leberfunktionsstör.;
Vorsicht bei produktivem Husten o. asthmatischem Husten o. bei
Kkdr. mit bekannter Krampfbereitschaft o. Nierenfunktionsstör.
(keine ausreichenden Erfahr.), Glaukom u. BPH

NW. M/D-Beschw. (h)

WW. Alkohol, zentral dämpfende AM (sedierende u. atemdepressive W.↑),
Sekretolytika (Sekretstau)

Diese Angaben sind nicht vollständig – beachten Sie bitte die Erläuterungen
und Hinweise in Kapitel 2

Perazin

Neuroleptikum, Phenothiazin

D. Bis 600 mg/d, ein- und ausschleichende D.

H. Hyperglykämische Normabweichungen bei Glukosetoleranztest mgl.

KI. Schwere Blutzell- u. Knochenmarkschädigung; Komb. mit AM, die das QT-Intervall verlängern o. zu einer Hypokaliämie o. Elektrolytstör. führen o. den hepatischen Abbau hemmen, ist zu vermeiden; strenge Indikationsstellung im II. u. III. Trimenon d. Schwangerschaft; keine Erfahr. bei Kdr. u. Jgl. < 16 J.

NW. Dyskinesien, Parkinsonoid, Akathisie; Müdigkeit (h), Hypotonie u. Tachykardie (h); Agranulozytose – (Anzeichen: Fieber, Zahnfleisch- u. Mundschleimhautentzündungen, Halsschmerzen sowie grippeähnliche Symptome) – sofort Arzt aufsuchen, keine Selbstmedikation dieser Symptome

WW. Alkohol (P.↑), zentraldämpfende AM↑ (P.↑), Antihypertonika↑, Anticholinergika↑, Levodopa↓, Dopaminagonisten↓, Dopaminantagonisten (z.B. Metoclopramid)↑, tricycl. Antidepressiva (Plasmakonz.↑), Lithium (P.-NW.↑), Reserpin, orale Kontrazeptiva (P.-W. u. -NW.↑), Antikonvulsiva (P.↓), weitere WW s. unter KI.

Phenoxymethylpenicillin

Antibiotikum, orales Penicillin

A. Regelmäßige Einnahme, möglichst alle 8 h; Tbl. unzerkaut einneh-men (schlechter Geschmack), bei Kindern Einnahme auch während der Mahlzeit mgl.

D. **Sgl.:** 3 × tgl. 150 000 I.E.
Kdr. 1–6 J.: 3 × tgl. 300 000 I.E.
Kdr. 7–12 J.: 3 × tgl. 600 000 I.E.
Erw.: 3 × tgl. 500 000–1 500 000 I.E. für 7 (-10) d

H. Therapie nicht vorzeitig abbrechen. Susp. ist vor Gebrauch zu schüt-teln, begrenzt haltbar u. kühl aufzubewahren, Harnzuckerwerte kön-nen falsch positive Ergebnisse zeigen

KI. Bekannte Penicillinallergie, mögliche Kreuzallergie mit β-Lactam-antibiotika (z.B. Cefalosporinen in ca. 5–10%) beachten; Vorsicht bei Asthma u. anderen Allergien

NW. Allerg. Reakt. (h) – Exanthem bis Schock (ss) – können sofort bei Therapiebeginn u. innerhalb von Tagen bis Wochen während o. nach der Therapie auftreten – bei ersten Anzeichen (meist Hautrötung u. Nesselausschlag gefolgt von Fieber u. Atemnot) Therapie unterbre-chen u. sofort Arzt aufsuchen; M/D-Beschw. (h); bei lang anhalten-den, schweren Durchfällen Arzt aufsuchen

WW. Hormonelle Kontrazeptiva↓ (evtl. zusätzliche Verhütungsmittel anwenden); Tetracycline u. Makrolidantibiotika u. Sulfonamide (antagonistischer Effekt), Indometazin (P.↑), Salicylate (P.↑), Probe-necid (P.↑)

Diese Angaben sind nicht vollständig – beachten Sie bitte die Erläuterungen und Hinweise in Kapitel 2

Phenprocoumon

Antikoagulans, Vit.-K-Antagonist

A. TD unzerkaut abends einnehmen

D. Ärztliche Dosierung (gemäß Quick-Wert/INR) einhalten

H. Nicht ohne ärztlichen Rat absetzen. Wirksame Kontrazeption bei Frauen noch 3 Mon. nach Th.-Ende notwendig. Vitamin-K-reiche Nahrung nur in Maßen essen (z. B. Rosen-, Weiß- u. Blumenkohl, Brokkoli, Spinat, Kopfsalat u. Weizenkeime sowie Rinds- u. Kalbsleber). Bei Blutungen, Purpura, Hautnekrosen u. vor Operationen ist der Arzt zu informieren. Patienten sollten ärztl. Ausweis über die Antikoagulanzientherapie bei sich tragen, (ggf. im Ausland 2 Amp. Vit. K₁)

KI. Erkr. mit erhöhter Blutungsbereitschaft o. bei Verdacht auf Läsionen des Gefäßsystems, fixierte Hypertonie (> 200/105 mm Hg), Pericarditis, kavernöse Tuberkulose; Komb. mit Johanniskraut, Phenylbutazon u. Analoga; keine Erfahr. bei Kdr. < 14 J.

NW. Zahnfleischbluten (sh), Hämaturie (sh), Nasenbluten (sh), Hämatome nach Verletzungen (sh), Hepatitis mit u. ohne Ikterus (h)

WW. Alkohol (bei akuter Alkohol-Aufnahme P.↑, bei chron. Alkohol-Aufnahme P.↓), Johanniskraut (P.↓), Glibenclamid↑, Glimepirid↑; Capecitabin
Wirkungsverstärkung von Phenprocoumon bei Komb. mit: ASS, NSAR, Allopurinol, Disulfiram, Fibraten, Cotrimoxazol, Doxycyclin, Makrolidantibiotika, Azol-Antimykotika, Levothyroxin-Natrium, Propafenon, Ticlopidin, Heparinen, Valproinsäure, Coxiben, Leflunomid, anabolen Steroiden, Amiodaron, tricyclische Antidepressiva, Tamoxifen, Cefalosporinen, Chinidin
Wirkungsabschwächung von Phenprocoumon bei Komb. mit: Carbamazepin, Colestyramin, Diuretika, Corticosteroiden, Barbituraten, Rifampicin, Metformin, Digitalis-Herzglykosiden, Vitamin-K-haltigen Präparaten
Weitere WW. vgl. Fachinfo

Phenytoin

Antiepileptikum

D. Individuell, einschleichend, D.-Steigerung unter Serumspiegelkontrolle, Th. ausschleichend beenden

H. Nicht ohne ärztlichen Rat absetzen; Wechsel von P.-Präparaten nicht ohne Serumspiegelkontrolle; Bei A. in der Schwangerschaft ist die niedrigste anfallskontrollierte Dosis zu verwenden

KI. Herzinsuffizienz, Herzrhythmusstör., innerhalb der ersten 3 Mon. nach Herzinfarkt, Blutbildungsstör.; strenge Indikationsstellung in Schwangerschaft/Stillzeit; weitere KI. s. Fachinfo

NW. Zentralnervöse Stör. (sh, dosisabhängig, meist bei P.-Plasmakonz. > 20 µg/ml): Doppeltsehen, Nystagmus, Ataxie, Kopfschmerzen u.w.; bei längerer Überdosierung starrer Blick, auch Appetitlosigkeit, Erbrechen u. Gewichtsverlust; Gingivahyperplasie (g), Hautveränderungen u. Hypertrichosis

WW. Alkohol, Paracetamol (Lebertox.↑), hormonelle Kontrazeptiva↓; orale Antikoagulanzien↓ (P.↑), Antiepileptika↓; Folsäure u. Theophyllin↓ (P.↓); Antibiotika – z.B. Ciprofloxacin, Erythromycin, Sulfonamide, Tetracycline; Antimykotika u. Calciumkanalblocker u. Ticlopidin u. Fluoxetin u. Methylphenidat u. NSAR u. Omeprazol u. Ranitidin u. tricyclische Psychopharmaka↓ u. Benzodiazepine↓ u. Disulfiram (P.↑); Estrogene↓, Furosemid↓, Digitoxin↓, Paroxetin↓, Repaglinide↓, Corticosteroide↓; Methotrexat (Tox.↑); weitere WW. s. Fachinfo

Diese Angaben sind nicht vollständig – beachten Sie bitte die Erläuterungen und Hinweise in Kapitel 2

Pioglitazon

Orales Antidiabetikum, Insulinsensitizer

A. Regelmäßige Einnahme

D. Initial 1 × tgl. 15 – 30 mg, Steigerung auf 1 × tgl. 45 mg mgl.

H. Bei Unterzuckerung (Schwitzen, Zittern, Unruhe) Traubenzucker zuführen. Tägliche Gewichtskontrolle u. regelmäßige Kontrolle der Leberenzyme. Bei Symptomen einer Leberdysfunktion (Übelkeit, Erbrechen, Oberbauchbeschw., Müdigkeit, dunkler Urin) Arzt aufsuchen. Erhöhte Inzidenz von Knochenbrüchen bei Frauen. Sehstör. könnten auf ein Makulaödem hindeuten.

KI. Herzinsuffizienz, Leberfunktionsstör., diabetische Ketoazidose; keine Erfahr. bei Kdr. u. Jgl. < 18 J.

NW. Monotherapie (h): Sehstör., Infektion der oberen Atemwege, Gewichtszunahme, Berührungsempfindlichkeit↓;
Komb. mit Metformin (h): Anämie, Sehstör., Gewichtszunahme, Arthralgie, Kopfschmerzen, Hämaturie, erektile Dysfunktion;
Komb. mit Sulfonylharnstoffen (h): Flatulenz, Gewichtszunahme, Benommenheit;
Komb. mit Metformin u. Sulfonylharnstoffen: Hypoglykämie (sh), Gewichtszunahme, Arthralgie (h);
P. in einer Komb. mit Insulin: Ödeme (sh), Gewichtszunahme, Hypoglykämie (h), Arthralgie (h), Atemnot (h), Herzinsuffizienz (h)

WW. Gemfibrozil (P.↑), Rifampicin (P.↓)

Piracetam

Antidementivum, durchblutungsförderndes Mittel

A. Bei Einnahme nach 16 Uhr Einschlafstör. mgl.

D. 3 × tgl. 800 mg oder 2 × tgl. 1200 mg, max. 4800 mg/d
Bei Demenz mind. 8 Wo. anwenden

H. Körperliches u. geistiges Training ist für die Therapie essentiell

KI. Cerebrale Blutungen, terminale Nierenfunktionsstör., Chorea Huntington; Stillzeit; Vorsicht bei operativen Eingriffen, Nierenfunktionsstör. u. psychomotorischer Unruhe; keine ausreichenden Erfahr. in d. Schwangerschaft

NW. Gesteigerte Erregbarkeit (h), Schlaflosigkeit (h), Bewegungsdrang (h), M/D-Beschw. (h), Gewichtszunahme (h), depressive Verstimmung (h)

WW. Zentral stimulierende AM↑, Neuroleptika (Hyperkinesen↑), Schilddrüsenhormone (zentrale W.↑), orale Antikoagulanzien↑

Diese Angaben sind nicht vollständig – beachten Sie bitte die Erläuterungen und Hinweise in Kapitel 2

Piretanid

Schleifendiuretikum

A. Um Nachtruhe nicht zu stören, nach Möglichkeit nicht zum Abend einnehmen

D. **Ödeme:** 1 × tgl. 3–6 mg
Hypertonie: Initial: 2 × tgl. 6 mg, nach 2–4 Wo. auf d. Erhaltungs-dosis von 1 × tgl. 6 mg erniedrigen

H. Auf kaliumreiche Ernährung achten (z.B. Bananen, getrocknete Apri-kosen); Verschlechterung von Zucker-, Blutfett- u. Harnsäurewerten mgl., Komb. mit ACE-Hemmern vermeiden

KI. Niereninsuffizienz mit Anurie, schwere Hypokaliämie u. Hyponatri-ämie, Hypovolämie, schwere Leberfunktionsstör., Überempfindlich-keit gegen Sulfonamide; keine Erfahr. bei Kdr.

NW. Orthostatische Kreislaufstör., Mundtrockenheit, Kopfschmerzen, Schwindel, Sehstör., Muskelschwäche, Parästhesien, M/D-Beschw., Herzrhythmusstör, Apathie, Thromboseneigung↑, Gichtanfälle↑

WW. Laxanzien (z.B. Anthranoide, Bisacodyl, Natriumpicosulfat) steigern Hypokaliämie, NSAR (P.↓), Antidiabetika↓, Lithium↑, Antihyperto-nika↑, Herzglykoside (Toxizitätssteigerung infolge Hypokaliämie), Glucocorticoide (Hypokaliämie↑), Aminoglykoside u. Cephalosporine u. Polymyxine u. Cisplatin (Oto- bzw. Nephrotoxizität↑); Probenecid (P.↓)

Piroxicam

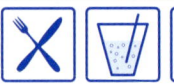

D. 10–20 mg/d
Diese Tagesdosis soll nicht überschritten werden.

H. Bei starken Schmerzen bes. im Oberbauch und/oder Schwarzfärbung des Stuhls sofort Arzt aufsuchen. Die Anwendung bei Pat. > 70 J. ist mit einem hohen Risiko für Komplikationen verbunden. Pat. > 80 J. sollten Piroxicam nicht anwenden.

KI. Kdr. u. Jgl. < 18 J.; M/D-Ulcera u. -Blutungen, M. Crohn u. Colitis ulcerosa, schwere Herzinsuffizienz, Asthma, Heuschnupfen, andere allerg. Reakt., Nasenpolypen, ungeklärte Blutbildungs- u. Gerinnungsstör., Blutungen; Komb. mit anderen NSAR einschließl. selektiver COX-2-Hemmer u. ASS in analget. Dosen sowie Antikoagulanzien; strenge Indikationsstellung im I. u. II. Trimenon d. Schwangerschaft u. in d. Stillzeit

NW. M/D-Beschw. (sh), M/D-Ulcera (h), M/D-Blutungen (g), zentralnervöse Stör. (h), Hautausschlag (h)

WW. Alkohol, weitere NSAR u. Salicylate/TAH u. Glucocorticoide u. SSRI (Risiko M/D-Blutungen↑), Methotrexat (Tox.↑), Ciclosporin (Nephrotox.↑), Lithium↑, Phenytoin↑, Diuretika u. Antihypertonika (Blutdruck↑), kaliumsparende Diuretika u. Kaliumsalze (Hyperkaliämierisiko↑), ACE-Hemmer↓ u. Sartane↓ (Risiko Nierenfunktionsstör.↑), Antikoagulanzien↑, Cimetidin (P.↑); Phenobarbital (Piroxicam↓)

Diese Angaben sind nicht vollständig – beachten Sie bitte die Erläuterungen und Hinweise in Kapitel 2

Pramipexol

Parkinsonmittel, Dopaminagonist

D. Initial: 3 × tgl. 0,088 mg, Dosiserhöhung schrittweise im Intervall von 5–7 d bis 3 × tgl. 1,1 mg. Ausschleichende Dosierung erforderlich.
Restless Legs Syndrom: Initial: 1 × tgl. – 2–3 h vor dem Schlafengehen – 0,088 mg, Dosiserhöhung schrittweise im Intervall von 4–7 d bis max. 1 × tgl. 0,54 mg

H. Pat., die über Somnolenz o. plötzliches Einschlafen berichten, müssen vom Führen eines Kraftfahrzeugs oder Bedienen von Maschinen absehen. Bei diesen Pat. ist ein Absetzen der Th. o. eine Dosisreduktion zu erwägen. Blutdruckkontrolle bes. am Anfang d. Therapie.

NW. (meist zu Th.-Beginn): Dyskinesien (sh), Übelkeit (sh), Somnolenz (h; verstärkt bei TD > 1,1 mg), psychiatrische u. neurolog. Stör. (h), Obstipation (h), periphere Ödeme (h), gesteigerte Libido
Bei Restless Legs Syndrom ist eine Ausbreitung der Symptome mgl.

WW. Alkohol (P.↑), zentral dämpfende AM↑, Cimetidin↑ u. Amantadin↑ (P.↑), Antipsychotika

Pravastatin

Lipidsenker, Cholesterol-Synthese-Enzymhemmer

A. Abends einnehmen

D. **Initial:** 10–20 mg/d, Steigerung bis 40 mg/d, Dosisanpassung nach frühestens 4 Wo.
Berechnet als Pravastatin-Na

H. Langfristige, regelmäßige Einnahme sowie cholesterinarme Diät erforderlich; bei Muskelschmerzen, -krämpfen o. -schwäche Arzt aufsuchen
Wirksame Kontrazeption bei Frauen notwendig

KI. Leberfunktionsstör.; Vorsicht bei hohem Alkoholkonsum; keine Erfahr. bei Kdr. < 8 J.

NW. Muskelschmerzen, -krämpfe o. -schwäche

WW. Ciclosporin u. Fibrate u. Nikotinsäurederivate erhöhen das Myopathie-Risiko, Colestyramin u. Colestipol (P.↓) – 4 h Abstand halten

Prazosin

A. Bei Neueinstellung/Dosissteigerung o. nach Th.-Unterbrechung erste Dosis vor dem Schlafengehen o. nach der Einnahme hinlegen; regelmäßige Einnahme

D. Ein- u. ausschleichende D.; initial: 1 × tgl. 0,5 mg abends, Steigerungsstufen von 7 d, Erhaltungsdosis: 2–6 mg/d in 2–3 ED, max. 20 mg/d

H. Nicht ohne ärztlichen Rat absetzen; Blutdruckmessung im Sitzen u. Stehen

KI. Bekannte Chinazolin-Allergie (z. B. Doxazosin, Terazosin); mech. bedingte Herzinsuffizienz (z. B. Mitralstenose); Rechts- o. Linksherzinsuffizienz; Vorsicht bei Leberfunktionsstör.; keine Erfahr. bei Kdr. < 12 J.

NW. (h): Kopfschmerzen, Schwindel, orthostatische Dysregulation (insbesondere 1/2 h nach Tabletteneinnahme), Depressionen, M/D- Beschw., Herzklopfen, Ödeme, Dyspnoe, Sehstör., Hautreakt., vermehrter Harndrang

WW. Weitere blutdrucksenkende AM (verstärkter Blutdruckabfall mgl.); Baclofen (P.↑); Digoxin↑; Komb. mit Sildenafil, Tadalafil u. Vardenafil (Hypotonie mgl. – 6 h Abstand halten); Indometacin (P.↓)

Prednicarbat

Nichthalogeniertes Glucocorticoid, Dermatikum

A. Nur lokale A.

D. 1–2 × tgl. dünn auftragen und leicht einreiben, ununterbrochene Therapiedauer möglichst nicht über 4 Wo.

H. Salbe/Creme/Fettsalbe: Bei A. im Genitalbereich kann es wegen der Hilfsstoffe zur Beeinträchtigung der Sicherheit von Kondomen kommen

KI. A. am Auge, Vakzinationsreakt., bakterielle u. virale Hautaffektionen (z. B. Herpes simplex, Hautmykosen, Rosacea, Akne vulgaris); strenge Indikationsstellung in d. Schwangerschaft, bes. im I. Trimenon u. in d. Stillzeit (bes. bei großflächiger A., langer A.-Dauer u. unter Okklusion); strenge Indikationsstellung bei Sgl.

NW. Nach Langzeittherapie > 4 Wo. o. bei hoher D.: Hautatrophien u. syst. NW. (s. Prednisolon) mgl.

Prednisolon

Nichthalogeniertes Glucocorticoid

A. Tbl. unzerkaut einnehmen

D. Individuell, ausschleichende D. bei Einnahme über 2 Wo.

H. Nicht ohne ärztlichen Rat absetzen; viel Bewegung, bewußte Ernährung (bevorzugt Obst, bes. Bananen, Gemüse, Milch, wenig Fett u. KH, Salz meiden); tägliche Gewichtskontrolle

KI. Für die kurzfristige A. bei vitaler Indikation keine KI.
Strengste Indikationsstellung: bei Infektionen (Bakterien, Viren, Pilze, Parasiten), 8 Wo. vor bis 2 Wo. nach Schutzimpfungen mit Lebendimpfstoffen, bei Tuberkulose in der Anamnese; strenge Indikationsstellung: bei M/D-Ulcera, Glaukom, psychiatrischen Erkr., schwerer Osteoporose, schwer einstellbarer Hypertonie, schwerer Diabetes, Hornhautulzerationen o. -verletzungen, Schwangerschaft/Stillzeit; kritische Indikationsstellung im Wachstumsalter; weitere KI. s. Fachinfo

NW. **Bei kurzfristiger A. (bis 10 d):** geringe NW.
Bei längerfristiger A. sind in unterschiedlicher Ausprägung regelmäßig zu erwarten: Herabsetzung der Infektresistenz, Maskierung von Entzündungen, Hautstreifen, Hautatrophien, Muskelatrophie, Osteoporose, Glaukom, Katarakt, Stimmungsschwankungen, Appetitsteigerung, Manifestation einer latenten Epilepsie, M/D-Ulcera, Vollmondgesicht, Stammfettsucht, verminderte Glukosetoleranz, Diabetes, Natriumretention mit Ödembildung, vermehrte Kaliumausscheidung, Wachstumsverzögerung bei Kdr., Stör. d. Sexualhormonsekretion, Hypertonie, Blutbildveränderungen
Bei längerfristiger lokaler A.: syst. NW. mgl. sowie Hautatrophien u.w.

WW. NSAR u. Salicylate (M/D-Blutungsgefahr↑), Antidiabetika↓, Herzglykoside↑, ACE-Hemmer, orale Antikoagulanzien↓, Laxanzien u. Saluretika (Kalium-Ausscheidung↑); Anticholinergika, estrogenhaltige Kontrazeptiva (P.↑); Rifampicin u. Primidon u. Phenytoin u. Barbiturate (P.↓), Chloroquin u. Mefloquin, Ciclosporin; weitere WW. s. Fachinfo

Pregabalin

Antiepileptikum, Anxiolytikum, Mittel gegen neurophatische Schmerzen

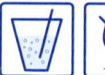

A. Regelmäßige Einnahme zur gleichen Tageszeit

D. 150–600 mg/d in 2–3 ED; ein- u. ausschleichende D.

H. Als Antiepileptikum nur in Komb. mit anderen Antiepileptika. Wirkungseintritt bei neuropathischen Schmerzen u. bei Epilepsie innerhalb der 1. Wo.; Sturzgefahr bei älteren Pat. Suizidrisiko leicht erhöht.

KI. Keine Erfahr. bei Kdr. u. Jgl.

NW. Benommenheit (sh), Müdigkeit (sh), Gewichtszunahme (h), M/D-Beschw. (h), Mundtrockenheit (h), psychische u. zentralnervöse Stör. (h), erektile Dysfunktion (h), Ödeme (h)

WW. Alkohol↑; Oxycodon (Benommenheit u. Müdigkeit↑), Lorazepam↑

Proguanil

Malariamittel

D.   **Prophylaxe:** 1 × tgl. 200 mg Proguanil-HCl; Beginn mind. 24 h vor Eintreffen im Malariagebiet, weitere regelmäßige Einnahme während des Aufenthalts, die Einnahme endet 4 Wo. nach Verlassen des Gebietes

H.   Die alleinige Einnahme von P. zur Malariaprophylaxe ist nicht sinnvoll. Nur eine Komb. von P. mit Chloroquin bietet in vielen Ländern mit mittlerem u. hohem Infektionsrisiko (Zone B u. C nach WHO-Klassifikation) einen ausreichenden Schutz. P. ist zur Malariaprophylaxe u. zur Suppression d. Malariaanfalls geeignet. Expositionsprophylaxe (Moskitonetz, Repellentien, helle Kleidung, mückensichere Räume) zusätzlich notwendig.

KI.   Vorsicht bei schweren Nierenfunktionsstör.; keine ausreichenden Erfahr. im I. u. II. Trimenon der Schwangerschaft

WW. Magnesiumhaltige Antacida (P.↓); orale Antikoagulanzien↑

Promethazin

Neuroleptikum, Phenothiazin

D. 20–50 mg, bis 200 mg/d in mehreren ED
Berechnet als Promethazin-HCL

KI. Schwere Blutzell- u. Knochenmarkschädigung, Kreislaufschock o.
Koma, akute Intoxikation mit zentraldämpfenden AM u. Alkohol;
Kdr. < 2 J.; Komb. mit AM, die das QT-Intervall verlängern o. zu
einer Hypokaliämie führen o. den hepathischen Abbau hemmen, ist
zu vermeiden. Strenge Indikationsstellung in d. Schwangerschaft,
bes. im I. u. III. Trimenon, u. in d. Stillzeit

NW. Dyskinesien, Parkinsonoid; Müdigkeit (sh), Mundtrockenheit (sh),
Sehstör., Blasenentleerungsstör., Hypotonie u. Tachykardie, Schwitzen, Verstopfung, sexuelle Stör.; Agranulozytose (s) – (Anzeichen:
Fieber, Zahnfleisch- u. Mundschleimhautentzündungen, Halsschmerzen sowie grippeähnliche Symptome) – sofort Arzt aufsuchen, keine
Selbstmedikation dieser Symptome; malignes neuroleptisches Syndrom (ss) – (Anzeichen: hohes Fieber, Muskelstarre) – AM sofort
absetzen u. Notarzt rufen

WW. Alkohol (P.↑), zentraldämpfende AM↑ (P.↑), Antihypertonika, Anti-
cholinergika↑, tricyclische Antidepressiva (Plasma-Konz.↑), MAO-
Hemmer, Antikonvulsiva (P.↓); weitere WW. unter KI.

Diese Angaben sind nicht vollständig – beachten Sie bitte die Erläuterungen
und Hinweise in Kapitel 2

Propafenon

Antiarrhythmikum

A. Tbl. nicht lutschen o. kauen (P. ist sehr bitter u. lokalanästhetisch)

D. 3 × tgl. 150 mg bis max. 3 × tgl. 300 mg Propafenon-HCl

H. Zahnarzt auf P.-Einnahme hinweisen

KI. Manifeste Herzinsuffizienz, innerhalb der ersten 3 Mon. nach Myokardinfarkt, schwere obstruktive Lungenerkr. (z.B. Asthma), ausgeprägte Hypotonie, schwere Bradykardie; Hypokaliämie, Komb. mit Mizolastin; keine ausreichenden Erfahr. in Schwangerschaft/Stillzeit; keine Erfahr. bei Kdr.; weitere KI. s. Fachinfo

NW. (h): M/D-Beschw., Obstipation, Mundtrockenheit, Geschmacksstör., Parästhesien, Sehstör., Schwindel, Fieber; orthostatische Regulationsstör., Bradykardie, Dyspnoe; P. selbst hat eine proarrhythmogene Potenz

WW. Lokalanästhesierende AM (z.B. bei zahnärztlichen Maßnahmen) u. β-Blocker↑ u. tricycl. Antidepressiva (P.↑); Ciclosporin↑, Digoxin↑, Theophyllin↑, Desipramin↑; Cimetidin u. Chinidin u. Ketoconazol (P.↑), Phenobarbital u. Rifampicin (P.↓), orale Antikoagulanzien↑, Mizolastin (Arrhythmien mgl.)

Propiverin

Spasmolytikum, Anticholinergikum

A. Regelmäßige Einnahme (außer postoperative A.)

D. **Erw.:** 2–3 × tgl. 15 mg o. 1 × tgl. 30 mg
Kdr. > 1 J.: 2 × tgl. 0,4 mg/kg KG
Berechnet als Propiverin-HCl

KI. Tachyarrhythmie, Darmobstruktion, Myasthenia gravis, Darmatonie, schwere Colitis ulcerosa, tox. Megacolon, unbehandeltes Engwinkelglaukom, L-Funktionsstör., ausgeprägte obstruktive Blasenentleerungsstör. mit vorhersehbarem Harnverhalt; keine Erfahr. bei Kdr. < 1 J.

NW. Mundtrockenheit (sh), Kopfschmerzen (h), Akkommodationsstör. (h), M/D-Beschw. (h), Müdigkeit u. Erschöpfung (h)

WW. β-Sympathomimetika (tachykarde W.↑), Amantadin u. tricyclische Antidepressiva u. Neuroleptika u. Tranquilizer (anticholinerge W.↑); Metoclopramid↓ (P.↓)

Diese Angaben sind nicht vollständig – beachten Sie bitte die Erläuterungen und Hinweise in Kapitel 2

Propranolol

β-Rezeptorenblocker

A. Regelmäßige Einnahme

D. Bis 320 mg/d Propranolol-HCl, verteilt auf mehrere ED; ein- u. ausschleichende D. erforderlich

H. Nicht ohne ärztlichen Rat absetzen! Frühwarnzeichen einer drohenden Unterzuckerung u. Symptome einer Thyreotoxikose können durch Propranolol maskiert werden.; Kontaktlinsenträger informieren, dass Augen evtl. trockener werden

KI. Asthma, Hypotonie (systol. < 90 mm Hg), Bradykardie (< 50/min.), schwere Durchblutungsstör.; Komb. mit MAO-Hemmern (Ausnahme MAO-B-Hemmer), i. v.-Gabe von Calciumkanalblockern vom Verapamil-, Diltiazem- u. Nifedipintyp u. anderer Antiarrhythmika; 48–72 h vor d. Geburtstermin; strenge Indikationsstellung in Schwangerschaft/Stillzeit; Vorsicht bei Desensibilisierungsth. u. Pat. mit Psoriasis bzw. schweren L/N-Funktionsstör.; weitere KI. s. Fachinfo

NW. (h): Müdigkeit u. Schlafstör. u. Schwindel u. Kopfschmerzen u. kalte Extremitäten (bes. in d. Einstellungsphase); M/D-Beschw. (vorübergehend); Bradykardie, Hautreakt.; Verschlechterung der Blutfettwerte mgl.

WW. Antidiabetika (Hypoglykämierisiko↑); zentral wirksame Antihypertonika↑; Ca-Kanalblocker vom Verapamil-, Diltiazem- u. Nifedipin-Typ u. andere antiarrhythmisch wirkende AM (Reizleitungsstör. u. Minderung der Herzkraft), Cimetidin (P.↑); MAO-Hemmer (Ausnahme MAO-B-Hemmer), Barbiturate u. tricycl. Antidepressiva u. Phenothiazine u. Diuretika u. Vasodilatoren (P.↑), NSAR (P.↓), Alkohol (P.↓), Ergotaminderivate (Durchblutungsstör.↑), Sympathomimetika↓

Quetiapin

Neuroleptikum

A. RTA: 1 h vor dem Essen

D. 2 × tgl., individuell, bis 800 mg/d; ein- u. ausschleichende D.

H. Nicht zusammen mit Grapefruitsaft einnehmen

KI. Komb. mit CYP-3A4-Inhib.[1] – z.B. HIV-Proteasehemmern, Antimykotika vom Azol-Typ, Erythromycin, Clarithromycin u. Nefazodon; keine Erfahr. bei Kdr. u. Jgl.; keine ausreichenden Erfahr. in Schwangerschaft/Stillzeit; Vorsicht bei Lebererkr.

NW. Benommenheit u. Somnolenz u. Kopfschmerzen (sh), plötzliches Einschlafen (h), M/D-Beschw. (h), Mundtrockenheit (h), Tachycardie (h), Leuko- u. Thrombozytopenie (h), orthostatische Hypotension (h), Ödeme (h), Gewichtszunahme (h); malignes neuroleptisches Syndrom (s) (Anzeichen: hohes Fieber, Muskelstarre) – AM sofort absetzen u. Notarzt rufen

WW. Alkohol, zentral wirksame AM; CYP-3A4-Inhib.[1] (Q.↑), Carbamazepin u. Phenytoin (Q.↓), Thioridazin (Q.↓), Bupropion (erhöhtes Risiko von Krampfanfällen); keine Erfahr. bei Komb. mit H/K-Therapeutika

---

[1] s. S. XIII

Diese Angaben sind nicht vollständig – beachten Sie bitte die Erläuterungen und Hinweise in Kapitel 2

Quinapril

Antihypertonikum, Mittel gegen Herzinsuffizienz, ACE-Hemmer

A. Regelmäßige Einnahme

D. **Initial:** 10 mg/d als ED bzw. morgens u. abends 5 mg, nach 3 Wo. Steigerung auf 20 mg/d; max. 2 × tgl. 20 mg
Vorsichtige, einschleichende D. bei Pat. unter Diuretikath. (Gefahr übermäßiger Blutdrucksenkung) u. Pat. > 65 J.

H. Nicht ohne ärztlichen Rat absetzen; in der Selbstmedikation Paracetamol zur Schmerzth. empfehlen. Wirksame Kontrazeption bei Frauen notwendig

KI. Zustand nach Nierentransplantation, Dialyse, Apherese, Angioödem, Nierenarterienstenose, Desensibilisierungsth. (Insektengifte); weitere KI. s. Fachinfo; Vorsicht bei Pat. mit schweren L/N-Funktionsstör. o. schwerer Hypertonie; keine Erfahr. bei Kdr.

NW. (h): Trockener Reizhusten, Kopfschmerzen, Schlaflosigkeit, Schwindel, Sehstör. u. Geschmacksstör., M/D-Beschw., Nierenfunktionsstör., Hautausschlag; Quincke-Ödem im Gesicht (s) – kann lebensbedrohlich sein – ACE-Hemmer sofort absetzen u. Arzt aufsuchen

WW. Alkohol↑, ASS (Q.↓), Kochsalz (Q.↓), Kalium-Präp. u. kaliumsparende Diuretika (Hyperkaliämie), Antihypertonika (Blutdruck↓), Allopurinol u. Procainamid u. Zytostatika u. Immunsuppressiva u. system. Corticoide (Leukopenierisiko↑), Lithium↑, Antidiabetika (Hypoglykämierisiko↑), NSAR (Q.↓), Diuretika (Q.↑), Neuroleptika, Imipramin (Q.↑), Tetracycline (Resorption↓)

Ramipril

Antihypertonikum, Mittel gegen Herzinsuffizienz, ACE-Hemmer

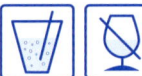

A. Regelmäßige Einnahme

D. **Initial:** 1 × tgl. 1,25–2,5 mg (morgens), nach 3 Wo. Steigerung auf 1 × tgl. 5 mg mgl., max. 10 mg/d; vorsichtige, einschleichende D. bei Pat. unter Diuretikath. (Gefahr übermäßiger Blutdrucksenkung) u. Pat. > 65 J.

H. Nicht ohne ärztlichen Rat absetzen; in der Selbstmedikation Paracetamol zur Schmerzth. empfehlen. Wirksame Kontrazeption bei Frauen notwendig; höhere Inzidenz von Angioödemen b. Pat. mit schwarzer Hautfarbe

KI. Zustand nach Nierentransplantation, Dialyse, Apherese, Angioödem, Hypotonie (systol. < 90 mm Hg), Desensibilisierungsth. (Insektengifte); keine Erfahr. bei Kdr.; Vorsicht bei Pat. mit schwerer Hypertonie o. gleichzeitig vorhandener schwerer Herzinsuffizienz bzw. bei Nierenarterienstenose; weitere KI. s. Fachinfo

NW. Trockener Reizhusten (h), Kopfschmerzen (g), Schwindel (g), Sehstör. (g); Quincke-Ödem im Gesicht (s) – kann lebensbedrohlich sein – ACE-Hemmer sofort absetzen u. Arzt aufsuchen

WW. Alkohol↑, ASS (R.↓), Kochsalz (R.↓), Kalium-Präp. u. Heparin u. kaliumsparende Diuretika (Hyperkaliämie), Antihypertonika (Blutdruck↓), Allopurinol u. Procainamid u. Zytostatika u. Immunsuppressiva u. system. Corticoide (Leukopenierisiko↑), Lithium↑, Antidiabetika (Hypoglykämierisiko↑), NSAR (R.↓), Diuretika (R.↑)

Diese Angaben sind nicht vollständig – beachten Sie bitte die Erläuterungen und Hinweise in Kapitel 2

Ranitidin

Magensäuresekretionshemmer, H$_2$-Rezeptorenblocker

D. **Akuttherapie:** 1 × tgl. 300 mg vor dem Schlafengehen o. 2 × tgl.
150 mg (morgens u. abends) für 4–8 Wo./2 × tgl. 300 mg für 4 Wo.
Rezidivprophylaxe: 1 × tgl. 150 mg vor dem Schlafengehen; Refluxösophagitis: 1–4 × tgl. 150 mg o. 1 × tgl. 300 mg
Selbstmedikation: 1 × tgl. 75 mg vor dem Schlafengehen, max. 4 ×
tgl. 75 mg

H. Alkohol u. Nikotin meiden; Kaffee, stark gewürzte Speisen, spätes
u./o. umfangreiches Abendessen u. Übergewicht können Beschw. verstärken; bei Sodbrennen keine schweren Lasten heben; bei Beschw.,
die über 14 d fortbestehen bzw. mit Gewichtsverlust einhergehen,
Arzt aufsuchen (Selbstmedikation)

KI. Kdr. < 10 J., strengste Indikationsstellung bei Kdr. von 10–14 J.,
akute Porphyrie;
strenge Indikationsstellung in d. Stillzeit; in d. Schwangerschaft nur
nach Rücksprache mit dem Arzt
Selbstmedikation (zusätzlich zu beachten): Kdr. u. Jgl. < 16 J.
Vorsicht bei L/N-Funktionsstör., Komb. mit anderen AM (bes. NSAR)
u. bei M/D-Geschwür in d. Anamnese

NW. Kopfschmerzen (h), Schwindel (h), M/D-Beschw. (h), Müdigkeit (h)

WW. Alkohol↑; Antazida (z.B. Magaldrat) u. Sucralfat u. Ketoconazol u.
Itraconazol – 2 h Abstand halten; Theophyllin↑, Glipizid↑

Repaglinide

Orales Antidiabetikum, prandialer Glucoseregulator

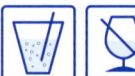

A. Regelmäßige Einnahme unmittelbar o. bis 30 min. vor jeder Hauptmahlzeit, keine Zwischenmahlzeit notwendig

D. Initial 0,5 mg (erstmals o. als Kombinationstherapie), 1 mg bei Wechsel von anderen oralen Antidiabetika; Erhaltungsdosis 1–4 mg/Haupt-
mahlzeit; TMD 16 mg

H. Körperliche Überanstrengung meiden; bei Unterzuckerung (Schwitzen, Zittern, Unruhe, Sprech- u. Sehstör.) Zucker, stark zuckerhaltige
Nahrung o. zuckerhaltiges Getränk zu sich nehmen. Pat. sollten Traubenzucker bei sich haben. β-Blocker können die Frühwarnzeichen
einer Hypoglykämie abschwächen

KI. Kdr. < 12 J.; Diabetes Typ 1, diabetische Ketoazidose, schwere Leberfunktionsstör.; Komb. mit Gemfibrozil

NW. Hypoglykämie (s)

WW. Alkohol u. Salicylate u. NSAR u. Gemfibrocil u. MAO-Hemmer u.
nichtselektive β-Blocker u. ACE-Hemmer u. Itraconazol u. Ketoconazol u. Trimethoprim u. Clarithromycin u. Octreotid u. anabole Steroide (alle R.↑); orale Kontrazeptiva u. Phenytoin u. Barbiturate u.
Rifampicin u. Carbamazepin u. Thiazide u. Johanniskraut u. Schilddrüsenhormone u. Sympathomimetika u. Corticoide u. Danazol (alle
R.↓)

Diese Angaben sind nicht vollständig – beachten Sie bitte die Erläuterungen
und Hinweise in Kapitel 2

Risedronsäure

Osteoporosemittel, Osteolyse-Hemmstoff, Bisphosphonat

A. Morgens 30 min vor der erstmaligen Aufnahme von Nahrung u. Getränken o. tagsüber mit mindestens 2 h Abstand zur Aufnahme von Nahrung u. Getränken o. abends mindestens 2 h nach dem Essen, aber 30 min vor dem Zubettgehen; Tbl. nicht kauen o. lutschen, in aufrechter Körperhaltung mit einem Glas Leitungswasser einnehmen; Langzeittherapie

D. 1 × tgl. 5 mg bzw. 1 × wöchentlich 35 mg
Morbus Paget: 1 × tgl. 30 mg für 2 Mon., mind. 2 Mon. Behandlungspause, Wiederholung mgl.
Berechnet als Risedronat-Na

H. Nicht innerhalb von 30 min nach Einnahme u. nicht ohne Nahrungsaufnahme wieder hinlegen (Vermeidung möglicher Reizungen der Speiseröhre); Ergänzende Gabe von Calcium u. Vitamin D bei unzureichender Versorgung durch die Nahrung notwendig

KI. Hypocalcämie, schwere Nierenfunktionsstör.; Vorsicht bei Erkr. d. Ösophagus u. Osteonekrose d. Kiefers (Risikogruppen s. Fachinfo); keine Erfahr. bei Kdr. u. Jgl.

NW. (h): M/D-Beschw., Obstipation, Schmerzen im Bewegungsapparat, Kopfschmerzen; (g): Ösophagitis, Gastritis, Ösophaguserosionen u. -ulcera, bei Schluckbeschw., neu auftretendem Sodbrennen o. Schmerzen hinter d. Brustbein – Arzt aufsuchen

WW. Antacida u. Calcium, auch Milch u. Milchprodukte, u. Magnesium u. Eisen u. Aluminium (Resorpt. v. R.↓) – 2 h Abstand halten

Risperidon

Neuroleptikum

A. TD einmalig o. auf 2 ED verteilt einnehmen
Schmelztbl. während d. Mahlzeit einnehmen, es sollten sich bei ihrer Einnahme keine Nahrungsmittel gleichzeitig im Mund befinden.

D. Einschleichend, 4–6 mg/d, max. 10 mg/d
Psychotische Symptome bei Demenz: 2 × tgl. 0,25–1 mg

H. Lsg. nicht mit schwarzem o. grünem Tee einnehmen. Bei älteren Demenz-Patienten zerebrovasculäre Ereignisse mgl.

KI. Hyperprolaktinämie; Stillzeit; keine ausreichenden Erfahr. in d. Schwangerschaft u. begrenzte Erfahr. bei Kdr. u. Jgl. < 15 J.; Vorsicht bei AM, die das QT-Intervall verlängern o. zu einer Hypokaliämie bzw. Hypomagnesiämie führen

NW. Schlaflosigkeit (h), Angstzustände (h), Kopfschmerzen (h), Sedierung (h, meist vorübergehend), extrapyramidale Stör. (g); erhöhte Inzidenz zerebrovasculärer Ereignisse; malignes neuroleptisches Syndrom – (Anzeichen: hohes Fieber, Muskelstarre) – AM sofort absetzen u. Notarzt rufen

WW. Alkohol, zentral wirksame AM, Dopamin-Agonisten (z. B. Levodopa), Carbamazepin (R.↓), Antihypertonika↑, Furosemid (erhöhte Mortalität), Fluoxetin u. Paroxetin (R.-Plasmakonz.↑)

Diese Angaben sind nicht vollständig – beachten Sie bitte die Erläuterungen und Hinweise in Kapitel 2

Rivastigmin

Mittel zur symptomatischen Therapie der Alzheimer-Demenz, Cholinesterasehemmer

A. TTS: Nicht auf gerötete, gereizte o. verletzte Haut auftragen u. nach 24 h durch ein neues TTS ersetzen

D. Initial: 2 × tgl. 1,5 mg, Dosiserhöhung schrittweise im Intervall von mind. 2 Wo. bis 2 × tgl. 6 mg. Wenn d. Therapie länger als einige Tage unterbrochen wurde, sollte sie mit einer Dosis von 2 × tgl. 1,5 mg wieder aufgenommen werden, anschließend erneut Dosistitration
TTS: Initial 4,6 mg/24 h, nach mindestens 4 Wo. Steigerung auf 9,5 mg/24 h

H. Th. nur beginnen, wenn die Überwachung des Pat. durch eine Bezugsperson mgl. ist, Gewichtskontrolle erforderlich

KI. Keine Erfahr. bei schweren Leberfunktionsstör., Kdr.

NW. M/D-Beschw. u. Gewichtsverlust bes. in d. Einstellungsphase bei Frauen (sh-h); Schwindel (sh), Müdigkeit (h), Kopfschmerzen (h), Tremor (h), Schwitzen (h), psych. Stör. (h)
TTS (h): M/D-Beschw., Kopfschmerzen u. Synkope, psych. Stör., Harnwegsinfektion, Hautreakt. an d. Applikationsstelle

WW. Muskelrelaxantien vom Succinyltyp während einer Anaesthesie (R.↑), andere Cholinomimetika – z.B. Carbachol o. Pyridostigminbromid – u. Anticholinergika – z.B. Ipatropiumbromid, Scopolamin o. Butyl-scopolaminiumbromid (Beeinflussung mgl.)

Rizatriptan

Migränetherapeutikum, Serotonin-Rezeptoragonist, 5HT$_1$-Agonist

A. Unzerkaut und so früh wie mgl. nach Beginn des Migräne-Kopfschmerzes. Schmelztbl. mit trockenen Händen der Blisterpackung entnehmen, sofort auf die Zunge legen u. mit Speichel hinunterschlucken

D. 10 mg; frühestens nach 2 h weitere 10 mg, max. 20 mg/24 h

H. Bei Nichtansprechen auf R. keine 2. Dosis, sondern mit ASS o. Paracetamol und Metoclopramid weiterbehandeln; R. ist nicht zur Migräneprophylaxe geeignet

KI. Herzerkr., periphere Gefäßerkr., transitorische ischämische Attacke o. Schlaganfall in der Anamnese, Hypertonie, schwere L/N-Funktionsstör.; Komb. mit Ergotamin, Ergotamin-Derivaten (einschließlich Methysergid), Sumatriptan u. anderen 5HT$_1$-Agonisten, MAO-Hemmern (14 d Behandlungspause); keine Erfahr. bei Kdr. < 12 J. u. Pat. > 65 J.; strenge Indikationsstellung in d. Schwangerschaft, Stillen bis 24 h nach A. vermeiden

NW. Enge u. Hitzegefühl im Brust- u. Halsbereich (h), Übelkeit (h); Kopfschmerzen (h), bei heftigen Schmerzen im Brustkorb, Engegefühl mit Ausstrahlung in d. Halsbereich o. bei Angioödemen sofort Arzt informieren

WW. Johanniskraut (NW.↑), Propranolol (R.↑), Ergotamin u. andere 5HT$_1$-Agonisten (Gefahr von Koronarspasmen↑) – R. frühestens 24 h nach ergotaminhaltigen AM bzw. ergotaminhaltige AM frühestens 6 h nach R. anwenden; MAO-Hemmer – z.B. Moclobemid – (R.-W.↑ u. R.-NW.↑) s. KI.; SNRI u. SSRI (Risiko Serotoninsyndrom↑)

Diese Angaben sind nicht vollständig – beachten Sie bitte die Erläuterungen und Hinweise in Kapitel 2

Ropinirol

Parkinsonmittel, Dopaminagonist

D. Individuell; initial 3 × tgl. 0,25 mg, Steigerung in wöchentlichen
Abständen bis auf max. 3 × tgl. 8 mg; ausschleichende D. notwendig
RTA: Initial 1 × tgl. 2 mg, Steigerung bis auf max. 24 mg/d
Restless Legs Syndrom: Initial 1 × tgl. 0,25 mg kurz vor d. Schlafen-
gehen bzw. bis zu 3 h vorher, Steigerung in wöchentlichen Abstän-
den bis auf 1 × tgl. 4 mg

H. Somnolenz u. plötzliches Einschlafen mgl.
Bei schweren H/K-Erkr. insbesondere zu Therapiebeginn wg. ortho-
statischer Hypotonie Blutdruck überwachen.

KI. Schwere Nierenfunktionsstör., Leberfunktionsstör.
RTA u. bei Restless Legs Syndrom: Keine Erfahr. bei Kdr. u. Jgl. < 18 J.

NW. **Bei Monotherapie:** Übelkeit (sh), Somnolenz (sh), plötzliches Einschla-
fen (sh), Halluzinationen (h), Schwindel (h), Beinödem (h), gesteigerte
Libido
Bei Kombinationstherapie mit Levodopa: Übelkeit (sh), Dyskinesie (sh),
Somnolenz (sh), Sodbrennen (h), Halluzinationen (h), Schwindel (h),
plötzliches Einschlafen (g), gesteigerte Libido

WW. Bei Beginn o. Absetzen einer Hormonsubstitutionstherapie mit Östro-
genen (R.-Dosisanpassung erforderlich), Ciprofloxacin u. Enoxacin u.
Fluvoxamin (R.-Dosisanpassung erforderlich); Neuroleptika u. andere
zentral wirksame Dopaminantagonisten – z.B. Sulpirid u. Metoclopramid (R.↓)

Rosiglitazon

Orales Antidiabetikum, Insulinsensitizer

A. Regelmäßige Einnahme

D. Initial 1 × tgl. 4 mg,
Monotherapie/Komb. mit Metformin: Steigerung nach 8 Wo. auf 8 mg/d in 1–2 ED mgl.
Komb. mit Sulfonylharnstoffen: vorsichtige Steigerung auf max. 8 mg/d

H. Vollständige Wirkung erst nach einigen Wochen.
Pat. sollten auf Anzeichen einer Flüssigkeitsretention, einschließl. einer Gewichtszunahme, beobachtet werden. Bei akuten Sehstör. Arzt aufsuchen. Erhöhte Inzidenz von Knochenbrüchen bei Frauen. Regelmäßige Kontrolle der Leberenzyme. Bei Komb. mit Metformin, Sulfonylharnstoffen o. Insulin Unterzuckerungen mgl.

KI. Herzinsuffizienz, akutes Koronarsyndrom, Leberfunktionsstör., diabetische Ketoazidose o. Präcoma diabeticum; keine ausreichenden Erfahr. bei ischämischer Herzerkr. o. peripherer arterieller Verschlusskrankheit o. Kdr. u. Jgl.

NW. **Monotherapie:** (h) Anämie, Hypercholesterinämie, Gewichtszunahme, kardiale Ischämie, Obstipation, Ödeme
Komb. mit Metformin: zusätzlich Schwindel (h), Hypoglykämie (h)
Komb. mit Sulfonylharnstoffen: zusätzlich Schwindel (h), Hypoglykämie (sh), Herzinsuffizienz (h). Ödeme (sh)

WW. Gemfibrozil (R.↑), Rifampicin (R.↓, möglicherweise auch Phenytoin, Carbamazepin, Phenobarbital u. Johanniskraut)

Diese Angaben sind nicht vollständig – beachten Sie bitte die Erläuterungen und Hinweise in Kapitel 2

Roxithromycin

Makrolidantibiotikum

A. Regelmäßige Einnahme, 15 min vor dem Essen

D. 2 × tgl. 150 mg oder 1 × tgl. 300 mg (nicht bei schweren Leberfunktionsstör.)

H. Therapie nicht vorzeitig abbrechen; mgl. Kreuzresistenz u. Kreuzallergie mit anderen Makrolidantibiotika beachten

Kl. Kdr. u. Erw. < 40 kg KG; bekannte Makrolidantibiotika-Allergie, Komb. mit Ergotamin o. Dihydroergotamin; Vorsicht bei schweren Leberfunktionsstör. o. Herzrhythmusstör.; strenge Indikationsstellung in Schwangerschaft/Stillzeit

NW. M/D-Beschw. (h), allerg. Reakt. (h), bei lang anhaltenden, schweren Durchfällen Arzt aufsuchen

WW. Antazida – 2 h Abstand halten, hormonelle Kontrazeptiva↓, Theophyllin↑, orale Antikoagulanzien↑, Ergotamin u. Dihydroergotamin (Vasokonstriktion↑), Herzglykoside↑, Midazolam↑, Bromocriptin (NW. ↑), Terfenadin u. Neuroleptika u. Antiarrhythmika Kl. IA u. III u. Antidepressiva (schwere Arrhythmien mgl.)

Salbutamol

Broncholytikum, kurzwirksames β₂-Sympathomimetikum

D. **Oral:** Erw. u. Kdr. > 14 J.: max. ED: 4 mg, max. TD: 16 mg.
Der Abstand zwischen den ED sollte mindestens 4 h betragen
DA: Erw. 1–2 Hübe im Abstand von 1 min; weitere Hübe bei Akut-
behandlung im Abstand von 4 min; bei Dauerbehandlung frühestens
nach 3 h, max. 12 Hübe/d; bei ansteigendem Bedarf ist wegen der
Gefahr einer Exazerbation des Asthmas der Arzt aufzusuchen

H. Kontakt d. Inhalations-Lsg. (auch in vernebelter Form) mit den
Augen vermeiden; bei Diabetikern engmaschige Blutzuckerkontrolle;
bei längerfristiger Behandlung sollte begleitend eine entzündungshemmende Th. durchgeführt werden

KI. Strenge Indikationsstellung in d. Schwangerschaft, bes. im I. Trimenon, sowie kurz vor d. Geburt (Wehenhemmung) u. in d. Stillzeit
Tabl. (zusätzlich): Hyperthyreose/Thyreotoxikose, Tachykardie, tachykarde Arrhythmie, Aortenstenose
Oral: begrenzte Erfahr. bei Sgl. u. Kkdr.

NW. **(h/g, dosisabhängig u. meistens in der Einstellungsphase):** Übelkeit,
Unruhe, Palpitationen, Tremor; Tachykardie; Geschmacksverände-
rungen, Hypokaliämie, Blutzuckersteigerung

WW. Antidiabetika (blutzuckersenkende Wirkung↓), sympathomimetisch
wirksame AM u. Antiarrhytmika u. Theophyllin u. Anticholinergika
(W. u. NW. von S.↑); β-Blocker (S.↓, Bronchospasmen mgl.), MAO-
Hemmer u. tricyclische Antidepressiva (S.-NW.↑), Digitalisglycoside
(NW.↑), Theophyllin u. Glucocorticoide u. Diuretika u. Digitalisglyco-
side u. Laxanzien (Risiko bei Hypokaliämie↑)

Diese Angaben sind nicht vollständig – beachten Sie bitte die Erläuterungen
und Hinweise in Kapitel 2

Salmeterol

Broncholytikum, langwirksames β-Sympathomimetikum

A. Regelmäßige A.; nicht in das Gerät ausatmen und das Gerät vor Feuchtigkeit schützen

D. **Erw.:** morgens u. abends je 0,05–0,1 mg inhalieren
Kdr.: morgens u. abends je 0,05 mg inhalieren

H. Nicht zur Akutbehandlung geeignet! Wirkung setzt ca. 10–20 min nach Inhalation ein; Wirkdauer > 12 h. Bei akuter o. rasch zunehmender Atemnot sofort Arzt aufsuchen! Eine Dosissteigerung muss wegen der NW. vermieden werden. Anwendung bei Kindern nur unter Aufsicht. Bei Diabetikern engmaschige Blutzuckerkontrolle. Begleitend sollte eine entzündungshemmende Th. durchgeführt werden

Kl. Vorsicht bei Hyperthyreose u. Tachykardie; keine Erfahr. bei Kdr. < 4 J.; keine ausreichenden Erfahr. in Schwangerschaft/Stillzeit

NW. **(h, dosisabhängig u. meistens in d. Einstellungsphase):** Kopfschmerzen, Palpitationen, Tremor, Muskelkrämpfe, bei Husten o. paradoxem Bronchospasmus AM absetzen u. Arzt aufsuchen

WW. $β_2$-Sympathomimetika u. Theophyllin↑ (Arrhythmien); β-Blocker (S.↓, Asthmaanfall mgl.); Theophyllin u. Glucocorticoide u. Diuretika u. Laxanzien (Gefahr d. Hypokaliämie↑)

Sertralin

Antidepressivum, Serotonin-Wiederaufnahmehemmer

A. 1 × tgl. morgens o. abends; Lösungskonzentrat vor Einnahme verdünnen

D. Ein- u. ausschleichend, 50–100 mg/d; max. 200 mg/d

H. Die volle antidepressive Wirkung wird nach 2–4 Wo. erreicht. Suizidgefahr beachten.

KI. Komb. mit MAO-Hemmern (14 d Behandlungspause), Pimozid, Fenfluramin u. Tryptophan u. Serotonin-Agonisten; Kdr. u. Jgl. < 18 J.; Lösungskonzentrat (zusätzlich): Komb. mit Disulfiram; strenge Indikationsstellung in Schwangerschaft/Stillzeit

NW. (sh): M/D-Beschw., zentralnervöse Stör. (Schwindel, Schlaflosigkeit, Somnolenz), Appetitlosigkeit, Mundtrockenheit; (h): Hautausschlag, Palpitationen, Tinnitus, Kopfschmerzen, Sehstör., vermehrtes Schwitzen, Bewegungsstör, Tremor, sexuelle Stör.

WW. Johanniskraut (S.-NW.↑), MAO-Hemmer (tödlich verlaufende WW. mgl.), Pimozid (P.↑), Lithium u. Fenfluramin u. Tryptophan u. Serotonin-Agonisten (NW.↑); Phenytoin (S.↓), Antidiabetika u. Antikoagulanzien (evtl. Dosisanpassung erforderlich), NSAR u. Salicylate (Blutungsrisiko kann erhöht sein), Diuretika

Diese Angaben sind nicht vollständig – beachten Sie bitte die Erläuterungen und Hinweise in Kapitel 2

Sibutramin

Antiadipositum, Serotonin-/Noradrenalin-Wiederaufnahme-Hemmer

D.   1 × tgl. morgens 10 mg Sibutramin-HCl-Hydrat; nach 4 Wo. kann bei ungenügender W. (< 2 kg Gewichtsverlust in 4 Wo.) und guter Verträglichkeit auf 1 × tgl. 15 mg erhöht werden. Nur bei ausreichender W. (Gewichtsverlust > 5 % d. Ausgangsgewichts in den ersten 3 Mon.) Therapiedauer über 3 Mon. bis max. 1 Jahr

H.   Regelmäßige Kontrolle von Blutdruck und Puls, in den ersten 3 Mon. zumindest 14-tägig, danach monatlich. Bei Frauen wirksame Kontrazeption erforderlich. Bei progressiver Dyspnoe, Schmerzen in der Brust u. Knöchelödemen Arzt aufsuchen! Anwendung nur im Rahmen eines interdisziplinären Konzeptes

Kl.   Organische Ursachen der Adipositas, schwere Essstör. in der Anamnese, psychiatr. Erkr.; **Komb. mit MAO-Hemmern, Tryptophan, Antidepressiva o. Neuroleptika o. AM zur Gewichtsreduktion** (14 d Behandlungspause); H/K-Erkr., arterielle Verschlusskrankheit o. Schlaganfall in d. Anamnese, Hypertonie > 145/90 mm Hg, Hyperthyreose, schwere L/N-Funktionsstör., BPH mit Restharnbildung, Engwinkelglaukom, Drogen-, AM- o. Alkoholabusus in d. Anamnese; weitere Kl. s. Fachinfo; keine Erfahr. bei Kdr. u. Jgl. u. Pat. > 65 J.; Vorsicht bei Blutungsneigung

NW.   **Bes. in d. Einstellungsphase (sh):** Mundtrockenheit, Schlaflosigkeit, Obstipation; (h): Tachykardie, Palpitationen, Hypertonie, Flush, Schwindel, Paraesthesien, Kopfschmerzen, Angstgefühle, Schwitzen, Geschmacksstör., Übelkeit

WW.   Dextromethorphan u. Migränemittel (z.B. Sumatriptan, Dihydroergotamin) u. Opioide (z.B. Pentazocin, Pethidin, Fentanyl) u. MAO-Hemmer u. Tryptophan u. Antidepressiva u. Neuroleptika u. SSRI (Risiko Serotoninsyndrom↑), Sympathomimetika↑ (z.B. Ephedrin, Pseudoephedrin, Xylometazolin), CYP-3A4-Inhib.[1] (Plasmaspiegel von S.-Metaboliten↑), CYP-3A4-Induk.[1] (S.-Abschwächung mgl.)

---

[1] s. S. XIII

Sildenafil

Mittel bei erektiler Dysfunktion

A. 1 h vor dem Geschlechtsverkehr

D. Nur 1 × tgl. 25–50 mg, max. 100 mg;

H. Wirkungseintritt nach 25 min, Wirkdauer 4–5 h; S. ist kein Aphrodisiakum, wirkt nur bei sexueller Stimulation; nach reichhaltiger Mahlzeit Wirkungsverzögerung mgl.; Patienten sollten bei jeder (Neu-)Verordnung von AM ihren Ärzten Kenntnis geben, dass sie S. anwenden (wegen mgl. WW). S. ist bei Pat. < 18 J. u. Frauen nicht indiziert

KI. Schwere H/K-Erkr., schwere Leberfunktionsstör., Hypotonie (RR < 90/50 mm Hg), kürzlich vorangegangener Schlaganfall o. Herzinfarkt, vorangegangener Sehverlust durch Optikus-Neuropathie, bekannte degenerative Retinaerkr.; **Komb. mit Nitraten o. NO-Donatoren (z. B. ISDN, ISMN, Molsidomin, Pentaerythrityltetranitrat, „Poppers"); Komb. mit Ritonavir;** gleichzeitige andere Behandlung d. erektilen Dysfunktion

NW. (dosisabhängig): Kopfschmerzen (sh), Flush (sh), Dyspepsie (sh-h), Sehstör. (sh-h)

WW. Nitrate u. NO-Donatoren – z. B. ISDN, ISMN, Molsidomin, Pentaerythrityltetranitrat, Nicorandil, „Poppers" – (Blutdruck- u. Kreislaufdepression, z. T. mit Todesfolge); Ritonavir u. Saquinavir (S.-Plasmaspiegel stark erhöht!); Erythromycin u. Cimetidin u. Ketoconazol u. Itraconazol (S.-Plasmaspiegel↑, daher empfohlene Anfangsdosis 25 mg); α-Blocker (Blutdruck↓) – S. erst 4 h später einnehmen u. initial 25 mg

Diese Angaben sind nicht vollständig – beachten Sie bitte die Erläuterungen und Hinweise in Kapitel 2

Simvastatin

Lipidsenker, Cholesterol-Synthese-Enzymhemmer

A. Abends einnehmen

D. (5) 10–40 mg/d, max. 80 mg/d, Dosisanpassung frühestens nach 4 Wo.

H. Grapefruitsaft meiden. Langfristige, regelmäßige Einnahme u. cholesterinarme Diät erforderlich; bei Muskelschmerzen, -krämpfen o. -schwäche Arzt aufsuchen. Vor geplanten Operationen sollte S. einige Tage zuvor abgesetzt werden. Vorsicht bei hohem Alkoholkonsum
Wirksame Kontrazeption bei Frauen notwendig

KI. Leberfunktionsstör., Myopathie; Komb. mit potenten CYP-3A4-Inhib. (z.B. Itraconazol, Ketoconazol, HIV-Protease-Inhibitoren, Clarithromycin, Erythromycin u. Nefazodon); keine Erfahr. bei Kdr. u. Jgl. < 18 J.

NW. Muskelschmerzen u. -krämpfe (s)

WW. Orale Antikoagulanzien (Verlängerung der Prothrombinzeit mgl.); Ciclosporin u. Danazol u. Fibrate u. Nikotinsäurederivate u. Makrolid-Antibiotika u. Antimykotika vom Azol-Typ u. HIV-Protease-Inhibitoren u. Nefazodon u. Amiodaron u. Verapamil u. Diltiazem (bei höherer S.-Dos.) erhöhen das Myopathie-Risiko; Colestyramin u. Colestipol (S.↓) – 4 h Abstand halten

Sitagliptin

Orales Antidiabetikum, Dipeptidyl-Peptidase-4-Inhibitor

A. 1 × tgl. 100 mg in Komb. mit einem PPARγ-Agonisten (z. B. Pioglitazon) bzw. mit Metformin u./o. einem Sulfonylharnstoff

H. Um das Hypoglykämie-Risiko zu senken, kann bei Komb. mit einem Sulfonylharnstoff eine niedrigere Dos. des Sulfonylharnstoffs in Betracht gezogen werden; keine Anwendung bei Typ-1-Diabetiker

KI. Diabetische Ketoazidose; keine Erfahr. bei Pat. < 18 J.; keine ausreichenden Erfahr. bei Komb. mit Insulin und in Schwangerschaft/Stillzeit

NW. **Komb. mit Sulfonylharnstoff o. PPARγ-Agonisten:** Hypoglykämie (sh bzw. h).
Komb. mit Metformin: M/D-Beschw. (h-g)
Komb. mit PPARγ-Agonisten: Flatulenz (h), Ödeme (h)

Diese Angaben sind nicht vollständig – beachten Sie bitte die Erläuterungen und Hinweise in Kapitel 2

Sotalol

β-Rezeptorenblocker, Antiarrhythmikum

A. Regelmäßige Einnahme

D. 2–3 × tgl. 80 mg bis 2 × tgl. 160 mg Sotalol-HCl, ein- u. ausschleichende D. erforderlich

H. Nicht ohne ärztlichen Rat absetzen! Frühwarnzeichen einer drohenden Unterzuckerung u. Symptome einer Thyreotoxikose können durch Sotalol maskiert werden; Kontaktlinsenträger informieren, dass die Augen evtl. trockener werden

KI. Asthma, Hypotonie (systol. < 90 mm Hg), Bradykardie (< 50/min.), schwere Durchblutungsstör.; i.v.-Gabe von Verapamil u. Diltiazem; Sulfonamid-Allergie; 48–72 h vor dem Geburtstermin; strenge Indikationsstellung in Schwangerschaft/Stillzeit; Vorsicht bei Desensibilisierungsth. u. Pat. mit Psoriasis; weitere KI. s. Fachinfo; keine Erfahr. bei Kdr.

NW. (h): Müdigkeit, Schwindel, Kopfschmerzen, M/D-Beschw.; Dyspnoe, kalte Extremitäten, Geschmacks-, Hör- u. Sehstör., proarrhythmische W., Rötung, Juckreiz, Exantheme; Schmerzen in der Brust, Ödeme, Fieber; psych. Stör.; Verschlechterung der Blutfettwerte mgl.

WW. Antidiabetika (Hypoglykämierisiko↑), Antihypertonika↑, Calciumkanalblocker vom Verapamil- u. Diltiazem-Typ u. andere antiarrhythmisch wirkende AM (Reizleitungsstör. u. Minderung der Herzkraft), AM, die die QT-Zeit verlängern (z.B. tricycl. Antidepressiva, Antihistaminika, Gyrasehemmer, Makrolidantibiotika u. Haloperidol); MAO-Hemmer (Blutdruckanstieg), kaliumausscheidende Diuretika (Hypokaliämie); Sympathomimetika↓

Spironolacton

Diuretikum, Aldosteronantagonist

D. **Initial:** 1–2 × tgl. 100–200 mg/d über 3–6 Tage
Erhaltungsdosis: 50–100 mg/d; max. 200 mg/d

H. Pat. unter Spironolacton sollten kein ASS zur Schmerzth. erhalten.
Komb. mit kaliumsparenden Diuretika, Kaliumpräp. o. ACE-Hemmern
ist zu vermeiden, Th.-Dauer bei Kdr. max. 30 Tage

KI. Schwere Nierenfunktionsstör., Hyperkaliämie, Hyponatriämie,
Anurie, Hypovolämie

NW. Gynäkomastie (h), Mastodynie (h), Herzrhythmusstör. (h), Stimmveränderungen mgl.

WW. ASS (S.↓) u. Kaliumpräp. u. NSAR (S.↓) u. kaliumsparende Diuretika
u. ACE-Hemmer u. Angiotensin-Antagonisten verstärken Hyperkaliämie; andere Diuretika↑, Antihypertonika↑, Digoxin↑, Neomycin
(S.↓)

Diese Angaben sind nicht vollständig – beachten Sie bitte die Erläuterungen
und Hinweise in Kapitel 2

Sulfasalazin

Chemotherapeutikum

A. Präparateinformation beachten!

D. **Oral:** chronische Polyarthritis: individuell u. einschleichend dosieren bis 3000 mg/d in 3 ED
Darmentzündung: individuell dosieren; initial: 3000–4000 mg/d in 3 ED, Erhaltungsdosis: 2000–3000 mg/d in 3 ED
Supp.: morgens u. abends 500–1000 mg

H. Langzeitbehandlung; reichliches Trinken wird empfohlen; bei Frauen im gebärfähigen Alter ohne sichere Empfängnisverhütung Folsäuresubstitution notwendig; bei Männern Oligospermie u. reversible Einschränkung der Zeugungsfähigkeit mgl.; regelmäßige ärztliche Leber-, Nieren- u. Blutbildkontrolle

KI. Kdr. < 2 J.; schwere L/N-Funktionsstör., Blutbildungsstör., Porphyrie, Ileus, Überempfindlichkeit gegen Salicylate o. Sulfonamide; Komb. mit Methenamin; Glucose-6-phosphat-Dehydrogenase-Mangel; strenge Indikationsstellung in Schwangerschaft/Stillzeit; Vorsicht bei allerg. Disposition o Bronchialasthma u. Sulfonylharnstoffallergie

NW. M/D-Beschw. (sh), entzündlicher Hautausschlag (sh), Kopfschmerzen (sh), Blutbildveränderungen (h), Folsäuremangel (h), Depressionen (h), Husten (h) Fotosensibilität (h); weitere NW. s. Fachinfo

WW. Eisen (S.↓), Folsäure↓, Calciumgluconat (S.↓), Antibiotika – z.B. Ampicillin, Neomycin u. Rifampicin (S.↓), Sulfonylharnstoff-Antidiabetika↑ (Hypoglykämierisiko↑), Methotrexat (Tox.↑), Digoxin↓ – 2–3 h Abstand halten, Methenamin (Kristallurie mgl.), orale Antikoagulanzien↑, Ciclosporin↓

Sulpirid

Neuroleptikum, Dopaminantagonist

A. Bei Einnahme nach 16 Uhr Einschlafstör. mgl.

D. Einschleichend, 100–300 (-1000) mg/d

H. W. setzt ggf. erst nach 1 Wo. ein

KI. Kdr. < 6 J.; organisches Psychosyndrom, maniforme Psychosen, Epilepsie, M. Parkinson, Hyperprolaktinämie, Phäochromozytom, prolaktinabhängiger Tumor u. Mammatumor; Komb. mit AM, die Bradykardie, Hypokaliämie und eine Verlängerung des QT-Intervalls verursachen; akute Vergiftungen mit Alkohol, Schlaf- o. Schmerzmitteln (Opiate) sowie Psychopharmaka

NW. Dyskinesien, Parkinsonoid, Akathisie; Kopfschmerzen (h), Müdigkeit (h), Schwindel (h), M/D-Beschw. u. Obstipation (h), Mundtrockenheit (h), Tachykardie (h), endokrine Stör. durch Hyperprolaktinämie (Vergrößerung d. Brustdrüse, Zyklusstör.); malignes neuroleptisches Syndrom – (Anzeichen: hohes Fieber, Muskelstarre) – AM sofort absetzen u. Notarzt rufen

WW. Alkohol↑, zentral dämpfende AM↑, zentral erregende AM↑; Antihypertonika↓, weitere WW. unter KI.

Diese Angaben sind nicht vollständig – beachten Sie bitte die Erläuterungen und Hinweise in Kapitel 2

Sumatriptan

Migränetherapeutikum, Serotonin-Rezeptoragonist, 5HT$_1$-Agonist

A. So früh wie mgl. nach Beginn des Migräne-Kopfschmerzes, S. ist aber auch zu einem späteren Zeitpunkt, dann aber weniger wirksam

D. **Oral:** 50–100 mg; falls innerhalb von 24 h nach erstem Ansprechen auf S. wieder Migräne-Symptome auftreten, können weitere Tbl. eingenommen werden (jeweils im Abstand von mind. 4 h); max. 300 mg/24 h

s.c.: 6 mg; frühestens nach 2 h weitere 6 mg; max. 12 mg/24 h
Supp.: 25 mg; frühestens nach 2 h weitere 25 mg; max. 50 mg/24 h
NS: 20 mg (10 mg); frühestens nach 2 h weitere 10–20 mg; max. 40 mg/24 h

H. Bei Nichtansprechen auf S. keine 2. Dosis, sondern mit ASS, Paracetamol o. Metoclopramid weiterbehandeln; S. ist nicht zur Migräneprophylaxe geeignet. Keine i. v.-Gabe

KI. Herzerkr., Hypertonie, periphere vasculäre Erkr., nach transitorischer ischämischer Attacke o. Schlaganfall in der Anamnese, schwere Leberfunktionsstör.; Komb. mit Ergotamin, Ergotamin-Derivaten (einschließlich Methysergid), MAO-Hemmern (14 d Behandlungspause), Zolmitriptan, Naratriptan o. anderen 5HT$_1$-Agonisten; keine Erfahr. bei Kdr. u. Jgl., Patienten > 65 J.; keine ausreichenden Erfahr. in d. Schwangerschaft; Stillen bis 24 h nach A. vermeiden

NW. Enge- und Hitzegefühl im Brust- und Halsbereich (h), Übelkeit (h), Blutdruckanstieg (h), Schwindel u. Schläfrigkeit (h); bei heftigen Schmerzen im Brustkorb, Engegefühl mit Ausstrahlung in den Halsbereich sofort Arzt informieren

WW. Ergotamin (Gefahr von Koronarspasmen↑) – S. frühestens 24 h nach ergotaminhaltigen AM bzw. ergotaminhaltige AM frühestens 6 h nach S. anwenden, MAO-Hemmer (S.-W.↑ u. S.-NW.↑), Zolmitriptan s. KI.

Tadalafil

Mittel bei erektiler Dysfunktion, PDE-5-Inhibitor

A. 30 min bis 12 h vor dem Geschlechtsverkehr

D. Nur 1 × täglich 10 mg, Dosissteigerung auf 1 × tgl. 20 mg mgl.

H. Wirkungseintritt nach 30 min, T. kann bis zu 36 h wirken. T. ist kein Aphrodisiakum, wirkt nur bei sexueller Stimulation. Nach reichhaltiger Mahlzeit keine Wirkungsverzögerung.
Pat. sollten bei jeder (Neu-)Verordnung von AM ihren Ärzten Kenntnis geben, dass sie T. anwenden (wg. mgl. WW). Nicht mit Grapefruitsaft einnehmen. T. ist bei Pat. < 18 J. u. Frauen nicht indiziert. Die tägliche Einnahme über einen längeren Zeitraum als auch die gleichzeitige andere Behandlung der erektilen Dysfunktion werden nicht empfohlen

KI. Schwere H/K-Erkr., Hypotonie (Blutdruck < 90/50 mm Hg), unkontrollierte Arrhythmie o. Hypertonie, kürzlich vorangegangener Schlaganfall o. Herzinfarkt, Sehverlust; **Komb. mit Nitraten o. NO-Donatoren (z. B. ISDN, ISMN, Molsidomin, Pentaerythrityltetranitrat, „Poppers")**

NW. Kopfschmerzen (sh), M/D-Beschw. (sh), Flush (h), Muskelschmerzen (h); bei – möglicherweise schmerzhafter – verlängerter Erektion über 4 h o. plötzlicher Sehstör. sofort ärztliche Hilfe in Anspruch nehmen

WW. Nitrate u. NO-Donatoren – z. B. ISDN, ISMN, Molsidomin, Pentaerythrityltetranitrat, „Poppers" – (Blutdruck- u. Kreislaufdepression); Erythromycin u. Clarithromycin u. Ketoconazol u. Itraconazol u. Ritonavir u. Saquinavir (T.-Plasmaspiegel↑), Carbamazepin u. Phenobarbital u. Phenytoin u. Rifampicin (T.-Plasmaspiegel↓); α_1-Blocker – z. B. Doxazosin- (Blutdruck↓ – Komb. nicht empfohlen); Antihypertonika (W.-Verstärkung mgl.)

Diese Angaben sind nicht vollständig – beachten Sie bitte die Erläuterungen und Hinweise in Kapitel 2

Tamoxifen

Zytostatikum, Antiestrogen

D. 20–40 mg/d

H. Eine sichere, nichthormonelle Schwangerschaftsverhütung sollte gewährleistet sein (bis 2 Mon. nach Th.-Ende). Beim Auftreten von vaginalen Blutungen o. Sehstör. Arzt aufsuchen.

KI. Kdr.

NW. **Besonders in der Einstellungsphase:** Hitzewallungen (sh), Fluor vaginalis (sh), Knochenschmerzen u. Schmerzen im Bereich d. erkrankten Gewebes (h); Juckreiz im Genitalbereich (h), vaginale Blutungen (vermehrtes Auftreten von benignen u. malignen Endometrium-Proliferationen), erhöhtes Thrombose- u. Embolierisiko (h), Sehstör. (h), Alopezie (h), Flüssigkeitsretention (h), Übelkeit (h), Zyklusstör. in d. Prämenopause (h)

WW. Hormonpräp. (gegenseitige Wirkungsverminderung, z.B. orale Kontrazeptiva), orale Antikoagulanzien↑, TAH (Blutungen mgl.)

Tamsulosin

Prostatatherapeutikum, $\alpha_{1A/D}$-Rezeptorenblocker

A. Regelmäßige Einnahme; morgens nach d. Frühstück bzw. nach der ersten Mahlzeit des Tages, im Stehen o. Sitzen
Ocas: unabhängig vom Essen; unzerkaut u. unzerteilt einnehmen

D. 1 × tgl. 0,4 mg Tamsulosin-HCl

H. Nicht ohne ärztlichen Rat absetzen. Ocas-Rückstände im Stuhl mgl.

KI. Bekannte orthostatische Hypotonie, schwere Leberfunktionsstör.

NW. Schwindel (h), retrograde Ejakulation (g), orthostatische Hypotonie u. Palpitationen

WW. Weitere α_1-Blocker (verstärkter Blutdruckabfall mgl.)

Telmisartan

Antihypertonikum, Angiotensin-II-Antagonist

D. 1 × tgl. 20 – 40 mg, max. 80 mg

H. Blutdrucksenkung wird im Wesentlichen nach 4–8 Wo. erreicht. Wird während der Therapie eine Schwangerschaft festgestellt, ist T. abzusetzen.

KI. Schwere Leberfunktionsstör., obstruktive Gallenfunktionsstör.; keine Erfahr. bei Kdr. u. Jgl. < 18 J.

NW. (h): Schwindel, Kopfschmerzen, Symptome einer Infektion, Muskel- u. Gelenkschmerzen, M/D-Beschw., Brustschmerzen, Ekzem

WW. Kalium u. kaliumsparende Diuretika (Hyperkaliämie); Antihypertonika↑, NSAR einschließl. selektive COX-2-Hemmer (T.↓, Nierenfunktionsstör. mgl.); Baclofen u. Amifostin (T.↑), system. Corticosteroide (T.↓), Lithium↑

Temazepam

Hypnotikum, Benzodiazepin

A. Kurz vor dem Schlafengehen; nicht auf vollen Magen (verzögerter Wirkungseintritt)

D. Bis max. 40 mg abends, ausschleichende D.

H. Sturzgefahr bei älteren Patienten; Überhangeffekte am Morgen nach abendlicher Gabe mgl.; Dosis sollte so gering u. Th.-Dauer so kurz wie mgl. sein
Cave: Abhängigkeit, Entzugssyndrom

KI. Akute Vergiftungen mit Alkohol, Schlaf- o. Schmerzmitteln sowie Psychopharmaka, Myasthenia gravis, schwere Ateminsuffizienz, schwere Leberfunktionsstör., Schlafapnoe-Syndrom, spinale u. zerebellare Ataxien; keine ausreichenden Erfahr. bei Kdr. u. Jgl. < 18 J.

NW. Müdigkeit (h), Konzentrationsschwäche (h), Verwirrtheit (h), Kopfschmerzen (h), Schwindel (h); bei „paradoxer" Reakt. – z.B. akuten Erregungszuständen – AM absetzen

WW. Alkohol↑ (T.↑), zentral wirksame AM↑ auch Antiallergika, z.B. Diphenhydramin (T.↑), Muskelrelaxanzien↑, Cimetidin (T. ↑)

Terazosin

Antihypertonikum, Prostatamittel, peripherer α_1-Rezeptorenblocker

A. Bei Neueinstellung/Dosissteigerung o. nach Th.-Unterbrechung erste Dosis vor dem Schlafengehen o. nach der Einnahme hinlegen; regelmäßige Einnahme

D. Einschleichende D.; initial 1 × tgl. 1 mg abends, langsam über Tage bis Wochen steigernd auf 2–5 mg/d; max. 10 mg/d

H. Nicht ohne ärztlichen Rat absetzen; Blutdruckmessung im Sitzen u. Stehen, bei Auftreten von Priapismus den Arzt aufsuchen

KI. Bekannte Chinazolin-Allergie (z. B. Doxazosin, Prazosin), Miktions-Synkopen; keine Erfahr. bei Kdr. < 12 J.; keine ausreichenden Erfahr. in Schwangerschaft/Stillzeit

NW. Besonders in der Einstellungsphase (h): Kopfschmerzen, Schwindel, orthostatische Dysregulation, Atemnot, Übelkeit, Potenzstör.

WW. Weitere blutdrucksenkende AM (verstärkter Blutdruckabfall mgl.); Komb. mit Sildenafil, Tadalafil u. Vardenafil (Hypotonie mgl. – 6 h Abstand halten)

Terbinafin

A. Regelmäßig, Tbl. unzerkaut

D. **Tbl.:** 1 × tgl. (morgens o. abends) 250 mg
Creme: Regelmäßig 1 × tgl. 1–4 Wo. je nach Krankheitsbild
Gel: 1 × tgl. für 1 Wo.
Spray: 1(-2) × tgl. für 1 Wo.

H. **Tbl.:** Th. nicht vorzeitig abbrechen, Onychomykosen: bei Befall der
Fingernägel häufig 6-wöchige Th. ausreichend, bei Befall der Zehen-
nägel Th.-Dauer 3–6 Mon.
Bei A. im Genitalbereich kann es wegen der Hilfsstoffe zur
Beeinträchtigung der Sicherheit von latexhaltigen Kondomen und
Diaphragmen kommen.
Creme: nicht im Mundbereich anwenden o. schlucken.
Lsg./Spray: keine A. im Gesicht
Creme/Gel/Lsg./Spray: dürfen nicht ins Auge gelangen

KI. Keine ausreichenden Erfahr. in d. Schwangerschaft
Tbl.: Schwere L/N-Funktionsstör., Stillzeit; keine Erfahr. bei Kdr.
Creme: Stillzeit, keine Erfahr. bei Kdr. < 5 J.
Gel/Spray: Stillzeit, keine Erfahr. bei Kdr.
Lsg.: Stillzeit, keine Erfahr. bei Kdr. u. Jgl. < 18 J.

NW. **Tbl.:** M/D-Beschw. (h), allerg. Hautreakt. (h), Muskel- u. Gelenkschmerzen (h); Kopfschmerzen (h), Appetitlosigkeit (h), psychiatrische
Stör., bei Geschmacksstör. (g) T. sofort absetzen

WW. **Tbl.:** Orale Kontrazeptiva (Menstruationsstör. mgl.); tricyclische Anti-
depressiva↑, β-Blocker↑, SSRI↑, MAO-Hemmer↑, Rifampicin (T.↓),
Cimetidin (T.↑)

Terfenadin

H$_1$-Antihistaminikum

D. 1–2 × tgl. 60 mg o. 1 × tgl. 120 mg

H. Grapefruitsaft meiden

KI. Schwere Leberfunktionsstör., Herzrhythmusstör. u. weitere Herzerkr.; Elektrolytstör.; Komb. (systemisch o. topisch) mit Azolderivaten o. Makrolidantibiotika o. Mibefradildihydrochlorid u.w. CYP-3A4-Inhib.[1]; Komb. mit Antiarrhythmika Klasse I u. III u. mit anderen AM, die das QT-Intervall verlängern; strenge Indikationsstellung in Schwangerschaft/Stillzeit

NW. Lebensbedrohliche Tachyarrhythmien (s) – erstes Anzeichen: Herzklopfen; Blutdruckabfall, Schwindel, Synkopen u. Krampfanfälle können Folgeerscheinungen sein – AM absetzen und Arzt aufsuchen

WW. CYP-3A4-Inhib.[1] wie Azolderivate (systemisch o. topisch) – z.B. Ketoconazol u. Itraconazol – u. Makrolidantibiotika (systemisch o. topisch) – z.B. Erythromycin u. Clarithromycin – u. Serotonin-Wiederaufnahme-Hemmer – z.B. Fluoxetin u. Citalopram – u. HIV-Protease-Inhibitoren – z.B. Indinavir u. Ritonavir – u. Mibefradil-dihydrochlorid (Verzögerung T.-Ausscheidung, Risiko Herzrhythmus-stör.↑); AM, die potentiell arrhythmogen wirken wie Antiarrhythmika u. Trimethoprim u. tricyclische Antidepressiva u. Neuroleptika u. Lithium sowie Laxanzien u. Diuretika u. zusätzliche Antihistaminika (Herzrhythmusstör. mgl.); Carbamazepin↑; Zileuton (T.-Ausscheidung verzögert)

---

[1] s. S. XIII

Tetrazepam

Myotonolytikum, Benzodiazepin

D. **Initial:** 50 mg/d
Steigerung auf 400 mg/d mgl., verteilt auf mehrere ED

H. Sturzgefahr bei älteren Patienten, Überhangeffekte am Morgen nach abendlicher Gabe mgl.; Toleranzentwicklung
Cave: Abhängigkeit, Entzugssyndrom

KI. Kdr. < 1 J.; schwere respiratorische Insuffizienz, Schlafapnoe-Syndrom; Stillzeit, strenge Indikationsstellung in d. Schwangerschaft

NW. Schwindel (h), Benommenheit (h), M/D-Beschw. (h), Amnesie, paradoxe Reaktionen

WW. Alkohol↑ (T.↑), zentral wirksame AM↑ (auch Antiallergika, z.B. Diphenhydramin (T.↑), Cimetidin (T.↑), Omeprazol (T.↑), Muskelrelaxanzien↑, Antikoagulanzien

Teufelskrallenwurzel–Extrakt

Adjuvans bei rheumatischen Erkrankungen

A. Bis zum Eintritt der Beschwerdefreiheit

D. **Erw. u. Kdr. > 12 J.:** 2 × tgl. 480 mg Trockenextrakt

H. Bei akuten Zuständen, die z. B. mit Rötung, Schwellung o. Überwärmung von Gelenken einhergehen, sowie andauernden Beschw. ist der Arzt aufzusuchen

KI. Magen- u. Zwölffingerdarmgeschwüre; bei Gallensteinleiden nur nach ärztl. Rücksprache; keine Erfahr. bei Kdr. < 12 J., keine ausreichenden Erfahr. in Schwangerschaft/Stillzeit

NW. M/D-Beschw.

Theophyllin

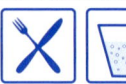

A. Morgens u. abends, Einnahme am Abend kurz vor d. Schlafengehen

D. TD Erw. (60–70 kg KG): 11–13 mg/kg KG; D. langsam über 2–3 Tage steigern; bei Rauchern/Kdr. > 6 Mon. höhere D./kg KG; bei Pat. > 60 J./Sgl. < 6 Mon. niedrigere D./kg KG erforderlich; Normalgewicht als Körpergewicht einsetzen, da T. nicht vom Körperfett aufgenommen wird

H. Rauchen vermeiden

KI. Akuter Herzinfarkt, Tachykardie; strenge Indikationsstellung in Schwangerschaft/Stillzeit

NW. Zentralnervöse Stör., M/D-Beschw., Kopfschmerzen, Tachykardie; NW. sind häufig Zeichen einer Überdosierung

WW. Coffein↑ (T.↑), Nicotin (T.↓), Johanniskraut (T.↓); β-Sympathomimetika↑ (T.↑); Überdosierungsgefahr bei Komb. mit oralen Kontrazeptiva u. Chinolonen (z.B. Ciprofloxacin u. Enoxacin – Dosisreduktion erforderlich) u. Makrolid-Antibiotika u. Calciumkanalblocker u. Propranolol u. Propafenon u. Mexiletin u. Pentoxifyllin u. Fluvoxamin u. Disulfiram u. Cimetidin u. Allopurinol; Lithium↓, β-Blocker↓, Diuretika↑, Ticlopidin (T.↑); CYP-3A4-Induk.[1] (T.↓)

---

[1] s. S. XIII

Diese Angaben sind nicht vollständig – beachten Sie bitte die Erläuterungen und Hinweise in Kapitel 2

Thiamazol

Thyreostatikum

A. Tbl. unzerkaut einnehmen

D. **Initial:** 20–40 mg/d, verteilt auf regelmäßige ED von 5–20 mg
Erhaltungsdosis: 1 × tgl. 2,5–10 mg (20 mg) morgens nach d. Frühstück

KI. Blutbildveränderungen (Granulozytopenie), frühere Knochenmarkschädigung nach Th. mit Thiamazol o. Carbimazol, Cholestase; strenge Indikationsstellung in Schwangerschaft/Stillzeit; keine Komb. von Thiamazol mit Schilddrüsenhormonen in Schwangerschaft/Stillzeit

NW. Allerg. Hautreakt., z.B. Jucken, Nesselsucht (sh); Agranulozytose – bei 0,3–0,6 % der Patienten, auch noch Monate nach Therapiebeginn – (Anzeichen: Fieber, Zahnfleisch- u. Mundschleimhautentzündungen, Furunkulose) sofort Arzt aufsuchen, keine Selbstmedikation dieser Symptome

WW. Iodüberschuss (T.↓), Iodmangel (T.↑)

Ticlopidin

Thrombozytenaggregationshemmer

D. 2 × tgl. 250 mg Ticlopidin-HCl

H. T. verlängert Blutungszeit. Bei ungewöhnlichen Blutungen, Hämatomen, Purpura, Teerstuhl u. vor Operationen (einschließlich zahnärztl. Eingriffen – 10 d Th.-Pause) ist der Arzt zu informieren. Auch bei Fieber, Halsentzündung, Mundgeschwüren sollte sofort Blutbildkontrolle erfolgen. In den ersten 3 Mon. der Therapie Differentialblutbildkontrolle in 14-tägigen Abständen. Bei Symptomen einer Hepatitis (z.B. Gelbsucht, hellem Stuhl, dunklem Urin) Arzt aufsuchen

KI. Kdr.; Erkr., die mit erhöhter Blutungsneigung o. Blutbildveränderungen einhergehen

NW. **Vor allem in der Einstellungsphase:** M/D-Beschw. (h); Erhöhung der Cholesterin- u. Triglyceridwerte; Blutbildveränderungen (g); hämorrhagische NW. (g) – z.B. Hämaturie u. Nasenbluten

WW. Erhöhte Blutungsneigung durch ASS u. NSAR u. Heparin u. orale Antikoagulanzien; Antacida (T.↓), Ciclosporin↓, Cimetidin (T.↑), Theophyllin↑, Phenazon↑, Phenytoin

Diese Angaben sind nicht vollständig – beachten Sie bitte die Erläuterungen und Hinweise in Kapitel 2

Tilidin/Naloxon

D. **ED:** 50–100 mg Tilidin-HCl, RTA: 50–200 mg Tilidin-HCl
TD: max. 600 mg Tilidin-HCl
Nach längerem Gebrauch schrittweise D.-Reduktion

H. Körperliche Belastung meiden (Verminderung der NW.); bei Schwindelgefühl hinlegen

KI. Abhängigkeitserkr., schwere Leberfunktionsstör., Stillzeit; strengste Indikationsstellung in d. Schwangerschaft; wegen d. Naloxonanteils nicht zur Entzugsbehandlung Opiatabhängiger bestimmt (es kommt zur Verstärkung der Entzugserscheinungen); Kdr. < 2 J. (Tropfen), Kdr. < 14 J. (RTA zu 50–150 mg Tilidin-HCl), Kdr. u. Jgl. < 18 J. (RTA zu 200 mg Tilidin-HCl); Komb. mit anderen Opioiden

NW. Schwindel (h), Übelkeit u. Erbrechen (h)
RTA: Übelkeit u. Erbrechen (sh – zu Therapiebeginn, bei fortgesetzter Therapie h – g)

WW. Alkohol↑ (T./N.↑), zentral dämpfende AM↑ (Apnoe mgl.); andere Opioide (nicht abschätzbare WW.)

Timolol

Glaukommittel, β-Rezeptorenblocker

A. Regelmäßige A., Langzeittherapie

D. **AT:** 2 × tgl. 1 Tr. (0,1–0,5%ige Lsg.), nach der Einstellung kann 1 × tgl. 1 Tr. genügen
Augengel: 1 × tgl. 1 Tr. (0,1%)

H. Kontaktlinsen vor der A. herausnehmen u. erst 15 min nach Applikation von T. wieder einsetzen. Augengel u. AT mit d. Konservierungsmittel Benzalkonium-HCl: weiche Kontaktlinsen können verfärbt werden. Frühwarnzeichen einer Unterzuckerung können maskiert werden.

KI. Obstruktive Bronchialerkr., z.B. Bronchialasthma, Bradykardie (< 50/min.); AV-Block, dekompensierte Herzinsuffizienz, kardiogener Schock; schwere allerg. Rhinitis, dystrophische Stör. d. Hornhaut, Überempfindlichkeit gegenüber β-Blockern

NW. Reizungen d. Bindehaut, Hornhaut o. d. Lidrandes; Sehstör.; syst. NW. von β-Rezeptorenblockern (z.B. Bradycardie u. Bronchospasmus) mgl., die durch 1 min Druck mit dem Finger auf den Tränenkanal nach der A. reduziert werden können

WW. Adrenalin- o. Pilocarpinhaltige AT (T.↑); β-Blocker↑ (T.↑) u. Calciumkanalblocker u. Reserpin u. Guanethidin u. tricycl. Antidepressiva u. Amphetamin-Derivate (Hypotonie/Bradykardie mgl.); Antidiabetika↑, Digitalisglykoside u. Parasympathomimetika u. Antiarrhythmika Klasse I u. Amiodaron (Rhythmusstör. mgl.), Clonidin (Rebound-Hypertonie mgl.); Curare↑, MAO-Hemmer

Diese Angaben sind nicht vollständig – beachten Sie bitte die Erläuterungen und Hinweise in Kapitel 2

Tiotropium

Bronchodilatator, Anticholinergikum

A. Regelmäßige A. zur jeweils gleichen Tageszeit; **Kps. nur zum Inhalieren mit dem HandiHaler bestimmt;** nicht in das Gerät ausatmen

D. 1 × tgl. 1 Kps. (max.) mit 18 µg Tiotropium-Ion bzw. 1 × tgl. 2 Hübe Inhalationslösung (5 µg Tiotropium-Ion/d)

H. Nicht zur Erstbehandlung akuter Bronchospasmen, d.h. nicht als Notfallmedikament geeignet. Inhalationspulver darf nicht in Augen gelangen (Verschlechterung eines Engwinkelglaukoms, Augenschmerzen, vorübergehendes unscharfes Sehen); Kariesrisiko bei längerandauernder Mundtrockenheit erhöht

Kl. Keine Erfahr. bei Kdr. u. Jgl.; Überempfindlichkeit gegenüber Atropin u. seinen Derivaten; strenge Indikationsstellung in Schwangerschaft/Stillzeit

NW. Mundtrockenheit (h)

WW. Vorsicht bei Komb. mit anderen Anticholinergika↑ (keine Erfahr.) – z.B. Ipatropiumbromid, Butylscopolaminiumbromid, Trospiumchlorid

Torasemid

Schleifendiuretikum

A. Um Nachtruhe nicht zu stören, nach Möglichkeit nicht zum Abend einnehmen

D. **Initial:** 1 × tgl. 2,5 mg morgens, Steigerung nach 12 Wo. auf 5 mg/d, max. 20 mg/d
Erhaltungsdosen > 50 mg/d nur bei Pat. mit schwerster Niereninsuffizienz aber noch erhaltener Restfiltration

H. Auf kaliumreiche Ernährung achten (z. B. Bananen, getrocknete Aprikosen); Verschlechterung von Zucker-, Blutfett- u. Harnsäurewerten mgl., erhöhte Thromboseneigung

KI. Starke Harnflussbehinderung, Niereninsuffizienz mit Anurie, schwere Hypokaliämie u. Hyponatriämie, Hypotonie, Hypovolämie; schwere Leberfunktionsstör.; Sulfonylharnstoff-Allergie
Tabl. zu 200 mg (zusätzlich)**:** Normale oder mäßig eingeschränkte Nierenfunktion, Gicht
Keine Erfahr. bei Kdr. < 12 J.; keine ausreichenden Erfahr. in Schwangerschaft/Stillzeit

NW. (h): Kopfschmerzen, Schwindel, Wadenkrämpfe, Muskelverspannung (Magnesium↓), M/D- Beschw.

WW. Laxanzien (z. B. Anthranoide, Bisacodyl, Natriumpicosulfat) steigern Hypokaliämie; Probenecid u. NSAR (T.↓), hochdosierte Salicylate (ZNS-Wirkung↑), Antidiabetika↓, Lithium↑, Antihypertonika↑, Herzglykoside (Toxizitätssteigerung infolge Hypokaliämie), Glucocorticoide (Hypokaliämie↑), Theophyllin↑, Aminoglykoside u. Cisplatin (Oto- und Nephrotoxizität↑); bei hohen Torasemiddosen: Cephalosporine, z. B. Cefixim u. Cefuroxim (Nephrotox.↑)

Diese Angaben sind nicht vollständig – beachten Sie bitte die Erläuterungen und Hinweise in Kapitel 2

Tramadol

D. **ED:** 50–100 mg, **TD:** bis 400 mg
Berechnet als Tramadol-HCl

H. **Cave:** Abhängigkeit

KI. Kdr. < 1 J.; akute Alkohol-, Analgetika-, Schlafmittel-, Opioid- o.
Psychopharmaka-Intoxikation, Drogensubstitution; Komb. mit MAO-
Hemmern (14 d Behandlungspause); nicht ausreichend kontrollierte
Epilepsie
Strenge Indikationsstellung in Schwangerschaft/Stillzeit

NW. Schwindel (sh); M/D-Beschw. (sh-h); Obstipation (h), Mundtrockenheit (h); Schwitzen (h), Kopfschmerzen (h)

WW. Alkohol↑ (T.↑), zentral wirksame Pharmaka↑ (T.↑), Neuroleptika u.
SSRI u. tricycl. Antidepressiva (Krampfanfälle↑), MAO-Hemmer,
orale Antikoagulanzien (INR bzw. Quickwert überwachen), Carbamazepin (T.↓); Buprenorphin u. Nalbuphin u. Pentazocin (T.↓)

Trimipramin

Tricyclisches Antidepressivum

A. Wenn schlafanstoßende W. erwünscht ist, abends höhere Teildosis o. Tagesdosis einnehmen

D. Ein- u. ausschleichend, 25–150 (-400) mg/d, Therapiedauer allgem. 4–6 Wo.

KI. Akute Delirien, Blasenentleerungsstör., unbehandeltes Engwinkelglaukom, Pylorusstenose, Ileus, Komb. mit MAO-Hemmern; akute Intoxikationen mit zentral dämpfenden AM u. Alkohol; Kdr. < 14 J.

NW. (sh, bes. zu Th.-Beginn): Mundtrockenheit, Müdigkeit, Kopfschmerzen, Hypotonie, Tachykardie, Sehstör., Tremor, Schwindel, M/D-Beschw. u. Obstipation, Gewichtszunahme; weitere NW. s. Fachinfo

WW. Alkohol↑ (T.↑), zentral dämpfende AM↑, Sympathomimetika↑, anticholinerg wirkende AM↑, Komb. mit AM, die d. QT- Intervall verlängern (z.B. bestimmte Antiarrhythmika, Antibiotika, Malariamittel, Antihistaminika, Neuroleptika), zu einer Hypokaliämie führen o. den hepatischen Abbau hemmen (z.B. MAO-Hemmer, Imidazol-Antimykotika) ist zu vermeiden. Barbiturate (T.↓), Clonidin ↓, Antiepileptika; Serotonin-Wiederaufnahmehemmer (T.↑) u. Methylphenidat u. Alprazolam u. Disulfiram u. Cimetidin (T. ↑)

Trospiumchlorid

Spasmolytikum, Anticholinergikum

D. **Oral:** 3 × tgl. 10–15 mg o. 2 × tgl. 20 mg (o. morgens 30 mg u. abends 15 mg)

H. Notwendigkeit der Weiterbehandlung nach 3–6 Mon. überprüfen

KI. Engwinkelglaukom, Blasenentleerungsstör. mit Restharnbildung, schwere chron.-entzündliche Darmerkr., tox. Megakolon, dialysepflichtige Nierenfunktionsstör., Tachyarrhythmie, Myasthenia gravis, Kdr. < 12 J.; keine ausreichenden Erfahr. in Schwangerschaft/Stillzeit

NW. Mundtrockenheit (h), M/D-Beschw. (h), Obstipation (h)

WW. Amantadin u. tricycl. Antidepressiva u. Chinidin u. Antihistaminika u. Disopyramid (anticholinerge W.↑); β-Sympathomimetika (tachykarde W.↑); Metoclopramid↓, Cisaprid↓

Troxerutin

Antihämorrhagikum

D. 1 × tgl. 300 mg

H. Bei neu o. plötzlich verstärkt auftretenden Schmerzen, schnell zunehmender Schwellung o. bläulicher Verfärbung der Beine – Arzt aufsuchen (mgl. Beinvenenthrombose)

KI. Keine ausreichenden Erfahr. bei Kdr. < 12 J.

Diese Angaben sind nicht vollständig – beachten Sie bitte die Erläuterungen und Hinweise in Kapitel 2

Urapidil

Antihypertonikum, peripherer α_1-Rezeptorenblocker

A. Regelmäßige Einnahme, morgens u. abends

D. **Initial:** 2 × tgl. 30–60 mg
Erhaltungsdosis: schrittweise Anpassung auf 60–180 mg/d in 2 ED

H. Nicht ohne ärztlichen Rat absetzen; Blutdruckmessung im Stehen u. Sitzen

KI. Keine Erfahr. bei Kdr.; Vorsicht bei Pat. mit mechanisch bedingter Herzinsuffizienz (z.B. Mitralklappenstenose); keine ausreichenden Erfahr. in Schwangerschaft/Stillzeit o. bei Komb. mit ACE-Hemmern

NW. (h): Kopfschmerzen, Übelkeit, Schwindel; orthostatische Dysregulation (g)

WW. Weitere blutdrucksenkende AM (verstärkter Blutdruckabfall mgl.), Cimetidin (U.↑)

Valproinsäure

Antiepileptikum

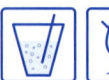

A. Regelmäßige Einnahme, Langzeitth.; magensaftresistente FTA: 1 h vor d. Essen

D. Individuell.
Initial: 5–10 mg/kg KG in 2–4 ED, Steigerung alle 4–7 d um ca. 5 mg/kg KG. Die volle W. wird nach 4–6 Wochen erreicht.
Mittlere TD: Erw. 20 mg/kg KG; Kdr. 30 mg/kg KG
Ausschleichende Dosierung

H. Nicht ohne ärztlichen Rat absetzen. Falls in d. Schwangerschaft unverzichtbar, sollte V., bes. im I. Trimenon, in der niedrigsten anfallskontrollierten Dosis angewendet werden
Flüssige Darreichungsform: nicht gleichzeitig saure Getränke (z. B. Mineralwasser) o. eisgekühlte Speisen zu sich nehmen

KI. Pankreas- u. Leberfunktionsstör., Lebererkr. in der eigenen o. Familienanamnese, Blutgerinnungsstör., Porphyrie

NW. (h): Gewichtszunahme o. -abnahme, Schläfrigkeit, vorübergehender Haarausfall, Tremor, Parästhesien
Anzeichen einer gefährlichen Leberschädigung (g) können sein: Appetitverlust, M/D-Beschw., Müdigkeit, Abnahme der antiepileptischen W., Hämatome, Ödeme u. Ikterus

WW. Alkohol (Lebertox.↑); enzyminduzierende Antiepileptika z. B. Phenobarbital↑ u. Phenytoin↑ u. Carbamazepin (V.-Plasmaspiegel↓); Antidepressiva u. Barbiturate u. Neuroleptika (Verstärkung der zentral dämpfenden W. mgl.); Lamotrigin↑, orale Antikoagulanzien u. ASS (erhöhte Blutungsneigung), Erythromycin u. Cimetidin u. Fluoxetin (V.↑), hepatotox. AM (Lebertox.↑), Diazepam↑, Felbamat↑ (V.↑), Mefloquin u. Meropenem (epileptische Anfälle mgl.)

Diese Angaben sind nicht vollständig – beachten Sie bitte die Erläuterungen und Hinweise in Kapitel 2

Valsartan

Antihypertonikum, Angiotensin-Antagonist

D. 1 × tgl. 80–160 mg, max. 2x tgl. 160 mg/d

H. Blutdrucksenkung wird im Wesentlichen nach 4 Wo. erreicht.
Wird während der Th. eine Schwangerschaft festgestellt, ist V. abzusetzen.

KI. Schwere L/N-Funktionsstör.; keine Erfahr. bei Pat. kurz nach d. Nierentransplantation u. bei Kdr. u. Jgl.

NW. Orthostatische Hypotonie (h), Virusinfektionen

WW. Kalium-Präp. u. kaliumsparende Diuretika u. Heparin (Hyperkaliämie); Antihypertonika, z.B. β-Blocker u. Calciumkanalblocker u. Diuretika (verstärkter Blutdruckabfall), Lithium (Tox.↑ mgl., bei ACE-Hemmern beobachtet), ASS > 3 g/d u. NSAR (V.↓)

Vardenafil

Mittel bei erektiler Dysfunktion, PDE-5-Inhibitor

A. 25–60 min vor dem Geschlechtsverkehr

D. Nur 1 × täglich 10 mg, Dosissteigerung auf 1 × tgl. 20 mg mgl.

H. Wirkungseintritt nach 25 min, Wirkdauer 4–5 h. V. ist kein Aphrodisiakum, wirkt nur bei sexueller Stimulation. Nach fetthaltiger Mahlzeit kann der Wirkungseintritt verzögert sein. Pat. sollten bei jeder (Neu-)Verordnung von AM ihren Ärzten Kenntnis geben, dass sie V. anwenden (wegen mgl. WW.). Nicht mit Grapefruitsaft einnehmen. V. ist bei Pat. < 18 J. u. Frauen nicht indiziert. Gleichzeitige andere Behandlung der erektilen Dysfunktion wird nicht empfohlen.

KI. Schwere H/K-Erkr., Hypotonie (Blutdruck < 90/50 mg Hg), unkontrollierte Hypertonie, kürzlich vorangegangener Schlaganfall o. Herzinfarkt; schwere Leberfunktionsstör., schwere Nierenfunktionsstör. mit Dialysepflicht; bekannte degenerative Retinaerkr. o. Sehverlust. **Komb. mit Nitraten o. NO-Donatoren (z. B. ISDN, ISMN, Molsidomin, Pentaerythrityltetranitrat, „Poppers") o. Ritonavir, Indinavir; bei Männern > 75 J.: Komb. mit Itraconazol u. Ketoconazol**

NW. Kopfschmerzen (sh), Flush (sh), M/D-Beschw. (h), Schwindel (h), Rhinitis (h); Sehstör. (g – keine weitere Einnahme bei Sehstör. Im Fall einer plötzlichen Sehstör. sofort Arzt aufsuchen), spontane o. schmerzhafte Erektionen (s)

WW. Nitrate u. NO-Donatoren – z. B. ISDN, ISMN, Molsidomin, Pentaerythrityltetranitrat, Nicorandil, „Poppers" – (Blutdruck↓ u. Kreislaufdepression); Erythromycin u. Indinavir u. Ritonavir u. Itraconazol u. Ketoconazol (V.-Plasmaspiegel↑); α-Blocker – außer Tamsulosin – (Blutdruck↓ – bei 5 mg V. 6 h Abstand einhalten)

Diese Angaben sind nicht vollständig – beachten Sie bitte die Erläuterungen und Hinweise in Kapitel 2

Vareniclin

Raucherentwöhnungsmittel

D. **1. bis 3. Tag:** 1 × tgl. 0,5 mg,
4. bis 7. Tag: 2 × tgl. 0,5 mg,
ab 8. Tag: 2 × tgl. 1 mg.
Der Patient sollte für sich einen Tag festlegen, an dem er nicht mehr raucht. Die Th. sollte 1 – 2 Wo. vor diesem Tag begonnen werden. Th.-Dauer: 12 Wo. Bei Therapieerfolg kann eine Fortsetzung der Behandlung über weitere 12 Wo. mit 2 × tgl. 1 mg erwogen werden.

H. Bei Pat. mit einem hohen Rückfallrisiko kann eine ausschleichende Dosierung ratsam sein. Eine Raucherentwöhnung könnte zu einer Verschlechterung psychiatr. Grunderkrankungen führen.

KI. Keine Erfahr. bei Kdr. u. Jgl. < 18 J.

NW. Entzugserscheinungen wie z. B. nervöse und depressive Verstimmungen, Unruhe, Schlaflosigkeit, Reizbarkeit, Konzentrationsstör. und gesteigerter Appetit sind mgl.
NW. des Arzneimittels: Übelkeit u. Verstopfung u. weitere M/D-Beschw. (sh-h); Kopfschmerzen (sh), abnorme Träume u. Schlaflosigkeit (sh), Somnolenz (h), Schwindel (h), gesteigerter Appetit (h)

WW. Bedingt durch den Einfluss des Rauchens auf den Abbau von Arzneistoffen ist evtl. eine Dosisanpassung der Begleittherapie erforderlich; Nikotinersatztherapie (NW.↑)

Venlafaxin

Antidepressivum, Anxiolytikum, Serotonin-Noradrenalin-Wiederaufnahmehemmer (SNRI)

D. **Tbl.:** Initial: 2 × tgl. 37,5 (-75) mg; max. 375 mg/d verteilt auf 3 ED, Dosissteigerung allgemein in Abständen von 2 Wo., frühestens jedoch nach 4 d
RTA: Initial: 1 × tgl. 37,5 (-150) mg; max. 1 × tgl. 375 mg/d, Dosissteigerung allgemein in Abständen von 2 Wo., frühestens jedoch nach 4 d
ausschleichende D. erforderlich

H. Cave Suizidgefahr; regelmäßige Blutdruckkontrolle u. Kontrolle d. Cholesterinwerte bei Langzeitth. empfohlen

KI. Komb. mit MAO-Hemmern; Kdr. u. Jgl. < 18 J.; strenge Indikationsstellung in Schwangerschaft/Stillzeit; Vorsicht bei Pat. mit H/K-Erkr., erhöhtem Augeninnendruck, Krampfanfällen

NW. Übelkeit (sh), M/D-Beschw. (h), Blutdruckanstieg u. Vasodilatation (h), erhöhte Cholesterinwerte (h), zentralnervöse Stör. (h), Sehstör. (h), Schwitzen (h), sexuelle Stör. (h)

WW. MAO-Hemmer (lebensbedrohliche Interaktion mgl.); Lithium u. Triptane u Linezolid u. Sibutramin u. Tramadol u. Johanniskraut u. Tryptophan (Serotonin-Syndrom mgl.); Haloperidol↑, Clozapin↑; orale Antikoagulanzien↑, Desipramin↑; CYP-3A4-Inhib.[1] (V.↑); Metoprolol

---

[1] s. S. XIII

Diese Angaben sind nicht vollständig – beachten Sie bitte die Erläuterungen und Hinweise in Kapitel 2

Verapamil

Calciumkanalblocker

A. Regelmäßige Einnahme, Tbl. unzerkaut u. nicht im Liegen einnehmen

D. 3 × tgl. 40 mg bis 2 × tgl. 240 mg (Retard) Verapamil-HCl, ein- u. ausschleichend dosieren

H. Nicht ohne ärztlichen Rat absetzen; nicht mit Grapefruitsaft einnehmen; die durch Verapamil bedingte Obstipation kann mit Lactulose behandelt werden

KI. Akuter Herzinfarkt innerhalb von 7 Tagen, H/K-Schock, Herzinsuffizienz (NYHA III u. IV), i.v.-Gabe von β-Blockern; Vorsicht bei Bradykardie (< 50/min) und bei Hypotonie (systol. < 90 mm Hg); weitere KI. s. Fachinfo

NW. M/D-Beschw. (sh), Beinödem (h), Flush (h), Erythmen (h), Kopfschmerzen (h), Schwindel (h), Parästhesien (h), Tremor (h)

WW. Alkohol↑, Herzglykoside↑, Cimetidin (V.↑); Chinidin↑, Carbamazepin (Neurotox.↑), Theophyllin↑, Prazosin↑; Ciclosporin↑, Midazolam↑; Antihypertonika – z.B. Diuretika u. β-Blocker u. Nitro-Präp. u. Molsidomin (verstärkte Blutdrucksenkung mgl.); Antiarrhythmika – z.B. β-Blocker u. Amiodaron (AV-Block, Cardiodepression); CSE-Hemmer (bei Simvastatin D. anpassen); Lithium↓; ASS (verstärkte Blutungsneigung), Erythromycin↑ (V.↑); CYP-3A4-Inhib.[1] (V.↑), CYP-3A4-Induk.[1] (V.↓)

---

[1] s. S. XIII

Xylometazolin

Vasokonstriktor, α-Sympathomimetikum

 nur als Ophtalmikum

D. **Rhinologika**
Erw. u. Schulkdr. > 6 J. (0,1 %): bis 3 × tgl. 1 Sprühstoß/1–2 Tr./1 Tr. Gel
Kkdr. (0,05 %): bis 3 × tgl. 1 Sprühstoß/1–2 Tr.
Sgl. (0,025 %): bis 3 × tgl. 1–2 Tr.
in jede Nasenöffnung
Ophthalmikum ab 3 J.: 2–3 × tgl. 1 Tr.
Berechnet als Xylometazolin-HCl

H. Nur kurzfristig anwenden (max. 5–7 d); in der Selbstmedikation bei Sgl. u. Kkdr. vorsichtig dosieren; AT: Kontakt mit weichen Kontaktlinsen vermeiden u. Anwendung über mehr als 5 d nur unter ärztl. Kontrolle

Kl. **Rhinologika:** Rhinitis sicca;
Vorsicht bei chron. Schnupfen, erhöhtem Augeninnendruck, schweren H/K-Erkr., Phäochromozytom, Hyperthyreose, Diabetes, Prostatahyperplasie, Porphyrie u. Komb. mit MAO-Hemmern u. anderen blutdrucksteigernden AM; strenge Indikationsstellung in Schwangerschaft/Stillzeit
Ophthalmikum (zusätzlich): Kdr. < 3 J., Engwinkelglaukom u. Vorsicht bei Keratokonjunktivitis sicca

NW. **Rhinologika:** Niesen (h), Brennen u. Trockenheit d. Nasenschleimhaut (h), reaktive Hyperämie (g)
Bei Langzeit-A.: chron. Nasenverstopfung, Schädigung d. Nasenschleimhautepithels (evtl. irreversibel)
Bei topischer A. systemische W. mgl. mit Hypertonie, Tachykardie u. Palpitationen

WW. MAO-Hemmer (bei Rhinolog. nur irreversibler MAO-Hemmer Tranylcypromin) u. tricyclische Antidepressiva u. blutdrucksteigernde AM (Blutdruck↑)

Diese Angaben sind nicht vollständig – beachten Sie bitte die Erläuterungen und Hinweise in Kapitel 2